MAXIMILIAN MOSER / ERWIN THOMA

# Die sanfte Medizin der Bäume

GOLDMANN

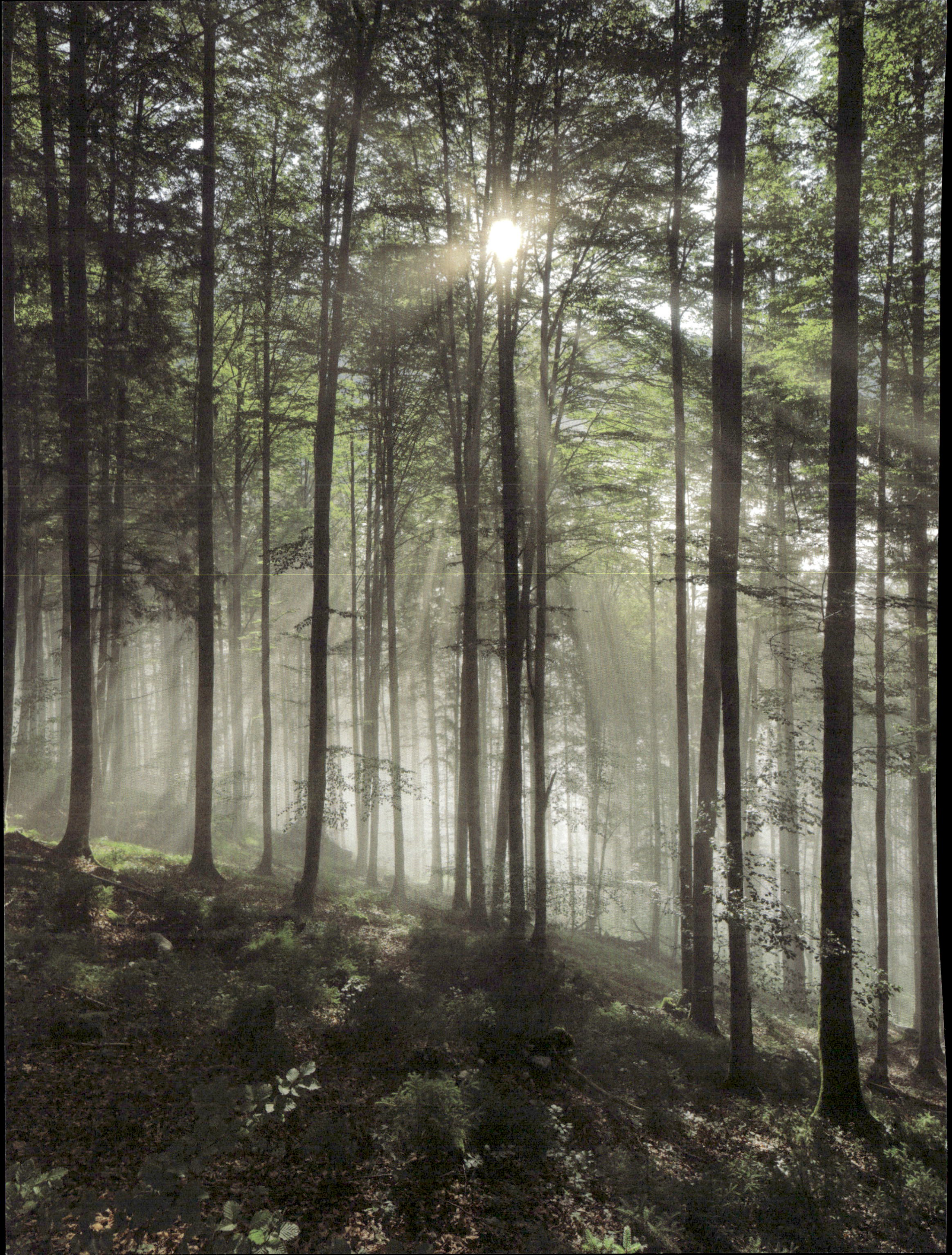

Maximilian Moser
& Erwin Thoma

# DIE SANFTE MEDIZIN DER BÄUME

## Gesund leben mit altem und neuem Wissen

GOLDMANN

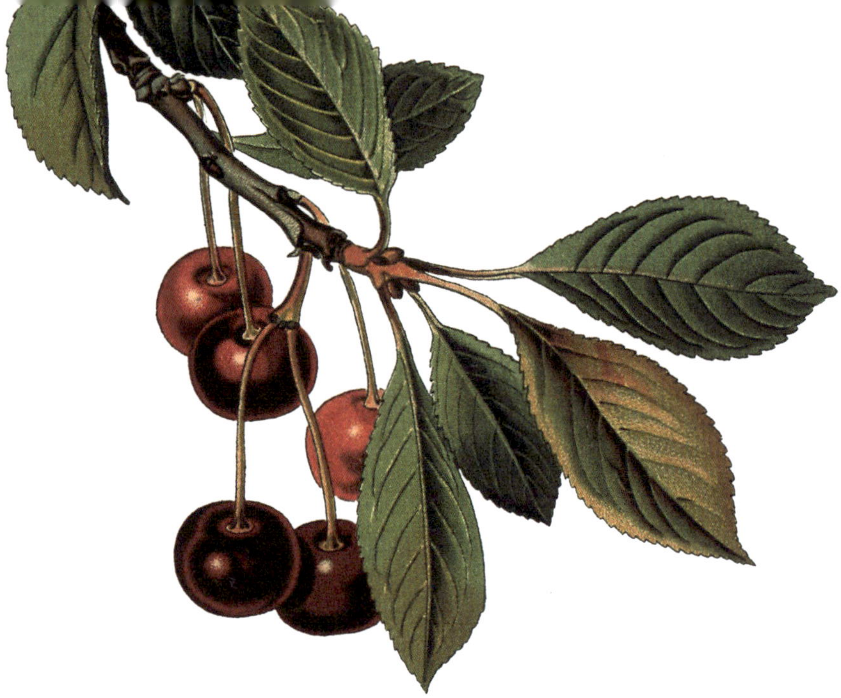

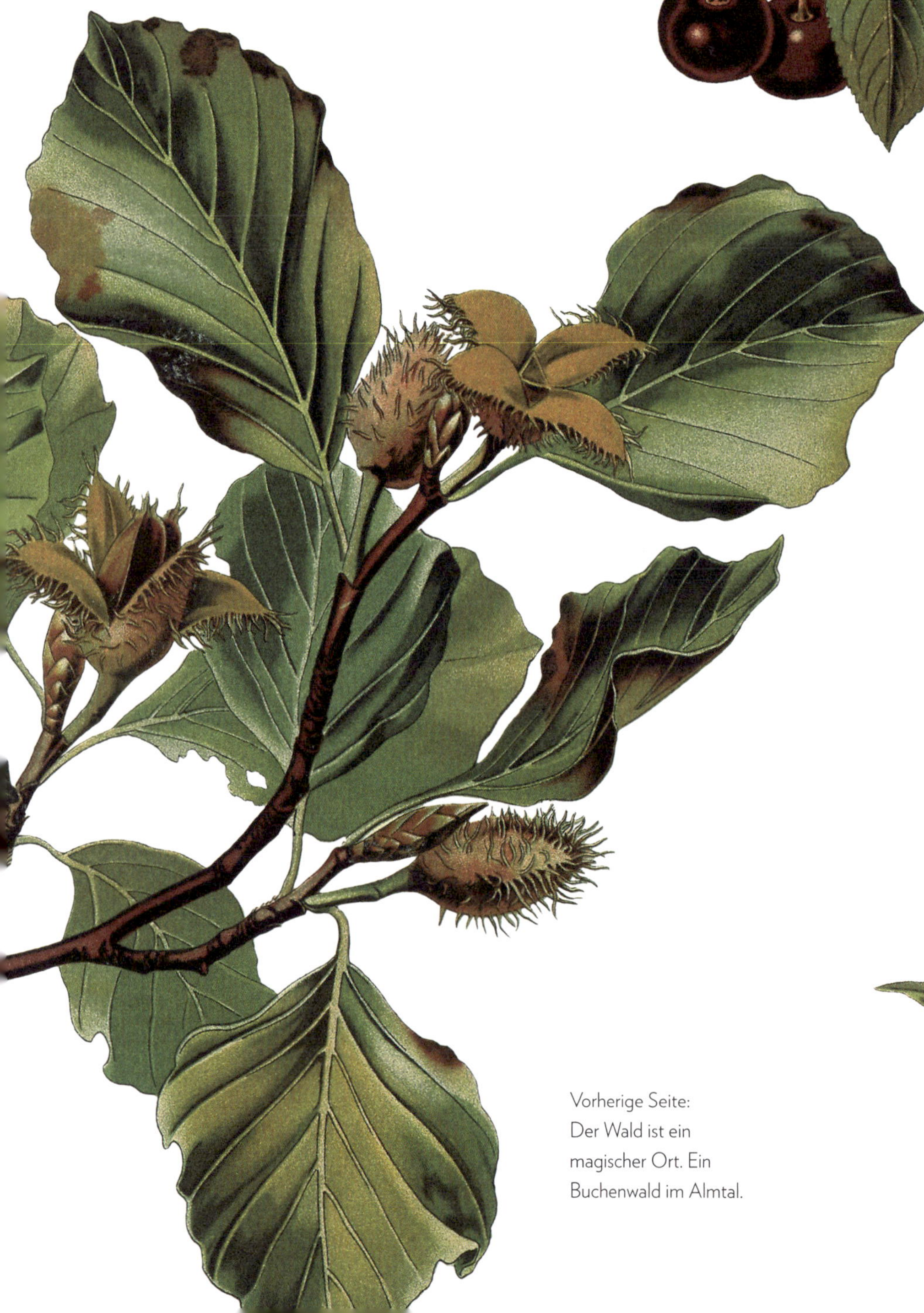

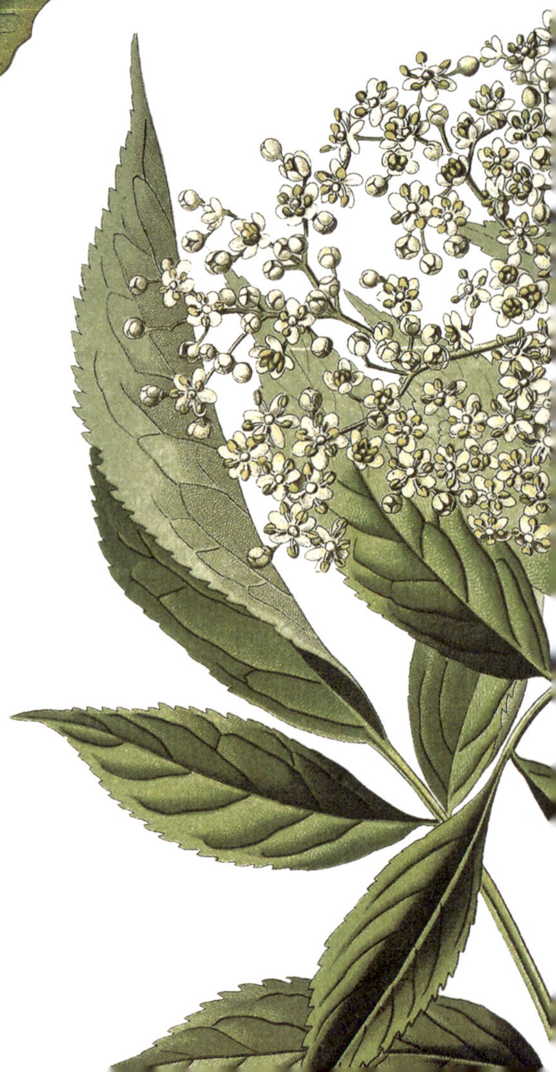

Vorherige Seite:
Der Wald ist ein
magischer Ort. Ein
Buchenwald im Almtal.

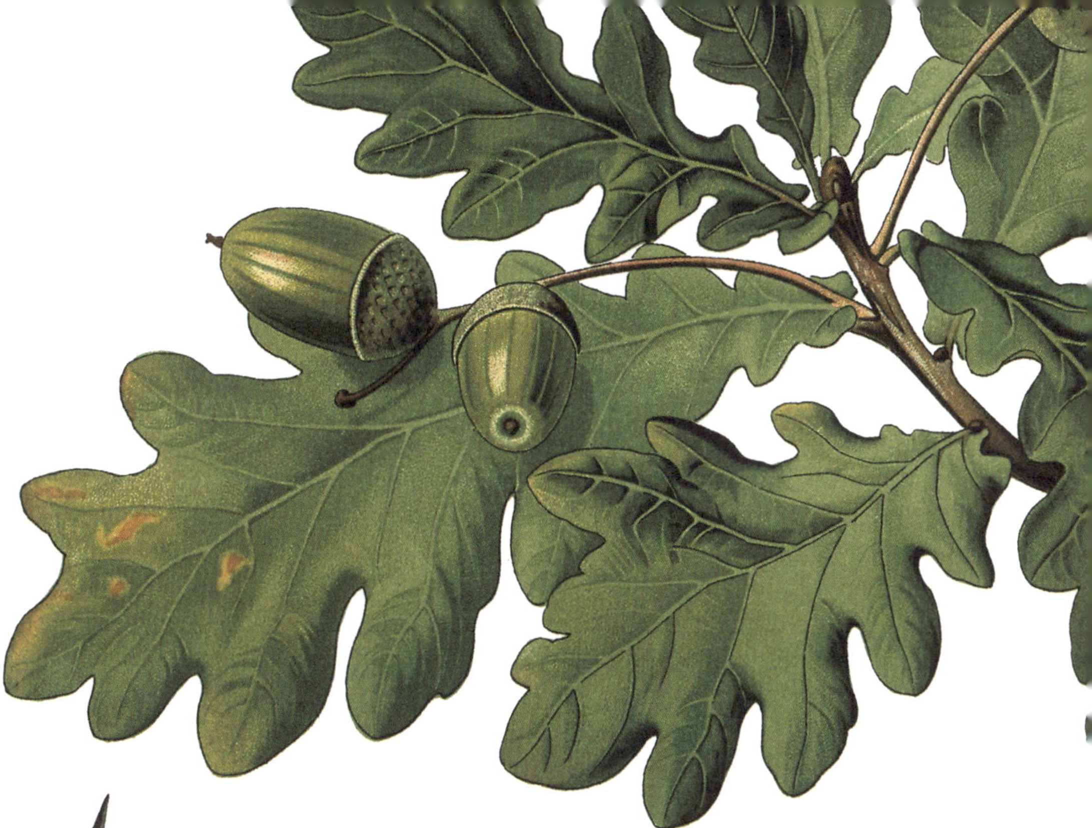

Gewidmet den Bäumen.

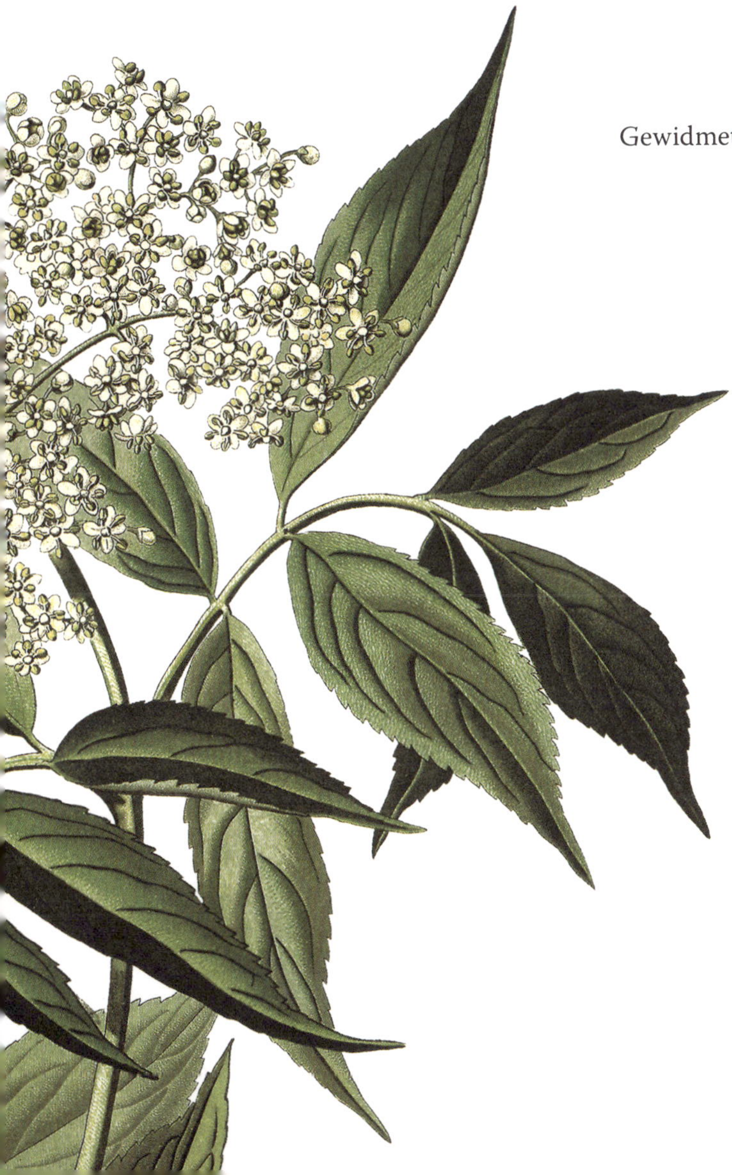

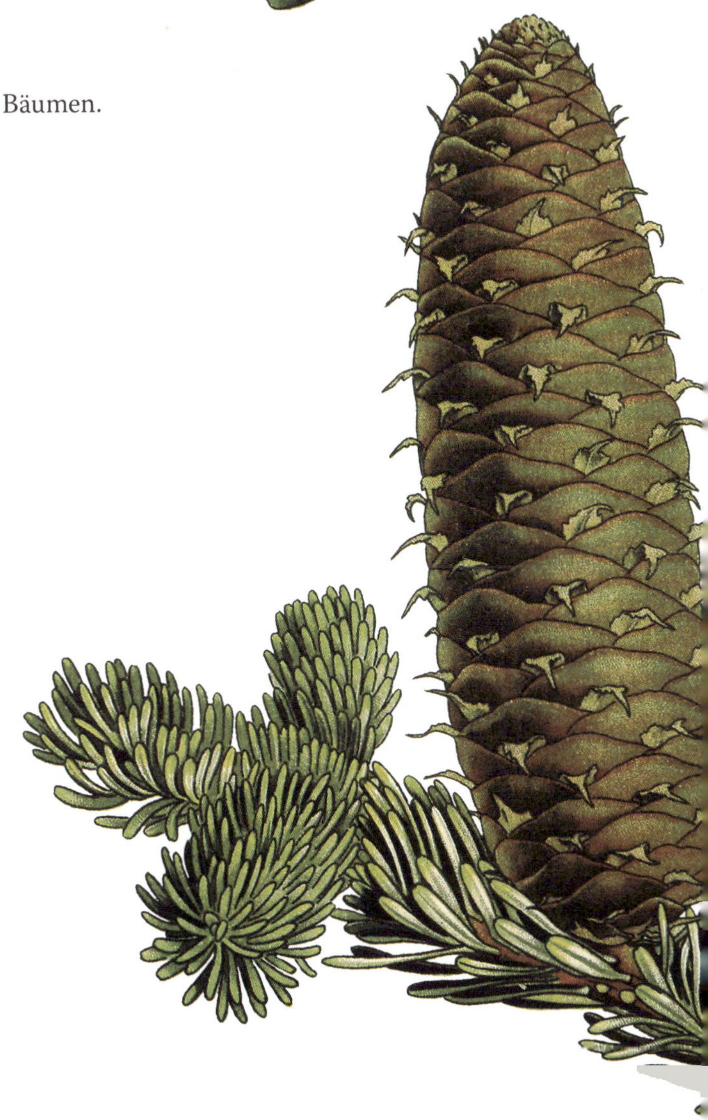

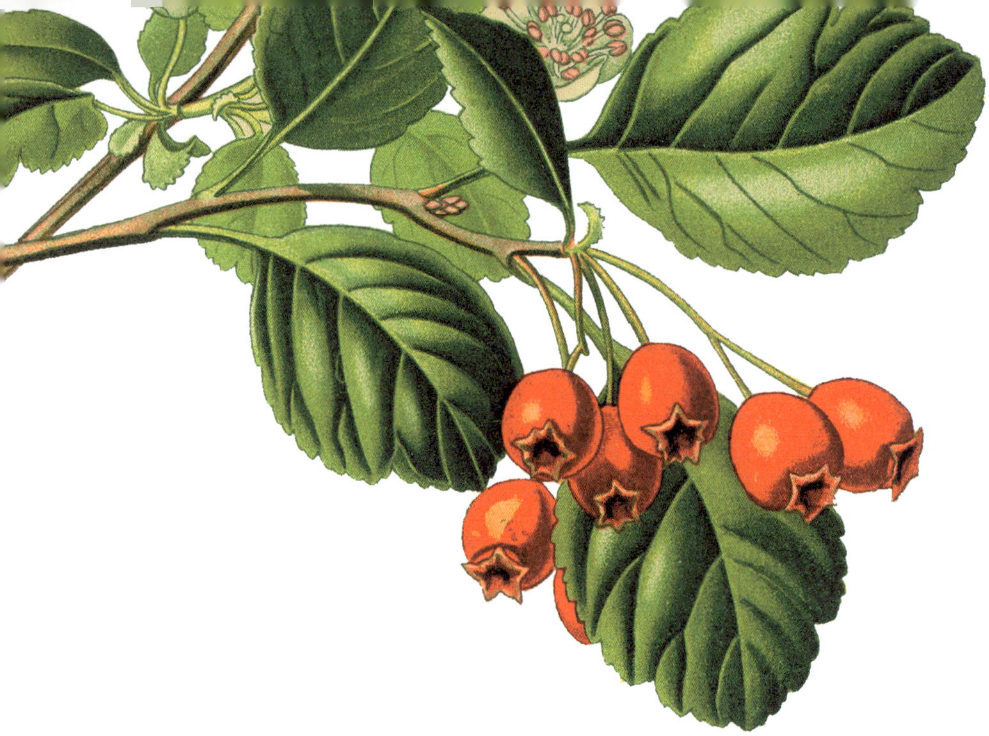

Liebe Leserinnen und Leser!

Alle Ausführungen in diesem Buch zum Thema Naturmedizin verstehen sich als Beschreibung historischen Wissens und Anwendungen, aber keinesfalls als Anleitung, irgendetwas ohne ärztlichen Rat zu unternehmen. Dieser Hinweis ist aus rechtlicher Sicht unerlässlich und im gesundheitlichen Interesse der Leserinnen und Leser unbedingt einzuhalten.

Der Verlag und die Autoren können keinerlei Haftung für Anwendungen jeglicher Art der beschriebenen naturheilkundlichen Mittel und Wirkstoffe übernehmen. Ärztliche Begleitung ist in jedem Fall unentbehrlich.

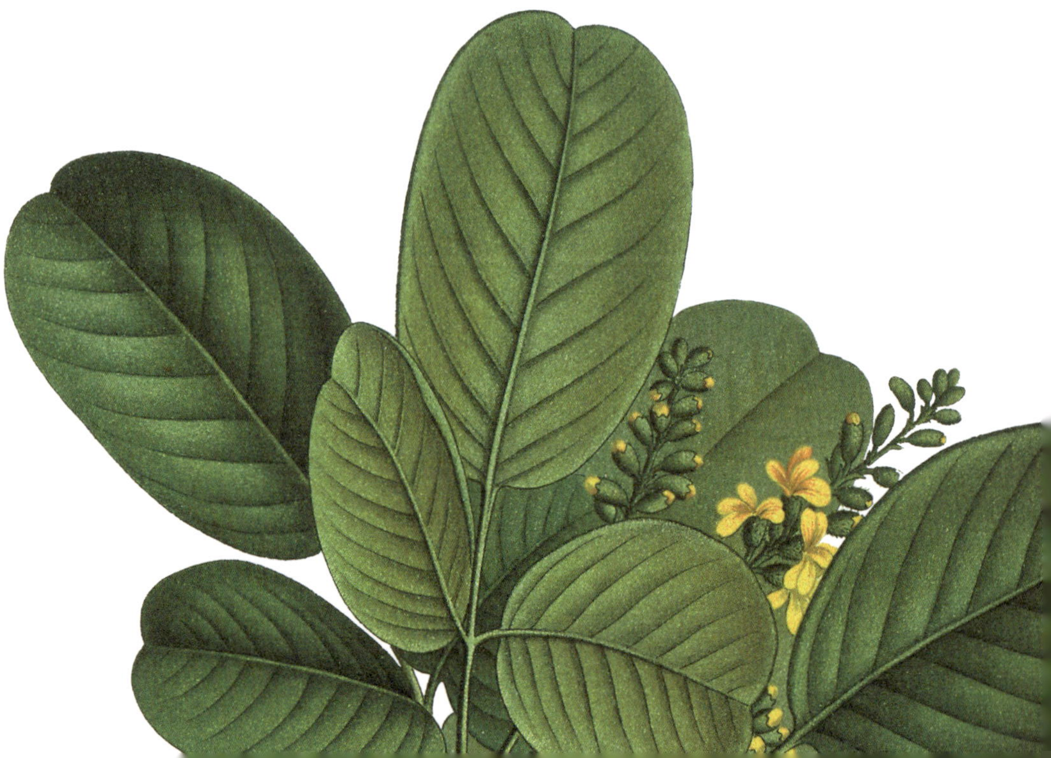

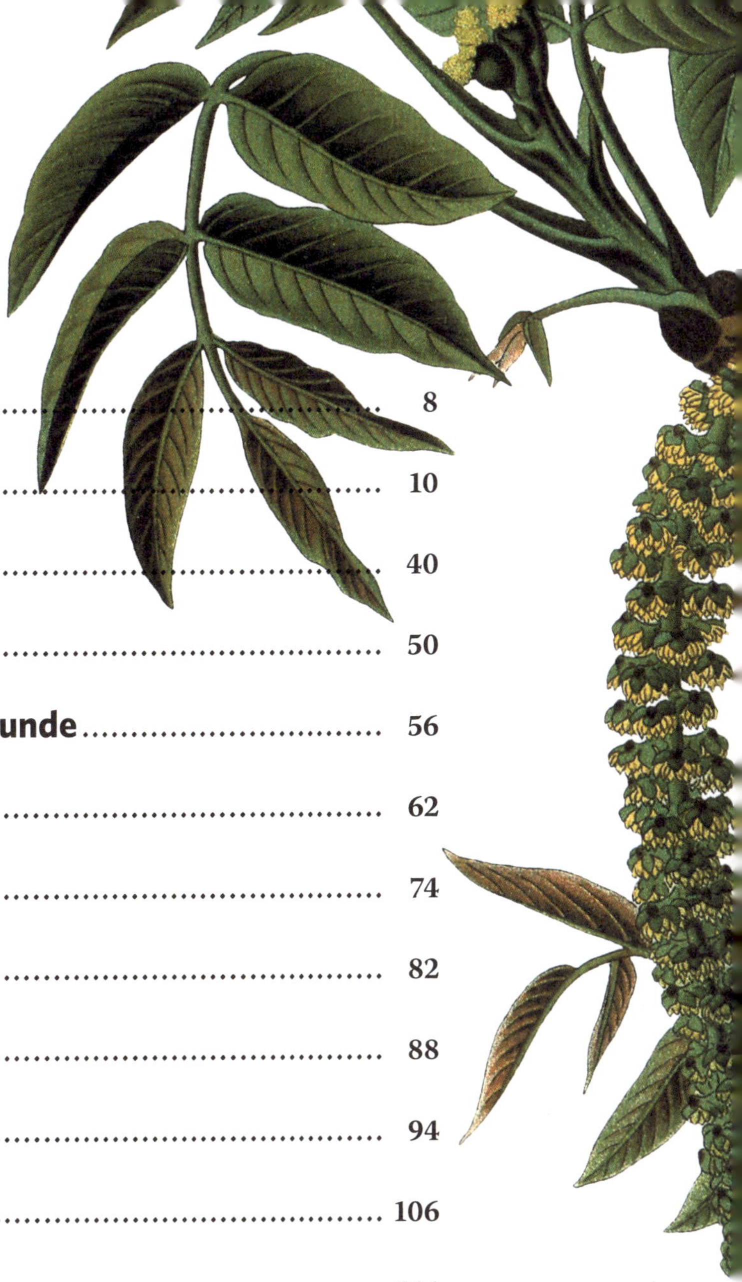


Vorwort ........ 8

Die Waldapotheke ........ 10

Das Gold der Bäume ........ 40

Bienen, Erlen und Wasseradern ........ 50

Chancen und Grenzen der Naturheilkunde ........ 56

Baumbilder ........ 62

Freiheit und Verantwortung ........ 74

Loslassen ........ 82

Alles fließt ........ 88

Holz und Hygiene ........ 94

Das Reinheitsgebot des Holzes ........ 106

Ins Holz gehen ........ 114

Von der Weltraum- zur Holzforschung ........ 126

Ein ruhiges Herz lebt länger ........ 146

Bäume – unsere täglichen Begleiter ........ 154

Service-Teil: Die sanfte Medizin der Bäume ........ 174

Index ........ 190


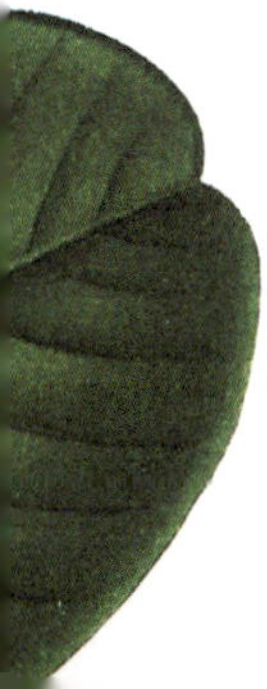

# VORWORT

Wir alle werden von Bäumen berührt. Imposant aufragend oder knorrig geduckt begleiten sie uns still und unauffällig durchs Leben. Vom Holzfeuer gewärmt, vom Klang hölzerner Instrumente verzaubert oder einfach in einer hölzernen Hütte geborgen zu sein – es gibt so viele Möglichkeiten, den Zauber der Bäume zu erleben. Über Jahrtausende hat der Mensch gelernt, kunstfertig Holz zu nutzen und sein Dasein mit diesem Naturgeschenk zu bereichern.

Umso überraschender kommen jetzt neue wissenschaftliche Studien, die uns zeigen, wie Bäume und ihr Holz unmittelbar und wirkungsvoll auf unsere Gesundheit Einfluss nehmen. Holz als Mittel gegen Burn-out, Stress, schlechten Schlaf und vielleicht sogar manche Zivilisationskrankheit? Holz als viel hygienischere und ökologische Alternative zu „modernen" Materialien?

Was bisher als unbelegte Volksmeinung gegolten und bei vielen Ärzten Stirnrunzeln hervorgerufen hat, liegt plötzlich als Ergebnis medizinwissenschaftlicher Studien auf dem Tisch. Forschungsarbeiten, die zu einem Gutteil durch meinen Mitautor Max Moser und durch sein Forschungsteam erstellt wurden, zeigen: Holz, richtig eingesetzt, ist eine wahre Tankstelle an Lebenskraft und Energie für uns Menschen.

Obendrein weist uns die Lebensgemeinschaft der Waldbäume mit ihrem Konzept der abfallfreien Kreislaufwirtschaft den Weg für eine enkelkindertaugliche Wirtschaft und Industrie. Eine unerwartet hoffnungsvolle Botschaft aus den Wäldern erreicht uns hier.

„Die sanfte Medizin der Bäume" ist ein Buch über die Urgesundheit des Lebens, die in den Wäldern schlummert, ein Plädoyer, uns wieder auf die Kräfte der Natur einzulassen, die die Menschheit durch Jahrmillionen begleitet haben. Sie zu entdecken, der vielfältigen Intelligenz, die in den Bäumen ruht, nachzuspüren, das ist ein Abenteuer voller Spannung, Überraschung mit großem Lohn an seinem Ende.

Je tiefer ich in dieses Thema eindringen konnte, desto mehr zeigte sich mir, wie wichtig hier fundierte medizinische Kenntnisse sind. Auf der Suche nach dem Potenzial der Bäume für unsere Menschengesundheit landet man bald an der Trennlinie zwischen Schulmedizin und Hausmitteln, zwischen Pflanzenchemie und Naturheilkunde, zwischen Forstbotanik und historischen Waldmythen. Wissenschaftliche Methodik und Ausgewogenheit sind unerlässlich, um sich nicht zu verirren.

Eine zweite Suche kam also bald dazu. Als Holzfachmann benötigte ich einen Mitautor aus der Medizinwissenschaft. Zu meiner Freude willigte Univ. Prof. Max Moser von der Medizinischen Universität Graz ein, sich mit mir gemeinsam auf die Reise zum Thema Holz und Gesundheit zu begeben.

Unter der hilfreichen Moderation unseres Verlegers Hannes Steiner entwickelten wir den Arbeitsmodus. Erwin Thoma formuliert und schreibt, er deckt also das „literarische Redaktionsbüro" ab. Damit wollte der Verleger den gewohnten Schreibstil der Erwin-Thoma-Bücher beibehalten. Wenn in der Erzählform der Autor seine Leserinnen und Leser in der Ich-Form anspricht oder erzählt, so kommt diese Anrede wie in seinen bisherigen Büchern auch von Erwin Thoma. Max Moser steht für die wissenschaftliche Redaktion. Insbesondere medizinische, chemische Fragen und Studien wurden von ihm recherchiert beziehungsweise von ihm erstellt. Geduldig arbeitete sich Max Moser durch Fragenkataloge und Listen seines Mitautors. Tagelange Recherchen und Manuskriptkorrekturen waren sein Beitrag zum Gelingen dieses Buches, wie auch die Berichte über die österreichisch-sowjetische Weltraummission und die wissenschaftlichen Studien zur Wirkung von Holz. Die wissenschaftliche Korrektheit der Texte war sein großes Anliegen.

Zu unseren beiden Redaktionen sind dann noch eine ganze Reihe guter Geister dazugekommen, die uns wahre Schätze an Erfahrung und selbst Erlebtem für dieses Buch mitgegeben haben. Der Rudl etwa, ein alter Mann, der sein ganzes Leben der Naturheilkunde und überliefertem Wissen über Pflanzenkräfte gewidmet hat; meine kräuterkundige Frau, die ihre Rezeptgeheimnisse – von der Pechsalbe bis zum Hollerkoch – zur Verfügung stellte; oder Helmut, ein Bienenzüchter, der erstaunliche Experimente mit Holz und Bienen durchgeführt hat.

Wie spannend ist es, diesen überlieferten und erlebten Wirkungen mit der wissenschaftlichen Analyse von Wirkstoffen, dem Grundsatz der Mehrstoffchemie und dem Betrachten der Baumevolution auf die Spur zu kommen.

Wo liegt dieser Goldschatz der Bäume für unsere Gesundheit? Wie kann jede Frau und jeder Mann diesen Segen finden und für sich selbst nutzen? Was kann man tun, um wieder besser zu schlafen? Wie kann ich meine Abwehrkräfte für eine nötige Heilung stärken? Wo kann ich einfach nur Energie tanken, und zwar so, dass ich das spüre und erlebe?

Diesen Fragen sind wir nachgegangen und haben authentische Erlebnisberichte gefunden, denen wir wissenschaftliche Studien und Forschungsergebnisse gegenüberstellten.

Besonders freut es uns, dass wir auch ganz praktische Tipps und Anleitungen mitliefern konnten. Welches Holz eignet sich für ein Schlafzimmer, in dem mein Herz ruhiger schlägt? Wie kann ich das Material für eine Pechsalbe selbst sammeln? Was muss beim Sammeln der Kräuter beachtet werden? Diese und viele weitere Fragen sollen beantwortet werden.

Es war unser großes Anliegen, die Informationen über die auf den ersten Blick unglaubliche, neu entdeckte Heilwirkung der Bäume nach wissenschaftlichen Grundsätzen zu prüfen und zu beschreiben. Gleichzeitig sollte aber kein theoretisches Buch entstehen, sondern auch die erforderlichen, praktischen Anleitungen zum Selbermachen für unsere Leserinnen und Leser mitgeliefert werden.

Wir hoffen, dass uns das gut gelungen ist, und wünschen nun eine eindrucksvolle und bereichernde Lesereise zu den Bäumen. Eine Reise, nach der Sie die Beziehung zwischen Mensch und Baum mit ganz neuem Blick sehen werden.

Erwin Thoma und Max Moser

*Goldegg und Graz im Frühjahr 2014*

# DIE WALD-APOTHEKE

**Alte Menschen und alte Bäume haben etwas gemeinsam: In beiden verborgen liegt Durchlebtes, Gespürtes, Gemeistertes. Bei den Bäumen sind es zuerst einmal die Jahresringe, die sichtbar aufzeichnen, was sich in all den Jahren ereignet hat.**

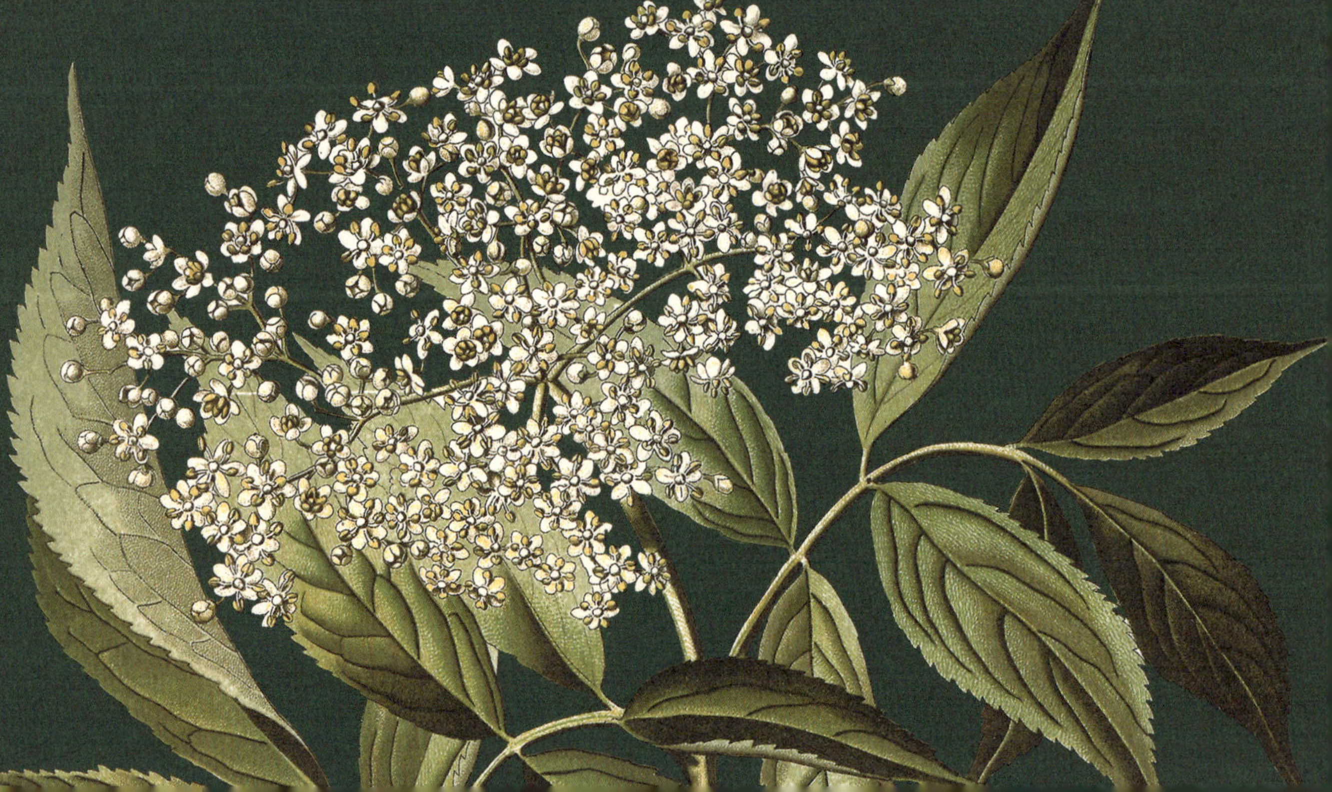

Das Bild der Ringe zueinander erzählt dem aufmerksamen Betrachter von fetten Jahren und Perioden ungestümen Wachstums gleichermaßen wie von Dürre und Kälte, Mangel und Kampf ums Überleben. So präzise zeichnen Bäume ihre Zeit auf, dass Wissenschaftler anhand dieser Jahrringbilder sogar die genauen Zeitepochen der meisten gefundenen hölzernen Kulturgüter bestimmen können. Die Lebenserfahrung der Bäume, in ihrem Inneren treu aufgezeichnet, wird für den Dendrochronologen zur ablesbaren Zeittabelle über Jahrtausende hindurch.

In uns Menschen ist es die Erinnerung, die kostbare, fröhliche und bittere Lebenserfahrung verborgen bewahrt. Abgespeicherte Bilder, Gerüche, Intuitionen vom Tun mit dem Großvater, vom Treiben der Umgebung in der eigenen Kindheit sind es, die uns ein Fenster zur Weisheit vorangegangener Generationen öffnen. Im rasenden Medien- und Informationszeitalter kann man sich oft gar nicht vorstellen, welch nützliche Einsichten und Erfahrungen unsere Urgroßeltern verwendet haben, um bestmöglich durch eine schwere Zeit zu kommen. Es überrascht oft, dass in der Erinnerung mancher besonderer Menschen unglaublich Hilfreiches für unsere eigene Gesundheit zu finden ist. Die Weisheit früherer Generationen wurde oft aus der Not, aus Mangel an anderen Möglichkeiten geboren. Heute werden solche Überlieferungen wieder zur Quelle für ein naturverbundeneres Leben auf dem Land und in der Stadt.

## DER RUDL

Einer, der uns die Jahresringe seiner Erinnerung zeigt, ist der Rudl, wie er von Freunden und Bekannten genannt wird. Bereits am Gartenzaun vor dem schmucken Haus am Berghang erhält der Besucher die ersten Informationen. Da steht direkt hinter dem Holzzaun die mannshohe Holzbüste, aus einem riesigen Baumstamm geschnitzt. Sie zeigt einen vollbärtigen Mann mit der typischen Bergknappenmütze. Gegen vorzeitige Verwitterung schützt den sonderbaren Begrüßer am Gartentor ein kleines Schindeldach auf vier Holzsäulen. So eine Skulptur erhält man zu einem besonderen Ereignis, vielleicht zur Pensionierung oder zu einem hohen, runden Geburtstag geschenkt. Ich denke darüber nach, ob sich unter der grau verwitterten Oberfläche das von Holzbildhauern so geschätzte Zirbenholz befindet. Es muss dann schon ein mächtiger Stamm mit vielleicht einem Dreiviertelmeter Durchmesser gewesen sein. Wie alt war diese Zirbe wohl? 300, 400 Jahre oder ein halbes Jahrtausend? Da fällt mein Blick auf die Hauswand. Oben Holz, darunter das Erdgeschoß weiß verputzt, liebenswürdig mit den Blumenkistchen vor den Fenstern, hängt dort eine Tafel: „Hurra, der Opa ist schon 80 Jahr'" und so weiter. Auch diese Tafel wirkt nicht mehr ganz neu. Die graue Patina der Verwitterung verkündet: „Der Achtziger vom Rudl ist auch schon wieder einige Zeit vorbei!"

Wie groß ist dann die Überraschung, als er die Haustüre öffnet. Ja, dieses Gesicht ist wirklich das Original zur holzgeschnitzten Büste am Garteneingang. Nur sein Alter, das würde man kaum glauben. Klare Augen, die aufrechte Haltung und ein fester Händedruck. Mein

Gott, wie gut hat er sich gehalten. Es ist wohl 15 Jahre her, dass ich ihn zum letzten Mal gesehen habe. „Weißt du noch, das war bei der Präsentation meines ersten Buches. Am Gipfel vom 2.224 Meter hohen Wildkogel haben wir gemeinsam aus einem runden Stamm mit den Zimmermannsbeilen einen Balken gehackt. Die Arbeit der alten Zimmerleute haben wir gezeigt." Er lacht verschmitzt. Ganz genau kann er sich erinnern. „Komm herein!" Es geht in die Zirbenstube. Er sieht meinen Blick und meine Hand über das Holz der Anrichte streichen und beginnt zu erzählen: „Als ich die Stube machen ließ, wollte mir der Tischler so ein aufgeklebtes Furnier auf Spanplatten einreden. Er hat gemeint, das wäre ruhiger. Da habe ich gesagt, du machst alles aus meinen massiven Zirbenbrettern oder ich suche mir einen anderen. Hat sich ausgezahlt?" Prüfend schaut er mich an. Das nachgedunkelte Zirbenholz der Schränke und an der Decke, der einfache Bretterboden umhüllen uns mit einer schlichten Feierlichkeit und tiefen Ruhe. Wortlos spürt er meine Zustimmung. Wir setzen uns an den Tisch mit der fein gehäkelten Decke. „Du, Rudl, dein Vater war doch so ein Bauerndoktor, ein einfacher Bauer, der sich aber in der Naturheilkunde auskannte und mangels ärztlicher Versorgung überall hingeholt wurde."

„Ja, das war in den 1930er-Jahren. Eine bedrückende, arme Zeit. Ich kam damals als Ziehkind auf den Hof. Mein Ziehvater nahm mich auf wie ein eigenes Kind. Das war ein großes Glück für mich. Er war ein ganz einfacher, aber unglaublich naturkundiger Mensch. Im Wald konnte er die meisten Vögel an ihrer Stimme erkennen. Oft gab er den Vögeln wunderliche Namen. Die Tannenmeise zum Beispiel nannte er ‚die Sagfeile', weil ihr Gesang – Ziwipziwäp – an das Hin und Her einer kleinen Eisenfeile für die alten Holzfällersägen erinnerte.

Immer nahm er mich mit, und vor allem erklärte er mir die Kräuterwelt rund um den Bergbauernhof. Meine wichtigste Aufgabe hatte ich aber, wenn ein Unglück passierte und er zum Verletzten geholt wurde. Es gab ja kein Telefon und meistens bekam der Vater die Nachricht durch irgendeinen aufgeregten Boten. Wir liefen dann, so schnell es ging, zum Unfallort. Dort sah er oft erst, was richtig passiert war, und konnte abschätzen, welche der selbst gemachten Medikamente und Hilfsmittel benötigt wurden. So schickte er mich nach Hause, um die entsprechenden, noch fehlenden Salbentiegel, Tücher und Bandagen zu holen. Mit meinen jungen Füßen war ich flink unterwegs und das schnellste Transportmittel. Da kann ich mich an Behandlungen erinnern, die man sich heute gar nicht mehr vorstellen will.

Einmal wurden wir zu einem Holzknecht gerufen, der sich den Oberschenkel abgeschlagen hatte. Ein Baumstamm hatte den Knochen so gebrochen, dass der ganze Fuß verdreht wegstand. Der Mann wurde in das nächste Bauernhaus getragen. Dort gab ihm der Vater ein ordentliches Glas Schnaps als Schmerzmittel. Dann wurde ein leinenes Betttuch strickähnlich leicht zusammengedreht und dem Verletzten so zwischen den Beinen durchgelegt, dass zwei Mann mit dem Tuch seinen ganzen Oberkörper nach oben ziehen konnten. Nun band mein Vater ein zweites Tuch um Unterschenkel und Ferse des gebrochenen Haxn und gab dieses zum Ziehen einem kräftigen Knecht in die Hand. Auf Geheiß des Vaters begann jetzt die unglaublich schmerzhafte Prozedur des Knocheneinrichtens. Der eine Helfer spreizte sich

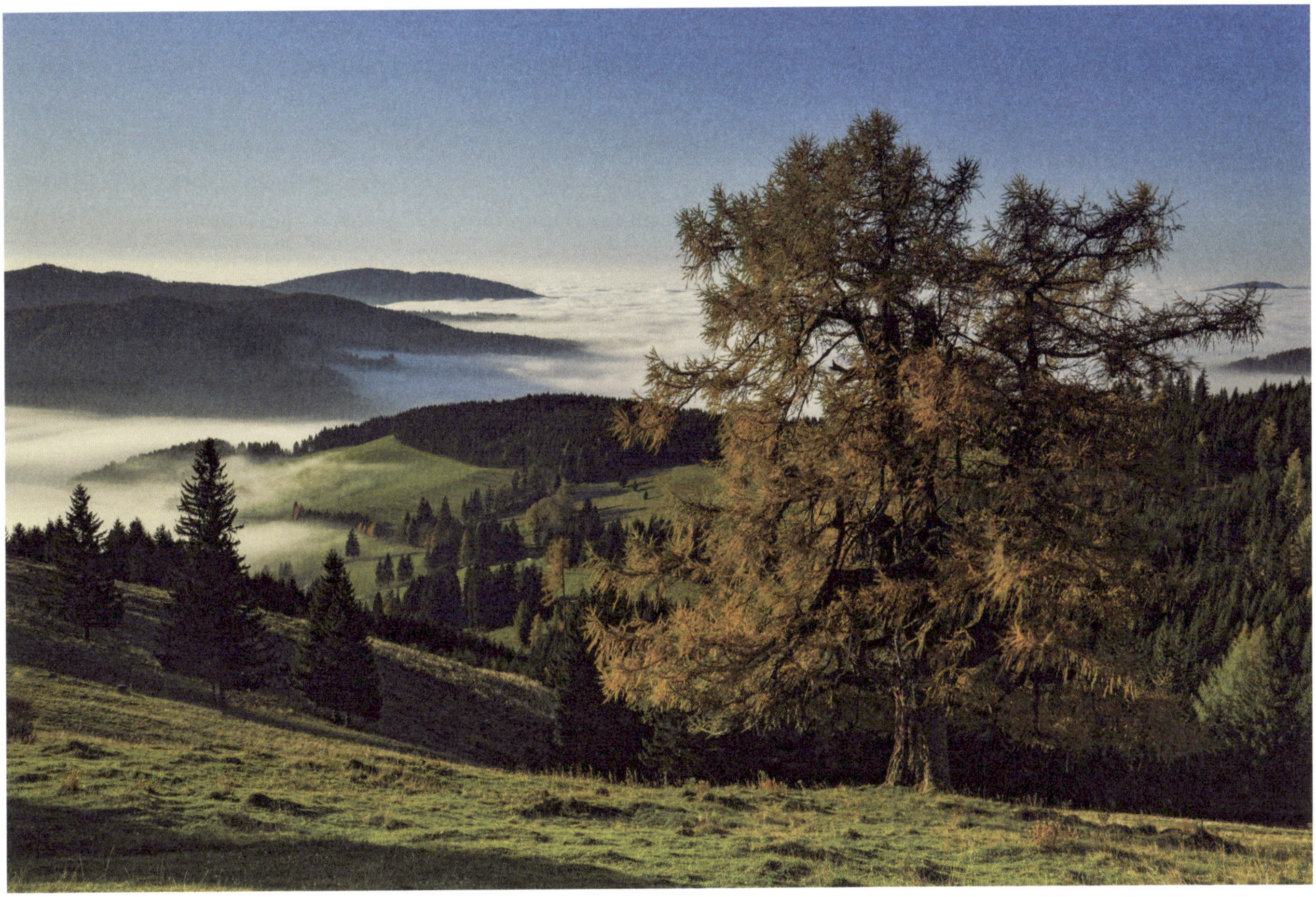

mit einem Fuß gegen das Bett ab und zog kräftig am Unterschenkel des gebrochenen Beines. Die beiden anderen hielten den Patienten mit dem Leintuch in die Gegenrichtung zurück, zogen ihn nach oben. Vater griff in die Bruchstelle, gab Kommandos zum Ziehen und drückte die Bruchstücke in die richtige Richtung. Nie werde ich vergessen, wie eine Frau den Arm des Verunglückten hielt und die eine Hand verzweifelt in Leintuch und Matratze griff, sich als gekrümmte Faust dort hineinkrallte. Der Schmerz muss wohl unvorstellbar gewesen sein. Aber es gab keine andere Wahl. Als Vater endlich das Gefühl hatte, dass der Bruch wieder eingerichtet war, konnten die Männer das Ziehen am Körper des Verunglückten lassen. Nun kam Vaters Lärchenpflaster. Auf ein Stück Leinen trug er dick die selbst gemachte Salbe auf. Das Tuch wurde auf die angeschwollene Bruchstelle des Oberschenkels gelegt und rundum bandagiert. Dann kamen die ‚Spanl'. Das waren Fichtenlatten, ungefähr zwei Zentimeter breit und einen Zentimeter dick. Die Länge war so bemessen, dass die Latten vom Oberschenkel übers Knie bis zur Mitte des Unterschenkels reichten. Sie wurden jetzt mit streifenförmigen Tüchern rund um das Bein gelegt und fest umwickelt. Gipsverband kannten wir damals nicht

**Die Lärche**
*(Larix decidua)*
Ihr Harz ist das Gold der Bäume, hoch antibakteriell und heilend für Mensch und Tier.

und so war der ganze Fuß umwickelt und geschient. Wir sagten ‚gespanelt' dazu. Dem Patienten wurden jetzt mehrere Wochen Bettruhe mit dem geschienten Bein verordnet. In dieser Zeit wurde der Verband nicht mehr geöffnet. Die Lärchenpechsalbe wirkte langfristig. Diese Salbe fertigte Vater aus drei Rohstoffen an.

Das Wichtigste war Lärchenharz, von den Bäumen gesammelt, in ein Glas gegeben, das im Wasserbad erhitzt wurde, sodass das flüssig gewordene Harz zur Reinigung gesiebt werden konnte. Dazu kamen dann noch Honig und ein Fett. Meistens war nur Schweineschmalz von den eigenen Tieren vorhanden. Dieser Oberschenkelbruch war kein offener Bruch, aber die Salbe wirkte in das Innere und half, üble Auswirkungen von Bluterguss, Schwellung und Ähnlichem zu vermeiden. Lärchenpech zieht zudem jede Entzündung heraus. Der Mann konnte tatsächlich später wieder normal gehen und arbeiten. Ohne Vaters Behandlung wäre der Fuß wohl nie mehr zu gebrauchen gewesen. Vater konnte diesem Holzknecht ein tristes Leben als Invalide ohne soziale Absicherung ersparen.

Ja, und so ging es dahin. Ich kann mich auch an eine Reihe offener, stark blutender Wunden erinnern, die Vater ebenso erfolgreich behandelte. Die Lärchenpechsalbe spielte auch bei offenen Wunden immer die wichtigste Rolle. Es gibt ja nichts, was Bakterien und Keime mehr abtötet als Lärchenpech. Eine unglaubliche Heilsalbe.

Eine schlimmere Geschichte war ein offener Unterschenkelbruch, den der Vater auf dieselbe Weise behandelt hatte. Oft haben Patienten geschrien vor Schmerzen, aber am Ende waren sich alle sicher, dass es keinen anderen Weg gegeben hätte. Wenn ich heute an diese Arbeit meines Vaters als Bauerndoktor zurückblicke und sehe, wie jetzt Patienten nach einem Unfall in den Krankenhäusern versorgt werden, dann kann ich nur staunen und dankbar die großartige Arbeit der Ärzte sehen. Beim Zurückschauen kommt es mir vor, als wäre es noch gar nicht so lange her.

Trotz dieser Veränderung zu viel schmerzloseren Behandlungen sind die vielen Salben, Einreibungen und Tropfen, die Vater aus den Kräutern und Bäumen gemacht hat, für mich ein Schatz geblieben, den ich in mein Leben mitnehmen konnte. Es sind Naturheilmittel, die auch heute noch unglaublich wirkungsvoll bei vielen Leiden verwendet werden können. Vater hat ja nicht nur Verunglückte versorgt. Er wurde praktisch für alle Gebrechen und Krankheiten der Menschen um Rat und Hilfe gefragt.

Als ich erwachsen wurde, kam ich weg vom Hof und ging zur Arbeit ins Bergwerk nach Mühlbach am Hochkönig. Was war das für eine Welt, die sich mir da zeigte. Vater hat mir so genau die Pflanzen und Tiere der Wälder und Wiesen an den Berghängen, ihr Zusammenspiel und viele ihrer Geheimnisse gezeigt. Und ich konnte nun plötzlich direkt ins Innere, in den Leib der Berge schauen. Wir trieben die Stollen hinein, durchdrangen Gesteinsschicht um Gesteinsschicht. Mit dem gleichen Gefühl und Verstand, mit dem der Vater oben am Berghang die Schätze der Natur gesucht hat, versuchte ich jetzt hier im Inneren des Berges, die begehrten

Schieferzonen mit dem kupferhaltigen Erz zu finden. Meine Begeisterung bei dieser Arbeit hat mir wohl geholfen, mich schnell hinaufzuarbeiten und nach einigen Jahren stieg ich zum Obersteiger auf.

Eigentlich war das ein wunderbarer Erfolg, der für das Auskommen einer jungen Familie vollkommen ausreichte. Irgendwie trieb es mich neben meiner Bergknappenarbeit aber immer wieder in den Wald. In dieser Bergwerkswelt war es nicht mehr nötig, Verunglückte nach Vaters Methoden zu versorgen. Aber kleine Wehwehchen, chronische Schmerzen, Entzündungen, Fieber dort und ein Magen- oder Darmproblem da, gab es auch. Da begann ich die eine oder andere Salbe oder Einreibung nach Vaters Lehre anzufertigen und weiterzugeben. Na ja, wenn es dir gelingt, jemand von einer Blasenentzündung oder von starken Ohrenschmerzen oder sonst etwas wegzubringen, das spricht sich herum. So ergaben sich meine ersten Schritte als Helfer mit den Naturmitteln. Das begeisterte mich und spornte mich an, die verschiedenen Mixturen des Vaters selbst auszuprobieren. Bei einem Besuch zu Hause erzählte ich ihm stolz, was sich da für mich neben meiner Arbeit im Bergwerk aufgetan hatte. Aufmerksam hörte er mir zu. Dann hielt er inne und sagte mir einen der wichtigsten Sätze zu meiner Arbeit mit Kräutern und Bäumen. Ein ganzes Leben sollte mich dieser Rat des Vaters begleiten. Ich kannte ihn gut, ich wusste, dass er mir sein Vertrauen schenkte, und spürte, nun kommt etwas, das ihm sehr am Herzen lag.

‚Bua', sagte er, ‚schau nit bloß aufs Geld, sonst verlierst deine Kraft!' Mit Naturmitteln zu helfen und zu heilen war für ihn viel mehr als nur das Aufbringen einer chemischen Substanz, die er im Harz, in einem Kräutlein oder sonst wo in einer Pflanze fand. Die eigene Verschmelzung mit der Natur war für ihn als Kraftquelle genauso wichtig wie die verwendeten Mittel. Manchmal hatte ich das Gefühl, er tauchte vollständig ein in diese unberührte Welt rund um den Bauernhof. Sein ganzes Fühlen, alle Sinne waren mit den Stoffen verbunden, die er als Geschenk der Natur empfand. Ein Geschenk, das er ebenso an die hilfsbedürftigen Patienten weiterreichte. Geschäftemacherei hätte diesen Geist, das feine Spüren für alle Wirkstoffe nur gestört. Die Naturkraft, die er im Geben und Nehmen fühlte, gehörte für ihn zum Heilerfolg seiner Hilfe. Eine Kraft zu helfen, die nur aus innerer Freiheit und Unabhängigkeit von Geld wachsen konnte.

Ich verstand den Vater sehr gut und habe diesen Auftrag ein Lebtag lang beherzigt. Wenn ich heute zurückschaue, dann waren es wohl tausende Menschen, denen ich mit meinen Naturmitteln geholfen habe. Aber Geld habe ich für diese Arbeit nie verlangt. Zu sehen, wie man einem kranken Menschen wirklich helfen kann, ist ja ohnehin ein viel größeres Geschenk als irgendein Geldbetrag. Ich verdiente ja immer genug, sodass wir gut leben konnten. Und draußen in der Natur konnte ich so viel lernen und sehen, dass jeder Tag, den ich beim Pech- und Kräutersammeln verbringen durfte, ein großes Geschenk war!"

# FÜR MENSCH UND DAS LIEBE VIEH

Dem Rudl zuhören ist das Hineinschauen in eine verborgene Welt. Schließlich habe ich doch selbst schon wunderliche Dinge mit Naturheilmitteln erlebt und gehört. Aber einen Menschen vor sich zu haben, der sein ganzes Leben, jede freie Minute dem Thema gewidmet hat, der bis ins hohe Alter in die Natur geht, um zu lernen, genau darauf achtet, selbst so offen zu bleiben, das ließ die eigenen Erfahrungen mit Naturmitteln wertvoller und verständlicher werden.

Da gab es noch so eine Geschichte, jene vom jungen Lamm, die mir mein Freund Helmuth Kaserer, ein heute pensionierter Oberförster, mehrfach erzählt hat. Als Bub hat er in der Zwischenkriegszeit zwei Lämmer geschenkt bekommen. Den Sommer verbrachte er als Hüterbub auf den Hochalmen im Habachtal. Neben dem gealpten Vieh, das er bewachte, waren auch die beiden Lämmer mit. Da passierte das Unglück. Eines der beiden Kleinen blökte jämmerlich und Helmuth fand es in einer Felsspalte mit zertrümmertem Bein. Der Röhrenknochen war gänzlich abgebrochen und das Bein baumelte unbenutzbar am zitternden Jungtier. Weinend trug es der kleine Helmuth zur Almhütte. Jetzt würde sein geliebter Begleiter wohl geschlachtet werden. Der alte Senner in der Hütte empfing den weinenden Buben mit dem zitternden Schäflein am Arm. „Nein, nein, so schnell stechen wir die Viecher nicht ab!", meinte er. Dann kam dick Lärchenpech auf die Bruchstelle und der Fuß wurde mit Holzstäben rundum geschient und fest eingewickelt. Das Schäflein blieb im Almstall liegen und tatsächlich, einige Wochen später entfernte der Senner das Pechpflaster, wie er es nannte, und das Lamm sprang über die Wiese, als wäre nie etwas geschehen.

**Beinwell**
*(Symphytum)*
Er trägt seinen Namen nicht zu Unrecht, denn er fördert Knochenheilungen.

Solche Geschichten von den Pechsalben der alten Senner, Holzknechte und Bauern hatte ich schon öfter gehört. Ich wusste auch, dass verschiedene Zutaten, Kräuter, Fett oder Öl mit dem reinen Harz zu Salben verrührt wurden. Aber an eine praktische Anwendbarkeit in der Zeit moderner Medizin und der Medikamente aus der Apotheke dachte ich so lange nicht, bis mir selbst ein Notfall mit einem Tier Gelegenheit bot, die Wirkung von Lärchenharz unmittelbar zu erleben.

Wir hatten eine prachtvolle Norikerstute. Flora, je nach Jahreszeit ein 700 bis 800 Kilogramm schweres Kaltblutpferd, zeichnete sich vor allem durch ihre für Pferde ganz ungewöhnliche Gemütsruhe aus. Obwohl sie kräftig und munter zum Ziehen der Kutsche gleichermaßen wie zum Reiten verwendet wurde, lag ihre besondere Qualität darin, dass sie in Gefahrensituationen, im Gegensatz zum normalen Fluchtverhalten von Pferden, einfach stehen blieb. In regionalen Pferdekreisen bekannt wurde Flora, als meine Tochter mit einer Gruppe von Reitern unterwegs war. Angeführt von einer Reitlehrerin, ging es durch die Goldegger Frühlingslandschaft und gerade bei einem Bauernhof am Stall vorbei. Da passierte das Schlimmste, was man sich vorstellen kann. Ausgerechnet in diesem Augenblick lösten sich durch die warme Märzsonne am Stalldach die Schneemassen und die Dachlawine schlug krachend neben der Reitergruppe ein. In wilder Panik stoben die Pferde auseinander. Flucht-

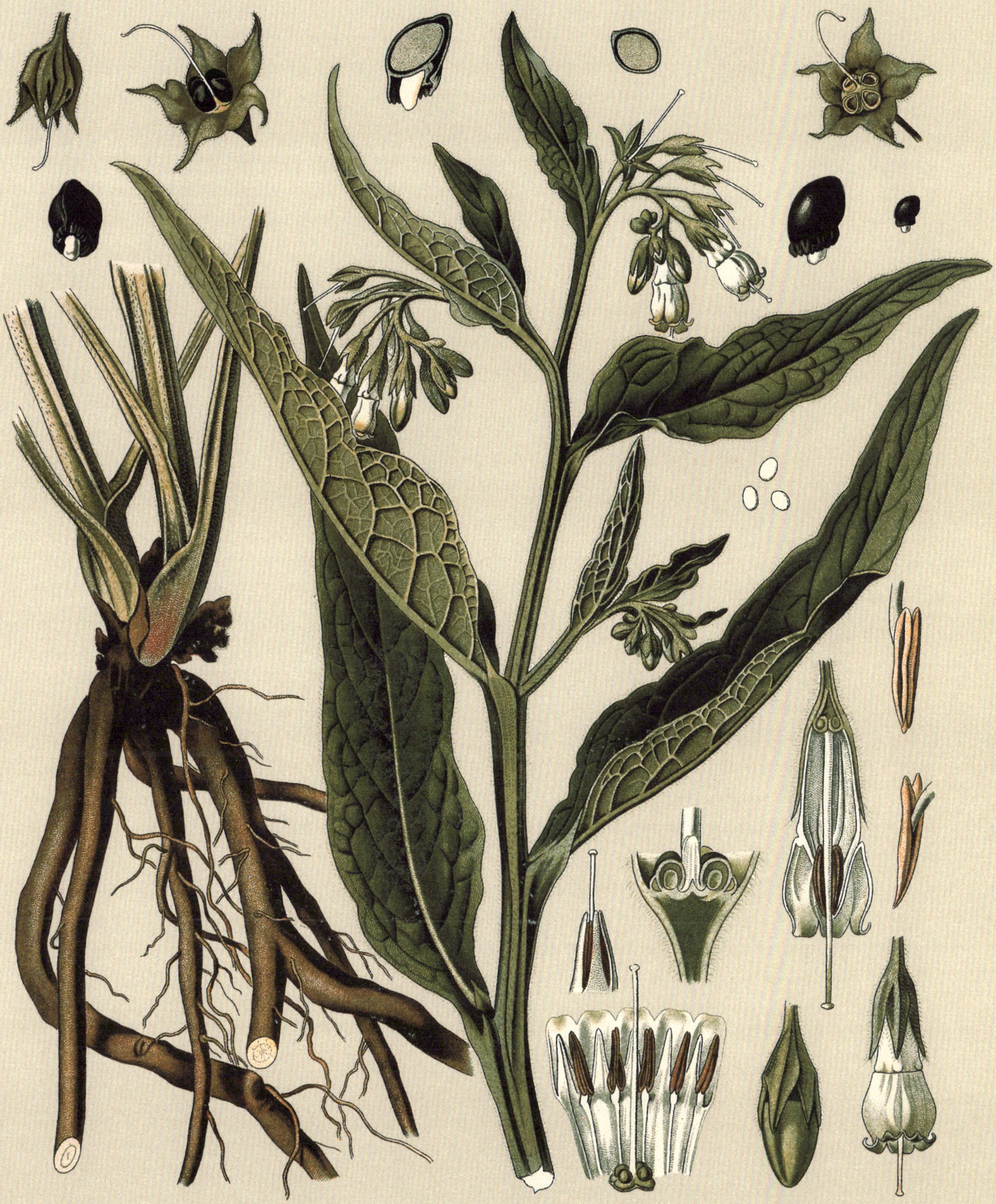

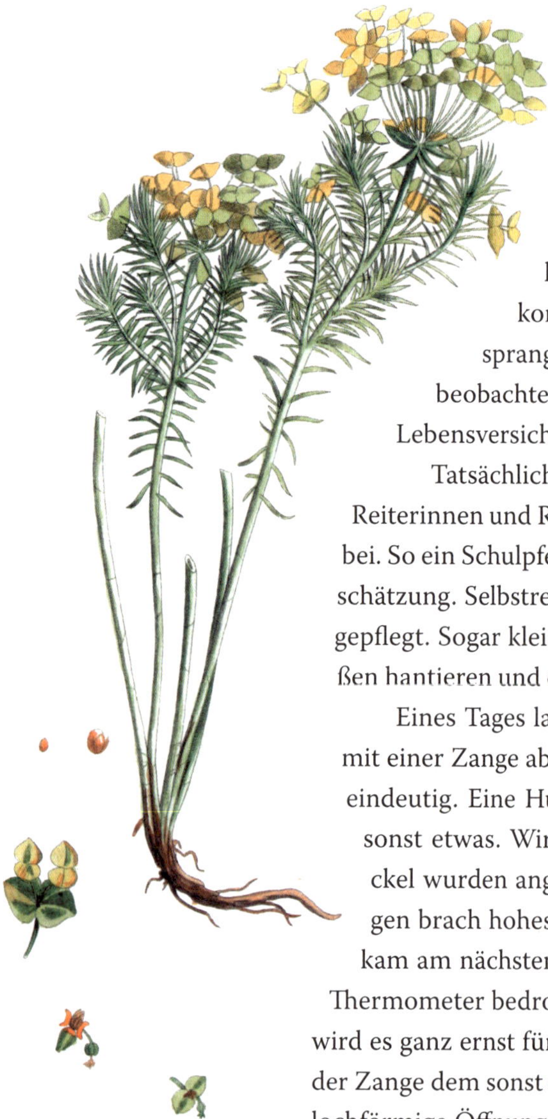

**Zypressen-Wolfsmilch**
*(Euphorbia cyparissias)*
Eine unscheinbare, erst auf den zweiten Blick attraktive Pflanze, die es in sich hat. Das Weidevieh kennt seine Giftigkeit, der Mensch schätzt die Heilwirkung.

tiere, die sie sind, rasen eben los, wenn sie echte Gefahr fühlen. Daher rührt das bekannte unkontrollierbare Durchgehen von Pferden. Die Reitlehrerin stürzte und blieb mit einer Gehirnerschütterung liegen, die anderen Pferde gingen durch, warfen zwei weitere Reiter ab und konnten erst nach und nach beruhigt und eingefangen werden. Nur Flora konnte die Aufregung nicht verstehen. Beim Aufschlag der Schneemassen sprang sie einige Schritte zur Seite, ließ sich aber gleich am Zügel halten und beobachtete erstaunt den ganzen Tumult. Seither hieß es bei uns, die Flora ist eine Lebensversicherung.

Tatsächlich brachte unsere Flora in den kommenden Jahren einer ganzen Reihe von Reiterinnen und Reitern auf freundliche, geduldige und vor allem sichere Weise das Reiten bei. So ein Schulpferd findet man nicht alle Tage. Flora genoss unsere Zuneigung und Wertschätzung. Selbstredend wurde sie von all ihren Schülerinnen und Schülern verwöhnt und gepflegt. Sogar kleine Kinder konnten gefahrlos das große Pferd striegeln, neben ihren Füßen hantieren und die Nähe zu Pferden spüren, den Umgang mit den großen Tieren lernen.

Eines Tages lahmte Flora auf einem Vorderfuß. Ich beobachtete sie, drückte den Huf mit einer Zange ab und spürte eine Erwärmung in diesem Huf. Die Diagnose war ziemlich eindeutig. Eine Hufentzündung, vielleicht ausgelöst von einem eingetretenen Stein oder sonst etwas. Wir versuchten es gleich mit einem bekannten Hausmittel. Sauerkrautwickel wurden angelegt und täglich gewechselt. Es half aber gar nichts. Nach einigen Tagen brach hohes Fieber aus. Wir holten den Tierarzt. Dieser spritzte Medikamente und kam am nächsten Tag wieder. Das Fieber war weiter gestiegen. Über 41 Grad zeigte das Thermometer bedrohlich an. Uns war klar: Die Entzündung muss raus aus dem Bein, sonst wird es ganz ernst für unsere Flora. Wir schnitten nun an der Stelle, an der das Drücken mit der Zange dem sonst schon apathisch gewordenen Pferd den größten Schmerz bereitete, eine lochförmige Öffnung in die Hufsohle. Aber es floss hauptsächlich Blut, kein Entzündungssekret heraus. Am nächsten Tag war das Fieber auf 42 Grad gestiegen. Flora lag in der Box, sie kam nicht mehr hoch. Der Tierarzt verabreichte laufend Spritzen und Infusionen. „Jetzt geht es um Leben oder Tod“, meinte er. Das Fieber zeigte weiter steigende Tendenz. Wir waren verzweifelt und in großer Sorge um das lieb gewonnene Pferd. Da legten meine Frau und ich um den Huf und Unterfuß nach dem Vorbild des Senners dick Lärchenharz auf und gaben ein Tuch darüber. Bereits am nächsten Morgen brach oberhalb des Hufansatzes die Haut auf und beinahe ein halber Eimer übelriechendes Wundsekret verabschiedete sich blutvermischt aus dem Pferdebein. Am Tag darauf, also zwei Tage nach dem Auflegen des Peches, stand Flora wieder und war beinahe fieberfrei. Wir ließen das Pechpflaster noch zwei Wochen drauf. Der Fuß war vollständig geheilt und Flora wieder wohlauf.

Es war also kein Wunder, dass wir begannen, Lärchenpflaster bei einfacheren Verwundungen und ganz erfolgreich auch bei menschlichen „Hufentzündungen“, den schmerzhaften Nagelbettentzündungen, anzuwenden.

Die entzündungshemmende, antibakterielle Wirkung des Harzes kannte ich daher gut, als mir der Rudl jetzt seine Geschichte erzählt. Ich wollte vor allem aber mehr rund um die alten Salbenrezepte erfahren, welche Zusätze er dem Harz beimischt, was er sonst noch von den Bäumen gewinnt und anwendet, wofür er die Kraft der Naturmittel verwendet.

„Das Lärchenpech (Pech wird das Harz in der alpinen Mundart genannt) ist das Wichtigste, aber ich verwende auch Zirben- und Fichtenpech. Das Pech ist nicht nur so wichtig, weil es selbst so wirksam ist. Durch die Pechgrundlage in der Salbe kannst du verderbliche Stoffe, wie gemixte Kräuter etwa, Beinwell oder auch Mankeischmalz (Murmeltierfett), über Monate und Jahre haltbar machen, ohne ein Konservierungsmittel einzusetzen.

Meine wichtigste Knochensalbe zum Beispiel würde ohne Lärchenpech gleich verderben. Den Beinwell darf man nie heiß machen. Nur so bleibt er, wie schon der Name sagt, ein Segen für alle Knochenverletzungen. Der wird gemeinsam mit der Zypressen-Wolfsmilch kalt gemixt oder püriert. Dazu kommt dann noch frisches Mankeischmalz. Das tierische Fett würde für sich allein in der Wärme gleich ranzig und verdorben. Kalt gemixte Kräuter beginnen rasch zu gären und sind ebenso nicht haltbar. Aber schau dir einmal meine Beinwellsalbe an." Rudl holt einen großen Tiegel und öffnet den verschraubten Deckel. Eine braune, gallertartige Salbe kommt zum Vorschein. Tatsächlich ist es ein wohlriechender Harzgeruch, den die Salbe verbreitet. „Davon brauche ich am meisten im Winter, wenn die Skiunfälle kommen. Für die Heilung von Gelenken und Knochen ist es eine wunderbare Unterstützung, auch noch, nachdem ein Gipsverband entfernt worden ist."

„Ist das Pech von Lärche, Fichte und Zirbe das Einzige, was du von den Bäumen verwendest? Kommen alle anderen Wirkstoffe von den Kräutern?", frage ich den Rudl. Inzwischen hat sich seine Frau Kathi zu uns gesetzt. Erstaunt schaut er mich an. „Wie kommst du darauf? Die Bäume sind doch die größten Heilpflanzen, die wir kennen. So verschieden Bäume aussehen mögen, so verschieden ist die Wirkungskraft, die in ihnen liegt. Die Frage ist nur, wie kannst du die Kraft des Baumes gewinnen? Wie kannst du sie beim Menschen an die geschwächte oder verletzte Stelle bringen? Manchmal geht das direkt wie beim Pechpflaster, einem Lindenblütentee und so weiter. Manchmal kannst du aber nur indirekt die Wirkung des Baumes gewinnen." Er sieht meinen fragenden Blick und blickt seine Frau an. „Darf ich deine Geschichte erzählen?" Sie nickt zustimmend.

„Schau, wir sind jetzt 58 Jahre verheiratet. Bald können wir die diamantene Hochzeit feiern. Vor neun oder zehn Jahren hat es nicht mehr so ausgesehen, dass wir die Diamantene noch feiern würden!" Die Kathi steht auf und fragt, ob wir Kaffee und Kuchen möchten. Während sie in der Küche hantiert, bald der Kaffeegeruch in die Zirbenstube strömt, sich mit dem feinen Zirbenduft vermischt, erzählt Rudl weiter. „Damals bekamen wir plötzlich die Diagnose, dass sie Krebs hat – im fortgeschrittenen Stadium. Gebärmutter, Eierstöcke und auch die

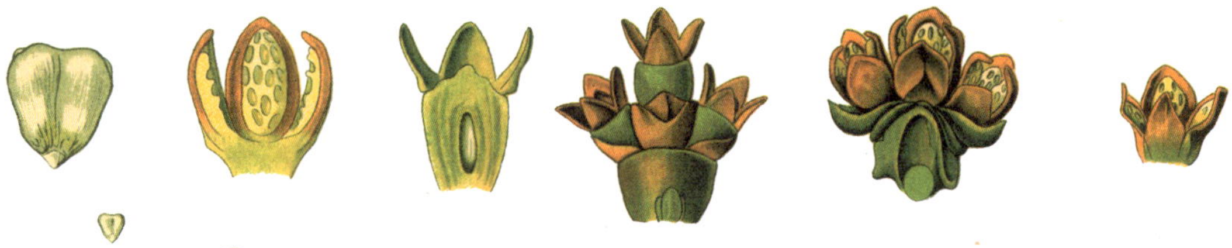

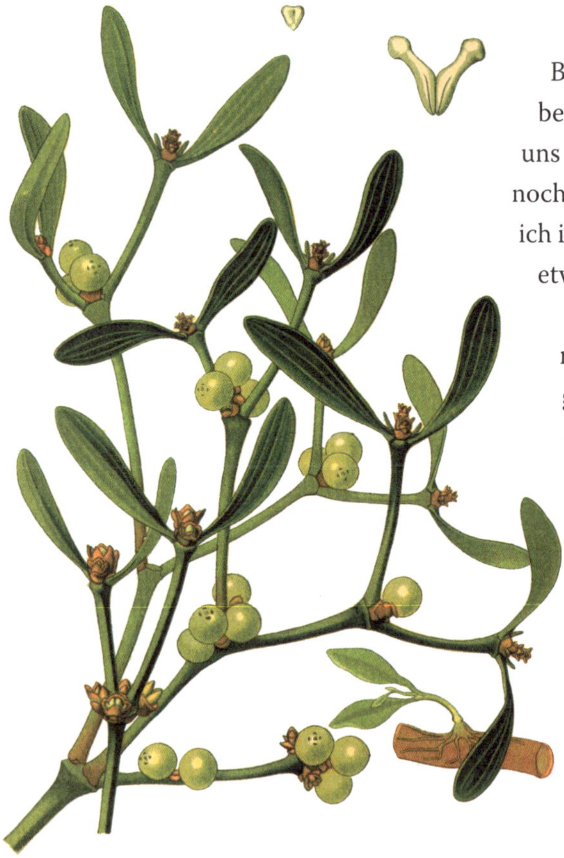

Bauchdecke waren stark befallen. Sofort wurde mit einer Chemotherapie begonnen. Nach einer der ersten Behandlungen sagte der Oberarzt neben uns beiden: ‚Die wird nicht mehr. Da können wir nur mehr schauen, dass wir noch ein bisschen Zeit gewinnen!' Ich hatte so eine Wut. Am liebsten wäre ich ihn angesprungen. Wie kann ein Mensch nur so gedankenlos sein und so etwas sagen?"

Auf die Kathi in der Küche verfehlt die Botschaft ihre Wirkung nicht. Sie hat in der Küche durch die offene Türe zugehört und kommt gerade mit dem Kaffeegeschirr in die Stube. „Ja, das war schrecklich", sagt sie. „Zuerst die Ungewissheit, das Warten von einer Untersuchung zur anderen. Dann die schlimme Diagnose vom bösartigen Krebs, der schon alles befallen hat. Und am Ende der Oberarzt, der mich aufgegeben hatte. Ich dachte mir, vielleicht habe ich zumindest das Glück, dass ich noch einige Zeit so dahin leide und die Schmerzen erträglich bleiben. Aber der Rudi war richtig böse. Er redete mir gut zu und meinte, die Metastasen können auch wieder dort hingehen, wo sie hergekommen sind. Der Apfelbaum wurde da neben meinen Chemotherapien so wichtig. Insgesamt 32 Chemotherapien habe ich bekommen. Zum Teil habe ich es einigermaßen gut vertragen. Manchmal war es sehr schwer."

**Weißbeerige Mistel**
*(Viscum album)*
Zusätzlich zu schulmedizinischen Behandlungsmethoden kommt bei Krebserkrankungen auch die Misteltherapie zum Einsatz.

Da mischt sich der Rudl wieder ins Gespräch.

„Die Mistel ist es, die als Schmarotzer am Baum wächst und direkt von seinem Lebenssaft nimmt. Über die Mistel kannst du genau die Kraft des jeweiligen Baumes bekommen. Es ist daher ganz entscheidend, welche Mistel von welchem Baum du verwendest. Zum Beispiel bei ihrem Krebs in so einem Stadium habe ich ihr die Apfelmistel gegeben. Genau gesagt, haben wir ihr fünf bis sechs Jahre lang begleitend zu der Chemotherapie einen fermentierten, wässrigen Auszug aus Apfelbaummistel gespritzt. Ungefähr dreimal die Woche wurde die Injektion verabreicht. Nach einigen Jahren war der Krebs total verschwunden. Erst im fünften oder sechsten Jahr nach dem Ausbruch der Krankheit haben wir dann von der Apfel- zur Kiefernmistel gewechselt. Jetzt ging es ja nicht mehr darum, die Metastasen und den Krebs wegzubringen beziehungsweise die Chemotherapie dabei zu unterstützen. Vielmehr ging es jetzt um die Erhaltung der Stabilität und Abwehr. Dafür ist die Kiefer die richtige Wahl. Auch eine Tannenmistel könnte man dafür verwenden."

Die Misteltherapie ist in Deutschland eine bekannte und anerkannte Methode zur begleitenden Krebsbehandlung. Bis vor Kurzem ist so eine Injektionskur von deutschen Krankenkassen auch bezahlt worden. Jetzt, höre ich, ist die Vergütung durch die Kassen leider dem Sparstift zum Opfer gefallen. Unverständlich, wenn man bedenkt, dass die Chemotherapie ein Vielfaches davon kostet und doch bezahlt wird.

„Ohne Apfelbaum und Mistel könnte ich euch wohl keinen Kaffee mehr kochen!", meint die rührige Kathi trocken dazu. So lautet die Überzeugung der beiden. Wobei sie die Kombination der schulmedizinischen Behandlung mit der ergänzenden Misteltherapie nicht infrage stellen. In ernsten Situationen wie einer lebensbedrohlichen Krebserkrankung geht es ja darum, alle Möglichkeiten zu nutzen, also auch sinnvolle, ergänzende Naturkräfte der jeweiligen schulmedizinischen Therapie hinzuzufügen. Oftmals lässt sich damit die Heilung unterstützen, oft geht es aber auch darum, Nebenwirkungen der jeweiligen schulmedizinischen Therapie besser zu ertragen.

„Die Mistel ist seit alters her eine ganz wichtige Heilpflanze. Sie kann bei Weitem nicht nur bei Tumoren und Krebs genutzt werden. Für viele einfachere, aber lästige Leiden ist die Mistel ein Segen. Mit meinen Mistelextrakten fertige ich die Mistelsalben an."

Allmählich kann ich nicht mehr folgen. „Langsam, Rudl, dass die Wirkung der Mistel verschieden sein kann und davon abhängt, auf welchem Baum sie gewachsen ist, verstehe ich ja. Aber Mistelauszug, Mistelextrakt, Mistelsalbe, da kommen mir die Dinge durcheinander."

Er lacht.

„Fangen wir vom Anfang an, bei der Ernte der Mistel. Frische ist hier das oberste Gebot. Am besten ist es, wenn du die Mistel am Morgen vom Baum brichst und noch am selben Nachmittag oder Abend das Extrakt kochst. Von diesen Mistelzweigen pflücke ich dazu die Blätter herunter und gebe sie in ein Bad aus warmem Olivenöl oder gutem Fett. Das Öl wird dann ganz langsam erhitzt und die Mistelblätter darin aufgekocht. Wenn das Ganze wieder abgekühlt ist, wird es gesiebt und fertig ist das Mistelextrakt. Das ist nun das Ausgangsprodukt für meine Mistelsalbe. Da kommen noch Bienenwachs und

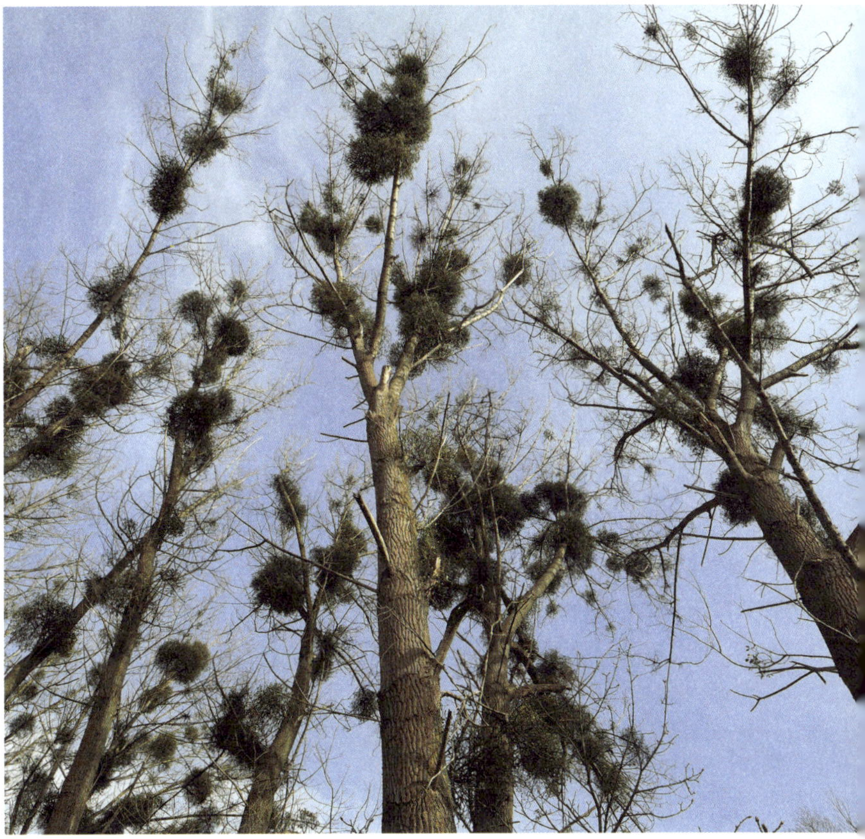

Weißbeerige Misteln (Viscum album) in Pappelbäumen.

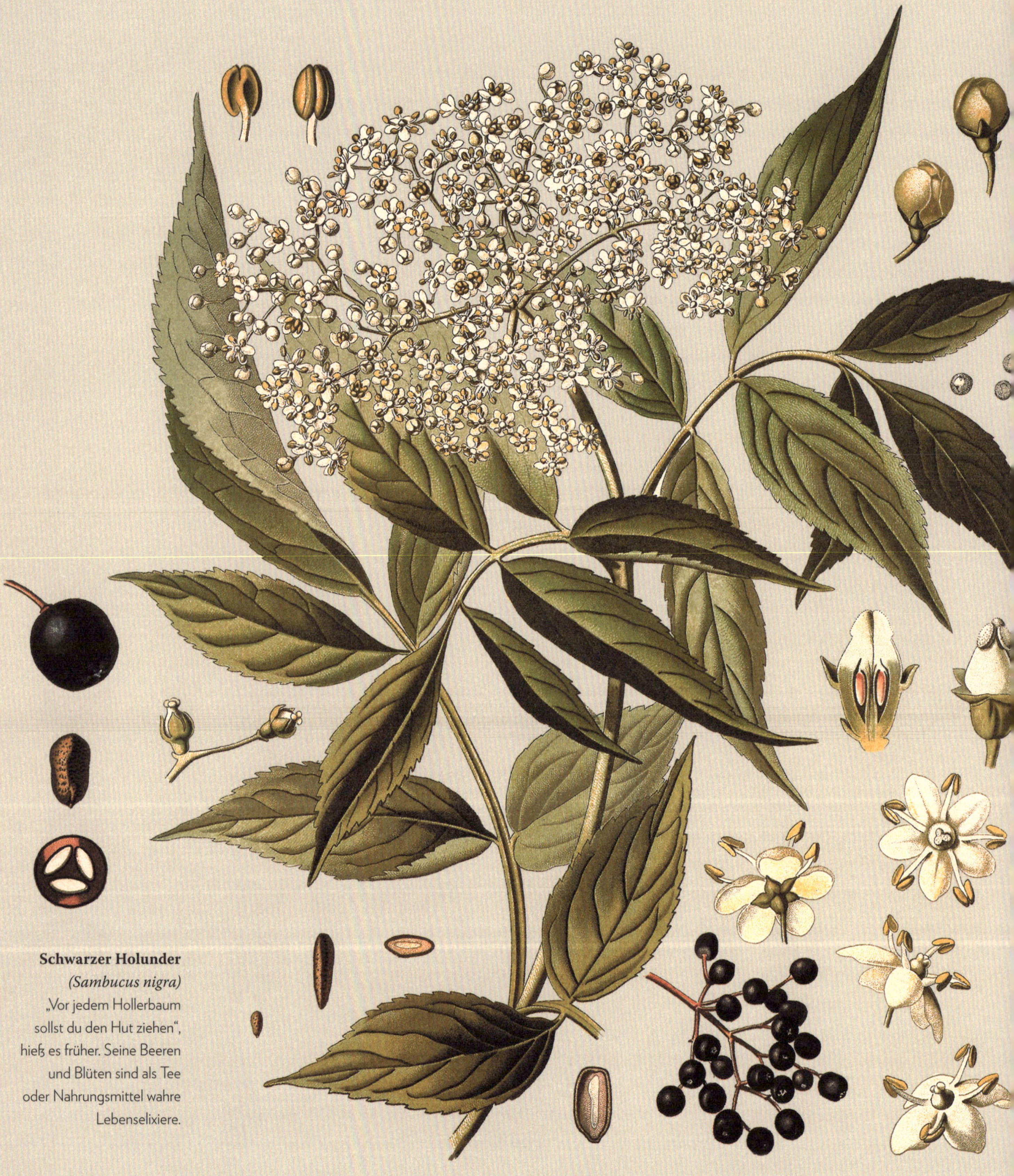

**Schwarzer Holunder**

*(Sambucus nigra)*

„Vor jedem Hollerbaum sollst du den Hut ziehen“, hieß es früher. Seine Beeren und Blüten sind als Tee oder Nahrungsmittel wahre Lebenselixiere.

Lärchenpech dazu. Je nach Anwendung können auch noch weitere Kräuter beigemengt werden. Die Salbe von der Apfelmistel wirkt wunderbar bei allen möglichen inneren Entzündungen. Bei Ohrenschmerzen zum Beispiel wird die Salbe dünn, mehrmals täglich, hinter das Ohr aufgetragen. Bei Blasenentzündung wird sie verwendet, bei Halsschmerzen und so weiter. Man glaubt es kaum, wie schnell das durch die Haut wirkt."

Innere Entzündung, hier werde ich hellhörig.

„Du, Rudl, darf ich das ausprobieren? Jetzt schon die dritte Woche leide ich an einer seltsamen Kehlkopfentzündung. Ich hatte einige Vorträge und sehr angefüllte Tage. Da haben meine Stimmbänder zu sehr gelitten. Irgendwie habe ich es bis heute nicht mehr hingekriegt. Lutschtabletten, Gurgeln mit Salzwasser und mit Salbeitee, alles habe ich ausprobiert, aber mein Kehlkopf hat sich nicht gebessert. Es ist ganz komisch. Sonst bekomme ich Halsschmerzen und es fährt bald über den ganzen Rachenraum. Aber dieses Mal steckt es trocken und dauerhaft bei den Stimmbändern!"

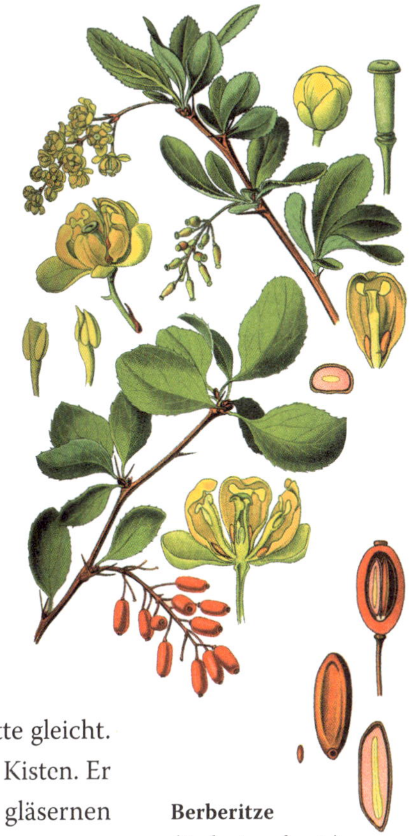

**Berberitze**
*(Berberis vulgaris)*
Stachelig, aber gut für Leber, Galle und Niere. Mit Ausnahme der Beeren ist die Pflanze in höherer Dosis giftig.

„Komm mit." Wir gehen in ein Nebenzimmer, das einer Alchemistenwerkstätte gleicht. Sauber stehen Gläser, Dosen und Tiegel, große und kleinere Gefäße in Regalen und Kisten. Er öffnet einen Kasten und gibt mir einen gläsernen Tiegel mit der Aufschrift „Mistel". „Die ist vom Apfelbaum. Ganz dünn mehrmals täglich auftragen, dann ist deine Stimme bald wieder da!" – „Danke. Mein Gott, Rudl, was hast du da für Schätze angesammelt. Extrakte, Salben, Auszüge, Tinkturen und Tropfen zum Einnehmen!" Alles ist fein und sauber beschriftet.

Erneut lacht er. „Was glaubst du, habe ich in all den Jahren gemacht. Ich habe jede Gelegenheit genutzt, um mich weiter auszubilden. Kurse habe ich besucht und mit Gleichgesinnten Erfahrungsaustausch betrieben. Vor allem aber habe ich mein ganzes Leben am Berg in der Natur verbracht. Über 50 Mittel stelle ich heute selbst her. Das ist natürlich eine Vielfalt geworden, von der ich früher nicht geträumt habe. Die Essenzen hier werden in 60-prozentigem Alkohol angesetzt. Dabei ist mir ganz wichtig, dass der Alkohol immer aus einer 50-zu-50-Mischung von 80-prozentigem Kornschnaps und 40-prozentigem reinen Apfelschnaps entsteht. Hier taucht wieder

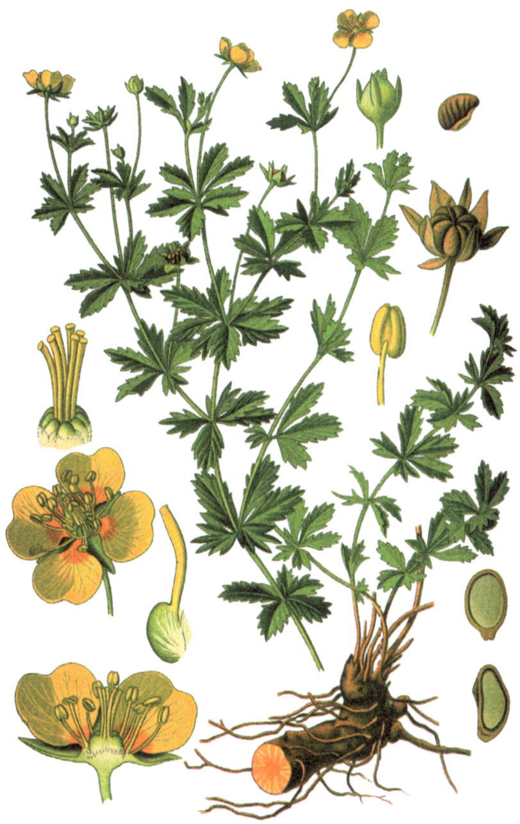

**Blutwurz**
*(Potentilla erecta)*
Das Pulver der Wurzeln ist ein altbekanntes Mittel zum Einrenken von Magen und Darm.

der Apfel auf. Es muss reiner Apfel und kein vermischter Obstler sein. Zum Beispiel die Hollerblütenessenz ist ein Mittel für die Atemwege. Da kommen zwei Bäume zusammen, der Holunder als Blüte und der Apfelbaum als Alkohollieferant. Die Tropfen sind großartig bei Atemwegsproblemen.

Der Holunder ist sowieso ein reiner Heilbaum. Von den Hollerbeeren, die im Hollerkoch ein äußerst gesundes Nahrungsmittel sind, lässt sich auch Hollersirup machen. Der Saft ist ebenso eine hervorragende Vorbeugung gegen Erkältungskrankheiten im Winter. Weniger bekannt ist die Anwendung der Rinde. Den Bast der Hollerrinde mische ich mit Zypressen-Wolfsmilch und setze das Ganze wieder in 60-prozentigem Alkohol mit Apfelschnaps an. Das ist dann eine Einreibung gegen Rheuma und Gelenkschmerzen. Bei der Berberitze ist es dasselbe. Da werden auch Beeren und Rinde genutzt. Die Beeren ergeben einen Saft zum Trinken, das Kambium der Rinde in Kombination mit Kräutern war immer schon bekannt für seine stärkende Wirkung auf Leber, Galle und Niere. Früher wurde Gelbsucht immer mit der Berberitze behandelt. Ich mache Tropfen zum Einnehmen daraus.

Oder schau, da ist Blutwurz, das Allerbeste bei Magen- und Darmproblemen. Das Schöne daran ist, dass ich schon so oft die Erfolge davon erleben durfte, aber noch nie gesehen habe, dass es irgendwelche nachteiligen Nebenwirkungen hätte.

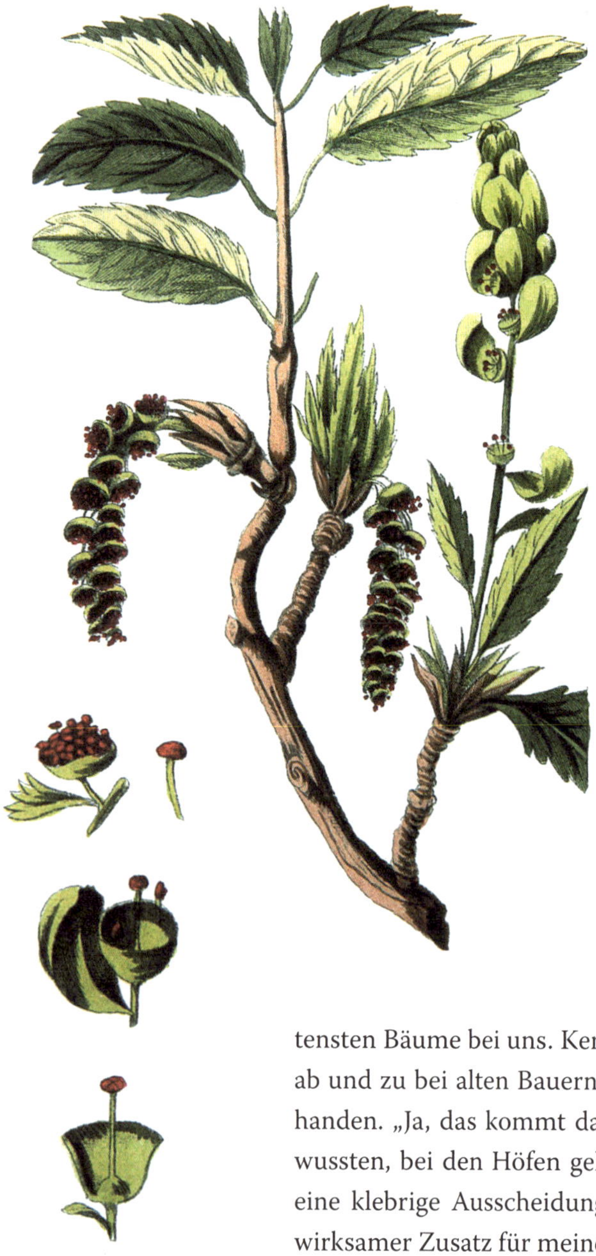

**Balsaminenpappel**
*(Populus balsamifera)*
Ihr Knospenextrakt hilft gemeinsam mit Lärchenpech als Wundsalbe.

Das hier ist auch etwas Besonderes. Es ist wohl einer der seltensten Bäume bei uns. Kennst du die Balsaminenpappel?“ Ich nicke, diesen Baum kann man ab und zu bei alten Bauernhäusern antreffen. In unseren Wäldern ist er praktisch nicht vorhanden. „Ja, das kommt davon, dass ihn die Heilkundigen, die um seine Wirkung Bescheid wussten, bei den Höfen gehalten haben. Im Frühjahr gibt es an den Knospen dieser Pappel eine klebrige Ausscheidung. Ein öliger Extrakt dieser Knospen ist ein ganz wichtiger und wirksamer Zusatz für meine Wundheilsalbe. Das ist wieder eine Lärchenpechsalbe, aber eben mit anderen Zusätzen wie die Mistelsalbe zum Beispiel. Eine Wundsalbe kommt ja auf offene Wunden und hat eine andere Aufgabe.“

Rudls Augen gehen auf. Der alte Mann inmitten seiner Naturstoffe strahlt eine Begeisterung und Ruhe aus, die für sich allein schon ein Erlebnis sind.

„Weißt du, es gibt Leute, die wollen immer wissen: Was ist das für ein Stoff in diesen Pappelknospen, der da so wirkt? Aber so geht das nicht. Naturstoffe sind immer die Träger der ganzen Kraft der Pflanze. Ich habe das Gefühl, da schwingt noch viel mehr mit. Der ganze Wald, in dem ein Baum steht. Das Erdreich, der Boden, die Mineralien, aus denen die Lärche

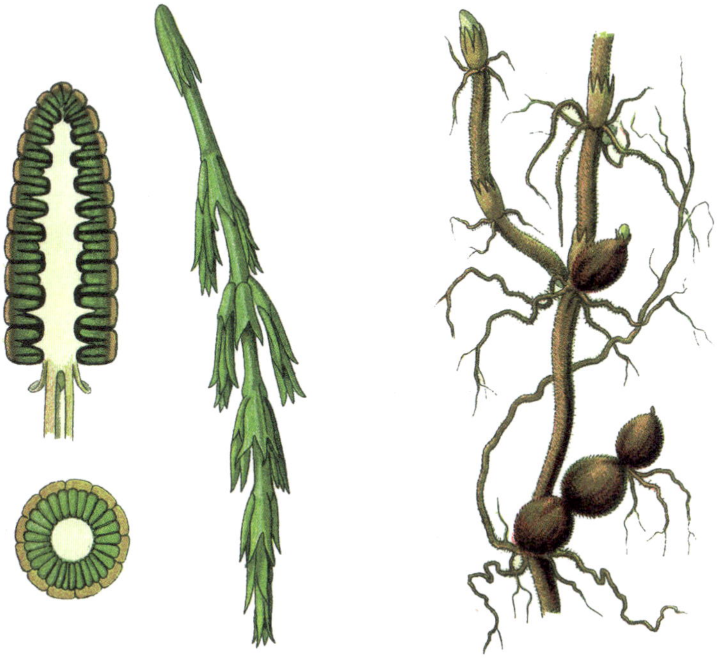

**Ackerschachtelhalm**
*(Equisetum arvense)*
Er wird auch Zinnkraut genannt und hat eine harntreibende Wirkung. Achtung: nicht mit dem giftigen Sumpfschachtelhalm verwechseln!

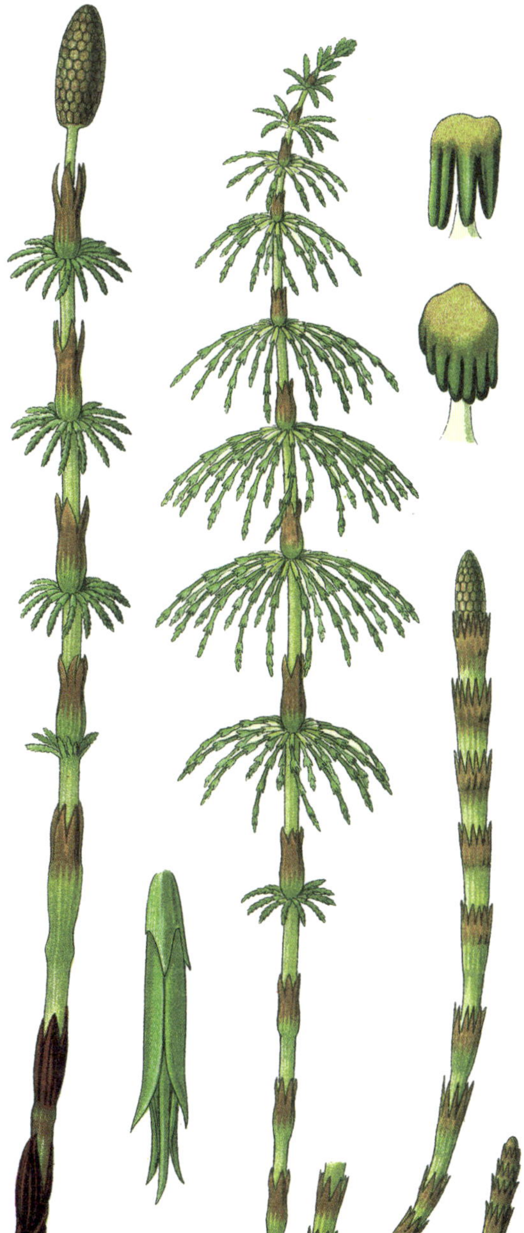

feinste Zusätze für ihr Pech heraufholt. Oder die Höhensonne und Strahlung auf den Bergen, wenn ich Kräuter weit über der Baumgrenze sammle. Ich brauche auch immer wieder Wasser, als Zusatz für meinen Kräutergeist oder bei verschiedenen Auszügen. Da kann ich mir unmöglich vorstellen, normales Wasser zu nehmen. Ich kenne da eine eigene Quelle, die tief aus dem Urgestein herausströmt. Es ist vermutlich ein im Berg uralt gelagertes Wasser. Ich kann es nicht erklären, das kann ich nur stark spüren. Nur dieses Wasser kommt in meine Mittel hinein. Ein Naturmittel hilft genau deshalb so gut, weil von allem das Beste zusammenwirkt.“

Rudl schließt seine kostbaren Behälter wieder in die Kästen ein und räumt die vorgezeigten Dosen und Gläser in die Regale zurück. Wir gehen in die Stube zurück. Dort erzählt die Kathi noch von ihrer Mithilfe beim Sammeln. Birkenlaub, frische Blätter holt sie jedes Frühjahr für eine wassertreibende Teemischung, die zusammen mit Ackerschachtelhalm (Zinnkraut) und anderen Kräutern angerichtet wird. Oder die Stechpalme, ein schönes Exemplar war mir bereits im Garten vor dem Haus aufgefallen. Daraus entstehen Tropfen für die Bauchspeicheldrüse. Viele Bäume sind es, zu denen dem Rudl während unseres Gesprächs eine gute Wirkung und eine Möglichkeit zur Herstellung eines Naturmittels einfallen.

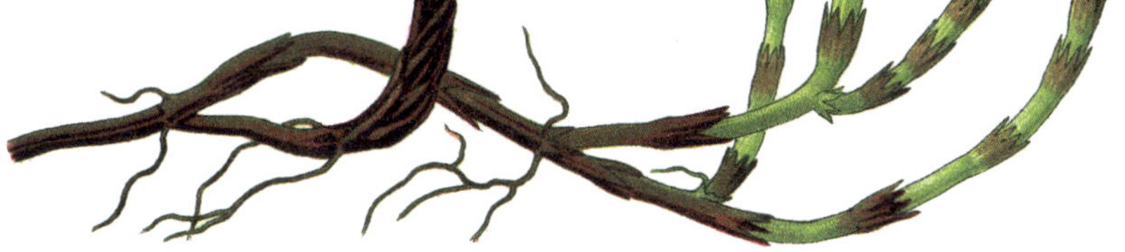

„Sag einmal, Rudl, woher hast du dieses ganze Wissen? Ist das alles von deinem Vater?"

„Mein Vater hat in einer Welt gelebt, die es heute nicht mehr gibt. Die Kindheit an seiner Seite, die Erlebnisse mit ihm als selbst gelernter Bauerndoktor, der mangels anderer Möglichkeiten die Menschen medizinisch versorgt hat, das hat mich natürlich auf meinen Weg gebracht und mir das Herz geöffnet. Aber ich mache heute ja etwas ganz anderes als mein Vater. Ich bin kein Arzt und will keinesfalls einen Arzt ersetzen. In erster Linie helfe ich den Menschen, wieder die Augen für die Natur zu öffnen. Die Kräfte der Kräuter, der Bäume, des reinen Wassers können uns so viel Unterstützung geben. Auch wenn man von einem Arzt klassisch behandelt wird. Meine Naturmittel sind Stärkung und Unterstützung für die Menschen. Freilich kann man mit Hausmitteln auch sehr erfolgreich zu seiner Gesundheit und Gesundung beitragen.

So ist mein Sortiment an selbst hergestellten Salben, Einreibungen, Säften und Tropfen auch viel umfangreicher geworden, als es meinem Vater zur Verfügung stand. Da ist mir mein Beruf auch sehr zu Hilfe gekommen. Als Bergmann habe ich viel von den Mineralien und dem Inneren des Berges lernen können. In den 1960er-Jahren wurde es dann klar, dass der Kupferbergbau am Hochkönig zu Ende geht. Da musste ich mich um eine neue Arbeit umsehen.

So hat es sich ergeben, dass ich Berufsjäger in diesem Hochgebirgstal der Hohen Tauern wurde. Mein Gott, was war das für ein Glück. Plötzlich konnte ich den ganzen Tag unter freiem Himmel in den höchsten Lärchen- und Zirbenwäldern, zwischen Bergkräutern und Urgesteinsquellen verbringen. Das Wild und die ganze Natur zu beobachten ist zum Beruf geworden. Da konnte ich noch viel mehr sammeln, lernen und ausprobieren. Ja, und mit meiner Pensionierung ist nur das Jagern weniger geworden. In der Naturheilkunde wurde es viel mehr. Ich habe Kurse und Ausbildungen besucht und noch viel mehr naturkundige Menschen in Österreich und in der Schweiz getroffen."

**Stechpalme**
*(Ilex aquifolium)*
Unsere Bauchspeicheldrüse liebt diese Dornenprinzessin. Die Blätter und die roten Beeren sind aber giftig.

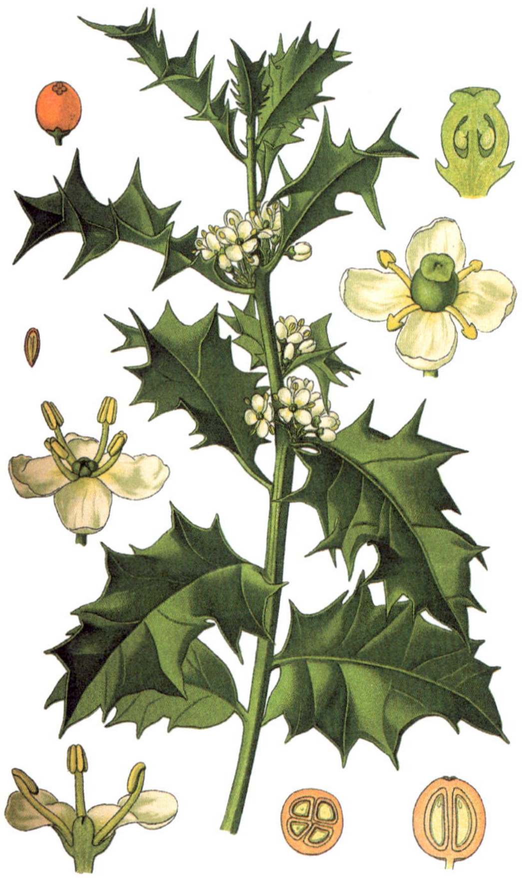

„Kathi und Rudl, jetzt muss ich aber noch einmal wegen dem Geld nachfragen. Ich weiß ja, dass ihr nie etwas verlangt für eure Hilfe. Es ist doch unendlich viel Arbeit. Das ganze Sammeln über das Jahr hinweg, die Zubereitung, gerade hast du einen großen Topf mit heißem Wasser auf deinem Herd stehen, in dem der Rudl gesammeltes Baumharz in den Gläsern schmilzt. Es riecht zwar gut, aber die Küche ist besetzt und im ganzen Haus dreht sich alles um die Hilfe für andere Menschen. Wie schafft ihr das?"

Die Kathi blickt durch die offene Tür zum Küchenherd und lacht. „Das verstehen viele Menschen nicht, dass der Rudi nix verlangt. Aber schau, wir sind alt und gesund. Für jede Stunde Arbeit bekommen wir 60 Minuten bezahlt. 60 Minuten eines schönen Lebens und einer sinnvollen Tätigkeit. Was willst du denn mehr bekommen?"

# ALTES WISSEN NEU GEFRAGT

In den Augen vieler sind Menschen wie der Rudl und seine Kathi im besten Fall Ausläufer einer vergangenen Zeit, schrullige und allenfalls originelle Zeitgenossen, die fernab vom Puls der Zeit leben.

Tatsächlich berühren sich hier zwei verschiedene Welten. Auf der einen Seite die moderne, technokratisch handelnde Gesellschaft, die gelernt hat, alle Probleme technisch-mechanistisch zu lösen. Wenn der Siedlungsraum eng wird, bauen wir immer weiter zum Bach oder an den Flusslauf. Die Hochwassergefahren lösen wir durch immer aufwendigere und kostspieligere Verbauungen. Die letzten Jahrzehnte haben uns aber gelehrt, dass die Natur mit Technik allein nicht zu bändigen ist. Rekordpegelstände und sogenannte Jahrhunderthochwasser kommen neuerdings im Zehnjahresintervall und hinterlassen all unserer Technik zum Hohn Milliardenschäden und fürchterliches Leid für die Betroffenen.

Wenn wir verlernen, einfache Bedürfnisse des Lebens naturnah zu verrichten, benötigen wir immer mehr Energie. Atomkraftwerke und eine unglaublich einseitige Abhängigkeit von Erdöl, Gas und Kohle sind die wenig originellen Lösungseinfälle der Menschen. Hurrikans und Taifune, Fukushima, globale Wetterveränderungen, der Anstieg des Meeresspiegels sind die Antwort eines weltweit sensibel verwobenen Ökosystems von Klima, Erde, Wasser, Pflanzen, Tieren und Luft.

Glauben wir, zum Wohlstand gehöre Fleisch nicht nur am Sonntag, wie es unsere Großeltern taten, sondern möglichst 365 Tage im Jahr, und zwar zum Frühstück, zu Mittag und am Abend, dann zeigen uns die Äcker und Felder der Erde ihre Grenzen. Eine Fleischmahlzeit braucht zu ihrer Herstellung rund zehn Mal so viel Bodenfläche wie eine Pflanzenmahlzeit. Fleischernährung in so großem Stil muss industriell organisiert werden. Hühner, Schweine, Rinder sehen kein Tageslicht mehr, können oft nur mehr mit Medikament- und Chemieeinsatz bis zur Schlachtung durch ihr Lebensleid gebracht werden. Felder und Böden für die Futtermittel werden mit Chemie und Kunstdünger ausgebeutet und ausgelaugt. Tierleid, das wir mitessen, Artensterben und ein unwiederbringlicher Verlust an Vielfalt, Regenwaldzerstörung und Klimaaufheizung gibt die Erde den Menschen zur Antwort.

Wenn wir meinen, es sei egal, wie wir leben, weil der Arzt und das Krankenhaus es schon reparieren würden, wenn etwas kaputt geht, dann erleben wir in vielen Fällen, dass wir noch ärmer dran sind als ein kaputtes Auto. Denn beim Auto, bei dem eine Warnleuchte blinkt, sucht der Mechaniker nach der Ursache, um das Problem zu beheben. Wir Menschen aber bekämpfen in vielen Fällen die Warnleuchte, versuchen diese zu betäuben oder auszubauen.

In einer lapidaren Pressemitteilung zum neuen Jahresbericht der FAO der UN Ernährungsorganisation hieß es, die jährlichen (!) Schäden durch Fastfood und Fehlernährung infolge Arbeitsausfall und Behandlungskosten erreichen bereits die unvorstellbare Summe von 1.100 Milliarden Euro weltweit. Die zunehmende Urbanisierung, mangelnde Bewegung und

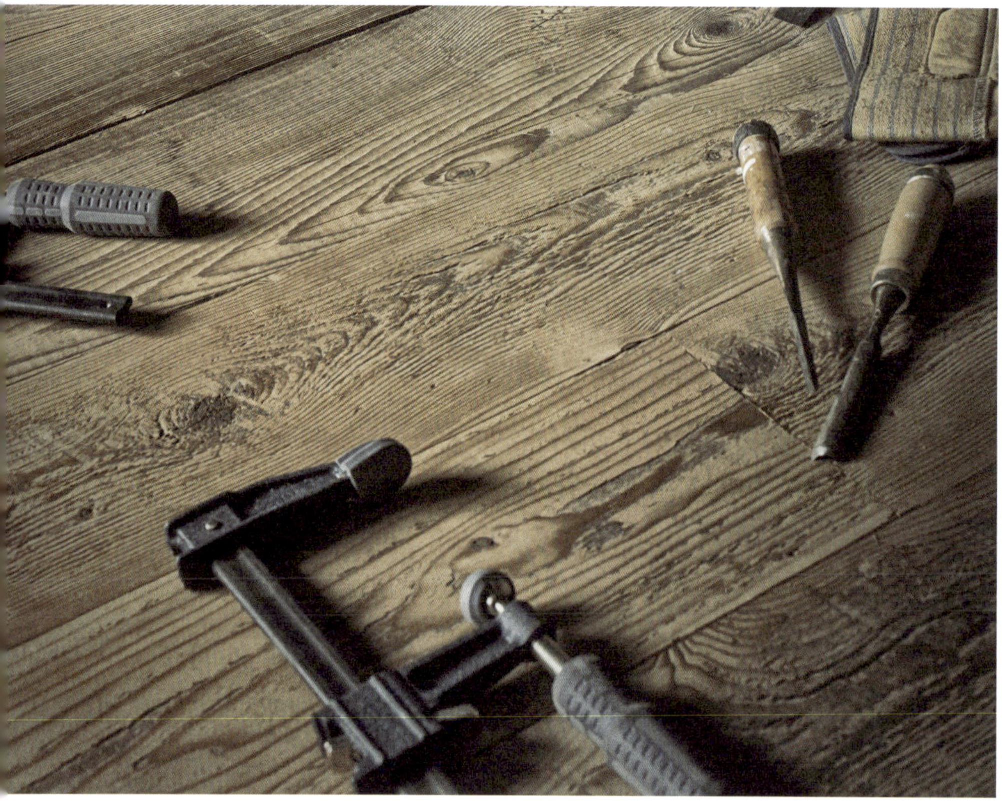

Zurückgewinnung alter Bodendielen. Nägel müssen entfernt sowie Schmutz und alte Farbe abgetragen werden.

vermehrte Verfügbarkeit von Fertignahrung seien die wichtigste Ursache für Fettleibigkeit, war den Presseberichten weiter zu entnehmen.

Unsere Gesellschaft wähnt sich superklug, weil sie Häuser baut, die sehr, sehr billig ausgeführt sind. Geiz ist geil, wer das billigste Schnäppchen findet, ist „clever". Bauten aus Polystyroldämmung, Plastikfolien, Leimplatten, Kunstfasern und Bauchemie allerorts müssen am Ende ihres kurzen Lebenszyklus als Bausondermüll zu horrenden Preisen entsorgt werden.

Wir wissen zwar, dass so etwas viel kostet, wenn es zur Sondermülldeponie gefahren wird. Wir wissen aber nicht, wie man all diese synthetisch hergestellten Materialien wieder unschädlich in den Stoffkreislauf der Natur rückführen kann. Obendrein wissen wir, dass viele Krankheiten und Allergien durch die Ausgasungen vermeintlicher Billigbaustoffe ausgelöst werden können. Was für eine unverantwortliche Hypothek wird da auf Kosten unserer Kinder und Enkelkinder aufgenommen?

Die Reste alter Bausubstanz unserer Vorfahren, alte Bodendielen und Eichenbohlen, Massivholzteile und handgeschmiedete Beschläge und so weiter werden heute teuer gehandelt und haben ihren Wert über Jahrhunderte behalten.

Welche Generation hat da weitblickender und enkelkindertauglicher gebaut? Wer hat da bleibende Werte geschaffen?

Freilich war es meist der Mangel an anderen Möglichkeiten, der die alten Handwerker zu ihren ausgeklügelten, minimalistischen Lösungen getrieben hat. Transport war teuer und über längere Distanzen meist unmöglich. Daraus ist die bedingungslose Regionalität der Bau- und Werkstoffe gewachsen, die wir heute so bewundern. Handwerkskunst, die aus den Bäumen der Umgebung, aus den Steinen des Ortes, aus den Pflanzen umliegender Felder und Wälder Lebensqualität für Generationen schafft, war die einzige Möglichkeit, das entbehrungsreiche und oft harte Leben zu verbessern.

Durch die Globalisierung der Transportmöglichkeit, durch industrielle Normierung und Massenproduktion haben wir einen ganz anderen Weg eingeschlagen.

Menschen wie die Kathi und der Rudl schlagen eine Brücke zwischen der modernen, immer naturferneren Welt und altem Wissen, das sonst verloren geht. Man darf ja nicht vergessen: Der Bauerndoktor, die Sennerin, der Holzknecht und viele Handwerker vergangener Jahrhunderte hatten ein enormes Erfahrungswissen und Intuitionsvermögen. Das waren aber überwiegend Menschen, die entweder gar nicht oder kaum lesen oder schreiben konnten. Zumindest aber waren sie nicht geübt, ihr Wissen so zu vermitteln. Die Erhaltung des Erfahrungsschatzes gelang durch generationenweise Weitergabe, durch Erzählen, durch gemeinsames Tun, Anwenden und Weiterentwickeln.

Auch die UNESCO hat erkannt, dass neben dem materiellen Kulturerbe das immaterielle, wie zum Beispiel die Volksmedizin, schützenswertes Kulturgut der Menschheit ist. Sie hat daher im Rahmen ihrer 32. Generalversammlung die Kommission für das Immaterielle Kulturerbe eingerichtet. In den USA ist „oral history" – also die erzählte Geschichtswiedergabe – als wissenschaftliche Forschungsquelle und Disziplin stark im Kommen. Die niedergeschriebene Überlieferung war ja immer die Sichtweise der gebildeten Elite und nicht die Perspektive der einfachen Menschen. Die Wahrheit dieser Leute erfährt der Geschichtsforscher oder Volkskundler im Gespräch. Die Großmutter erzählte ihren Enkelkindern, was sie gesehen, gespürt und erlebt hat. Der Großvater zeigte seinem Enkel, wie etwas einfacher mit weniger Kraft gleich gut funktioniert, wie man den gebrochenen Fuß des kleinen Schafes auch heilen kann, ohne das Tier schlachten zu müssen …

In der offiziellen Geschichtsschreibung war kaum Platz für die Weisheit und Überlebenskunst einfacher Menschen.

Genau das ist das große Geschenk, das uns Menschen wie der Rudl machen. Gerade weil ihr überliefertes Wissen manchmal so widersprüchlich zu unserer modernen Zeit zu sein scheint, beinhaltet es so viel Wertvolles, praktisch Verwendbares. Das soll auch der Beitrag der Autoren mit diesem Buch sein. Es geht darum, mündlich überliefertes Weltkulturerbe zur Verbindung zwischen Mensch und Natur in den vielen Facetten zu erhalten, an die Leserinnen und Leser weiterzusagen, damit diese im eigenen Leben Nutzen ziehen können. Wer die Erde als zusammenwirkenden, vernetzten Organismus spürt, wer seinen Körper als integrierten Teil davon erlebt und liebt, hat vermutlich allein schon dadurch einen unschätzbaren Beitrag für die eigene Gesundheit und für Mutter Erde geleistet. Wach beobachtende Menschen haben schon immer wichtige Hinweise für wertvolle Heilmittel und angepasste Technik gegeben. Nehmen wir das Beste aus der Natur und verbinden es mit sinnvoller Technik, deren Name ja vom griechischen Wort „téchne", was Kunst(-fertigkeit) oder Handwerk bedeutet, abgeleitet ist. Jeder gute Arzt wünscht sich bewusste Patienten, die bereit sind, ihre Lebensgewohnheiten gesünder, naturnäher zu gestalten. Letztendlich ist ja jede Krankheit eine Botschaft, die zu Veränderung, zu Neubeginn auffordert.

Übrigens, zwei Tage nach dem Besuch habe ich Rudls Mistelsalbe ganz dünn auf meinen Kehlkopf aufgetragen, dann war die Sache erledigt und die Stimme wieder da. Zufall? Ich sage danke Apfelbaum, danke Mistel, danke Rudl.

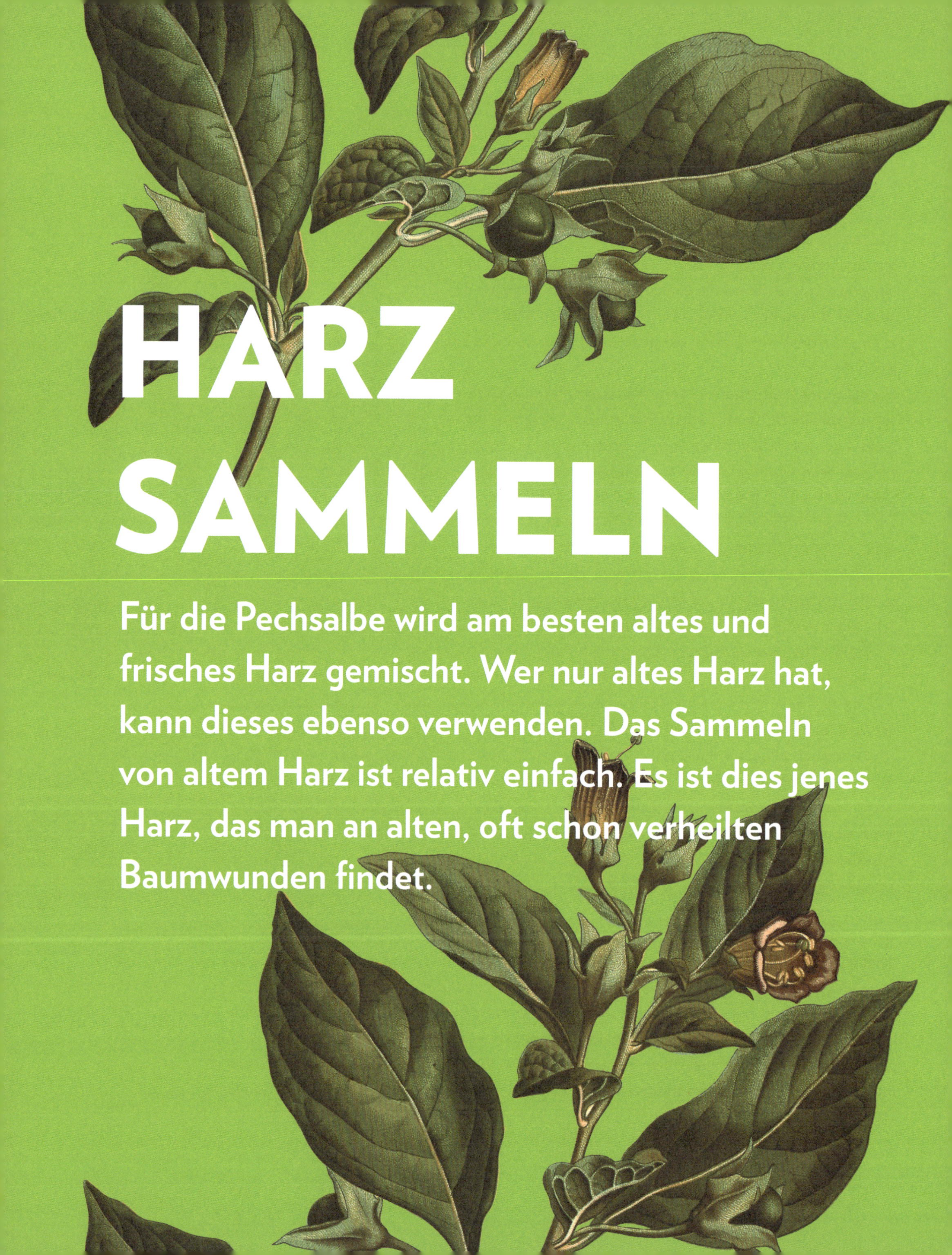

# HARZ SAMMELN

Für die Pechsalbe wird am besten altes und frisches Harz gemischt. Wer nur altes Harz hat, kann dieses ebenso verwenden. Das Sammeln von altem Harz ist relativ einfach. Es ist dies jenes Harz, das man an alten, oft schon verheilten Baumwunden findet.

Beim Spaziergang im Fichten-, Lärchen- oder Zirbenwald findet sich bald da und dort ein Baum, an dem vor längerer Zeit Harz ausgetreten und inzwischen wulstig vertrocknet ist. Diese wulstigen Harzknollen können einfach mit einem Messer abgelöst werden. So gesammeltes, altes Harz ist meist mehr oder weniger durch Rindenstücke, Flechten etc. verunreinigt. Das macht aber nichts. Zuhause wird das gesammelte Harz in ein Gefäß gegeben und dieses als Ganzes im warmen Wasserbad langsam erhitzt, bis das Harz flüssig geworden ist. Nun kann es leicht gesiebt werden und der Schatz aus den Bäumen ist gewonnen.

Das Sammeln von frischem Baumharz durch Anbohren der Bäume ist bei Weitem nicht so einfach. In jedem Fall muss hier die Zustimmung des Grundbesitzers eingeholt werden. Wenn sie vorliegt, kann der erste Schritt erfolgen. Dazu wird am Stammfuß einer ausgewählten Fichte oder Lärche mit einem großen Zimmermannsbohrer das schräg nach unten zur Stammmitte gerichtete Loch mit zwei bis drei Zentimeter Durchmesser gebohrt. Dieses Bohrloch wird sogleich mit einem Holzpfropfen sauber verschlossen. Am besten ist es, wenn der Pfropfen konisch zugeschnitzt ist. Vor dem Einschlagen wird er zusätzlich mit Vaseline, Melkfett oder Olivenöl eingefettet, damit ein noch dichterer Verschluss zustande kommt. Nun heißt es, sich die Bohrstelle genau zu merken. Am besten erst nach dem nächsten Winter wird dann der Holzpfropfen wieder herausgebohrt. Dahinter sollte das Bohrloch mit kostbarem Harz gefüllt sein. Dieses wird auch mit dem Bohrer herausgeholt und in ein Gefäß abgestreift. Dazu ist ein kleiner Löffel beziehungsweise Kratzer erforderlich, der das Harz aus den Windungen des Bohrers herausschaben kann.

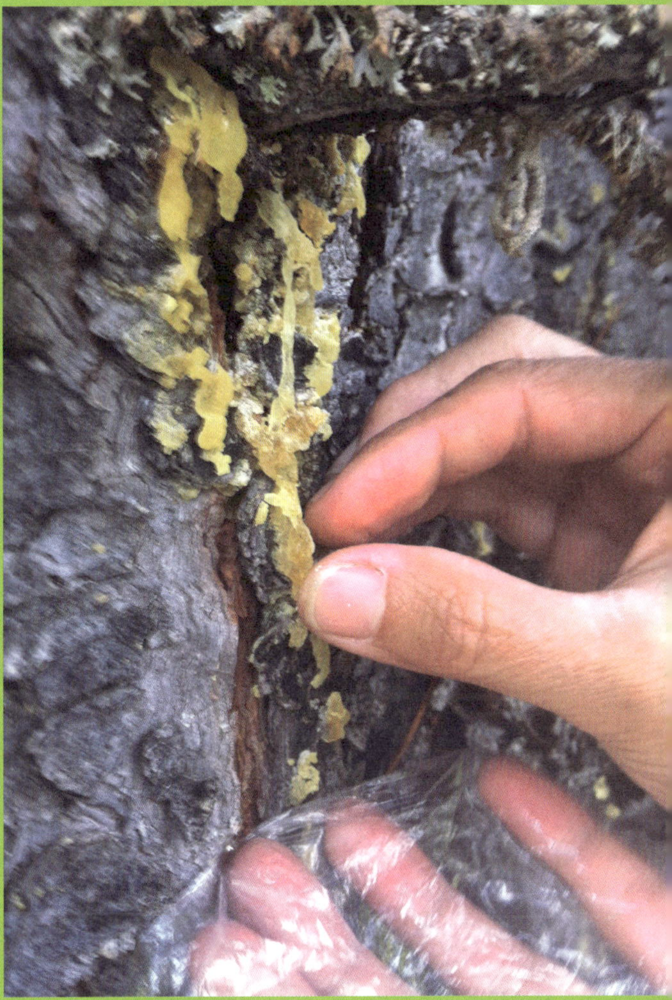

Mit Fingerspitzengefühl lässt sich das flüssige Gold der Bäume ganz leicht sammeln.

Die Reinigung dieses neuen Pechs erfolgt, wie zuvor geschildert, wieder durch Erwärmen im Wasserbad und Abseihen.

Wer jemals so eine Arbeit verrichtet oder sich einfach nur unabsichtlich auf ein pechiges Stück Holz gesetzt hat, weiß, wie zäh und unlösbar diese Substanz auf Haut und Kleidung klebt. Mit herkömmlichen Reinigungsmitteln, Wasser, Schmierseife und vielem mehr ist dem gelben Gold der Bäume nicht beizukommen. Doch es gibt einen ganz einfachen Trick, wie man Pech sofort wegwaschen und herunterlösen kann. Baumharz löst sich bestens in Fett und Öl auf.

Früher hatten wir beim Holzmessen überdimensionale, schublehrähnliche Messgeräte, die wir Kluppen oder Holzmesszangen nannten. Damit konnte der Durchmesser der Stämme leicht festgestellt werden. Solange es noch keine elektronischen Durchmessermessanlagen in den Sägewerken gab, war es eine wichtige Försterarbeit, das geerntete Holz zu messen. Nebenbei wurde dabei auch Bloch für Bloch, also Holzstamm für Holzstamm, die Qualität bestimmt und notiert. So erhielten Verkäufer und Käufer vom Förster die Kubatur in Festmetern nach Qualitäten aufgeteilt. Ein Festmeter Rundholz meint einen Kubikmeter vollen Holzinhaltes.

Diese Art, das Rundholz zu handeln, bescherte mir als jungem Forstpraktikanten und später Forstadjunkten viele Tage, an denen ich von frühmorgens bis abends mit dem Holzmesszeug in der Hand am steilen Berghang von Holzstamm zu Holzstamm kletterte und das Maß erstellte. Der alte Oberförster hatte dabei die gemütlichere Arbeit des Schreibens übernommen. Er suchte sich einen Holzstock oder guten Platz mit Übersicht und bekam von mir das jeweilige Maß zugerufen.

Wer den ganzen Tag zwischen frisch geernteten und abgelängten Holzblochen he-

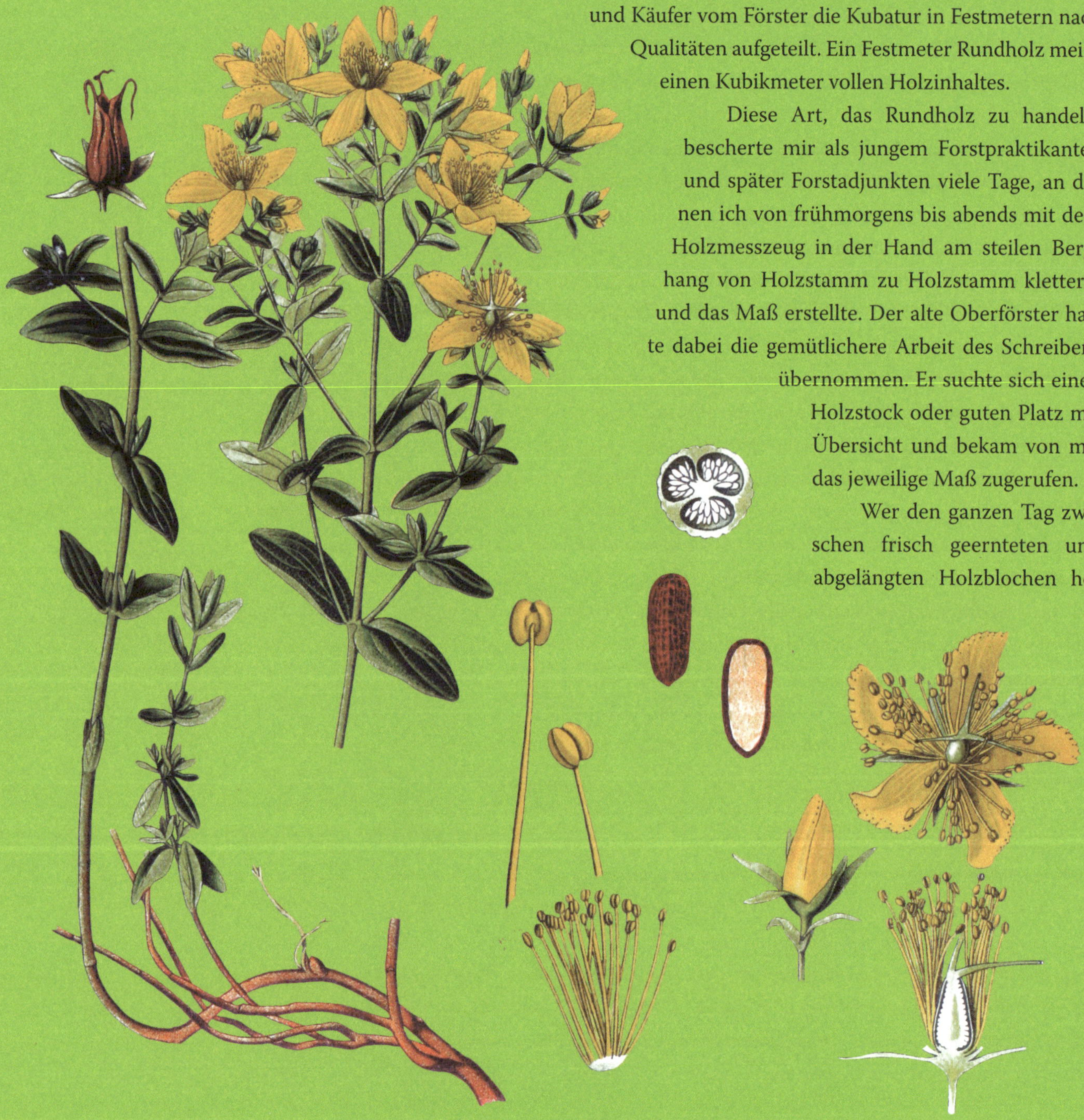

rumturnt, der ist am Abend voller Pech. Die klebrigen Flecken am Unterarm und im Sommer an den Beinen, die von der kurzen Lederhose nicht bedeckt sind, ziehen jede Art von Staub, Erde und sonstigen Feinteilen des Waldes an. Bis zum Abend ist jeder Pechfleck verlässlich schwarz geworden, obwohl das Harz an sich ja goldgelb und ganz dünn auf der Haut durchsichtig wäre.

Viel schlimmer als unsere pechige Hand war jedoch das Pech auf der Laufschiene der Holzmesskluppe. Dort läuft Metall auf Metall. Sobald Harz dazwischengerät, wird aus dem leichten Gleiten ein widerwillig zähes Geschobenwerden.

Auch am Metall haftet sodann jede Verunreinigung sofort und das Arbeitsgerät versagt irgendwann seinen Dienst. Mit einer stecken gebliebenen Holzmesszange kann der Förster seinen Dienst nicht fortsetzen. Anfangs habe ich kratzend und schabend versucht, die klebrige Masse von meiner Zange fortzubekommen. Doch der Erfolg war mir immer nur für kurze Zeit beschieden. Bald einmal klebte es wieder. Ich plagte mich so lange, bis mir ein alter Holzknecht das Geheimnis verriet. „A Fett muaßt oiwei bei dir hobn" (Fett musst du immer mithaben). Damit zog er eine Speckschwarte, mit noch reichlich Fett dran, aus seinem Rucksack und ließ es über meine Holzmesszange laufen. Solcherart eingefettet, lösten sich nicht nur die Harzablagerungen sofort. Am fettigen Grund blieb erst gar nichts kleben und ich konnte ungestört einige Stunden meine Arbeit tun.

Harz löst sich in Öl sogleich auf. Ist dieses Öl- und Harzgemisch erst einmal gelöst, kann es ganz leicht mit normaler Seife weggewaschen werden.

Das funktioniert am Metall der Holzmesszange wie auf der Haut. Pechige Hände muss man nur einfetten. Das gelöste Pech- und Fettgemisch kann nun einfach mit einer fettlösenden Seife entfernt werden.

**Johanniskraut**
*(Hypericum perforatum)*
Den Germanen war Johanniskraut ein Symbol für die lebenspendende Sonne. Zur Sommersonnwende um den 21. Juni sollen seine Heilkräfte am höchsten sein. Das Kraut hilft u. a. bei Depressionen.

Abschließend soll noch erwähnt werden, dass die beschriebene Form der Harznutzung an Lärchen den Bäumen nicht schadet. Wenn man sich Lärchen aussucht, die in den nächsten 50 bis 100 Jahren geerntet werden und die Bohrlöcher stets sauber verschlossen bleiben, dann genügt das Immunsystem des Harzes, um den Baum unbeschädigt zu halten. Als Faustregel sollen Bäume erst ab 40 Zentimeter Durchmesser auf Brusthöhe zur Harznutzung angebohrt werden. Die Erfahrung zeigt, dass Lärchenwälder, in denen Harznutzung stattfindet, besonders behütet sind. Hier wird am sorgfältigsten auf gesunden Nachwuchs und einen stabilen Wald geachtet. Besondere Wertschätzung gelingt eben immer dort am besten, wo besondere Werte gewonnen werden.

# PECHSALBENREZEPT

Ein gängiges Hausrezept zur Pechsalbenherstellung, nach dem auch in unserer Familie die Pechsalbe hergestellt wird. Können die erforderlichen Rohstoffe wie das Lärchenpech nicht selbst gewonnen werden, besteht die Möglichkeit, diese im Fachhandel käuflich zu erwerben. Weitere Bezugsquellen finden Sie im Serviceteil (S. 154 ff.) des Buches bzw. unter www.thoma.at.

**Zutaten:**

- 200 g Olivenöl
- 40 g Bienenwachs, möglichst vom Bio-Imker (Wachs aus konventioneller Imkerei kann bis zu 40 Prozent synthetisches Wachs enthalten)
- 60 g Lärchen- und Fichtenharz (ungefähr zwei Drittel Lärchen- und ein Drittel Fichtenharz)

Beim Pech wird am besten eine Mischung aus altem, an Baumwunden ausgetretenem und angetrocknetem Pech und neuem, noch flüssigem Pech verwendet.

**Zubereitung:** Das Olivenöl wird erwärmt (gut lauwarm) und das Baumharz dann im Öl geschmolzen. Rindenreste werden in diesem Zustand abgesiebt. Nun wird das Bienenwachs dazugemischt, das Ganze in Gläser abgefüllt und auskühlen lassen.

Eine häufig angewendete Herstellungsvariante besteht darin, das Pech direkt im Öl zu erwärmen und zu schmelzen. Verunreinigungen setzen sich hier bereits zu einem guten Teil am Boden ab. Hernach wird das Ganze gesiebt und das Bienenwachs eingerührt.

**Wirkung der Salbe:**

- entzündungshemmend
- zusammenziehend
- antimikrobiell (gegen Bakterien, Viren und Pilze)

**Anwendung:** Kann als Wundversorgung auf Wunden aufgetragen werden, bei kleineren Hautirritationen, bei kalten Füßen, bei Entzündungen (Gelenksentzündungen).

Für besondere Anwendungen werden vorher Heilkräuter (z. B. Johanniskraut, Schafgarbe, Ringelblume, Kamille, Rosenblätter etc.) im Olivenöl angesetzt, das heißt, die Kräuter bleiben über einen längeren Zeitraum – meist in der Sonne – stehen.

Achtung: **Die Anwendung dieser Salbe sollte mit dem Hausarzt oder fachkundigen Personen abgestimmt werden.**

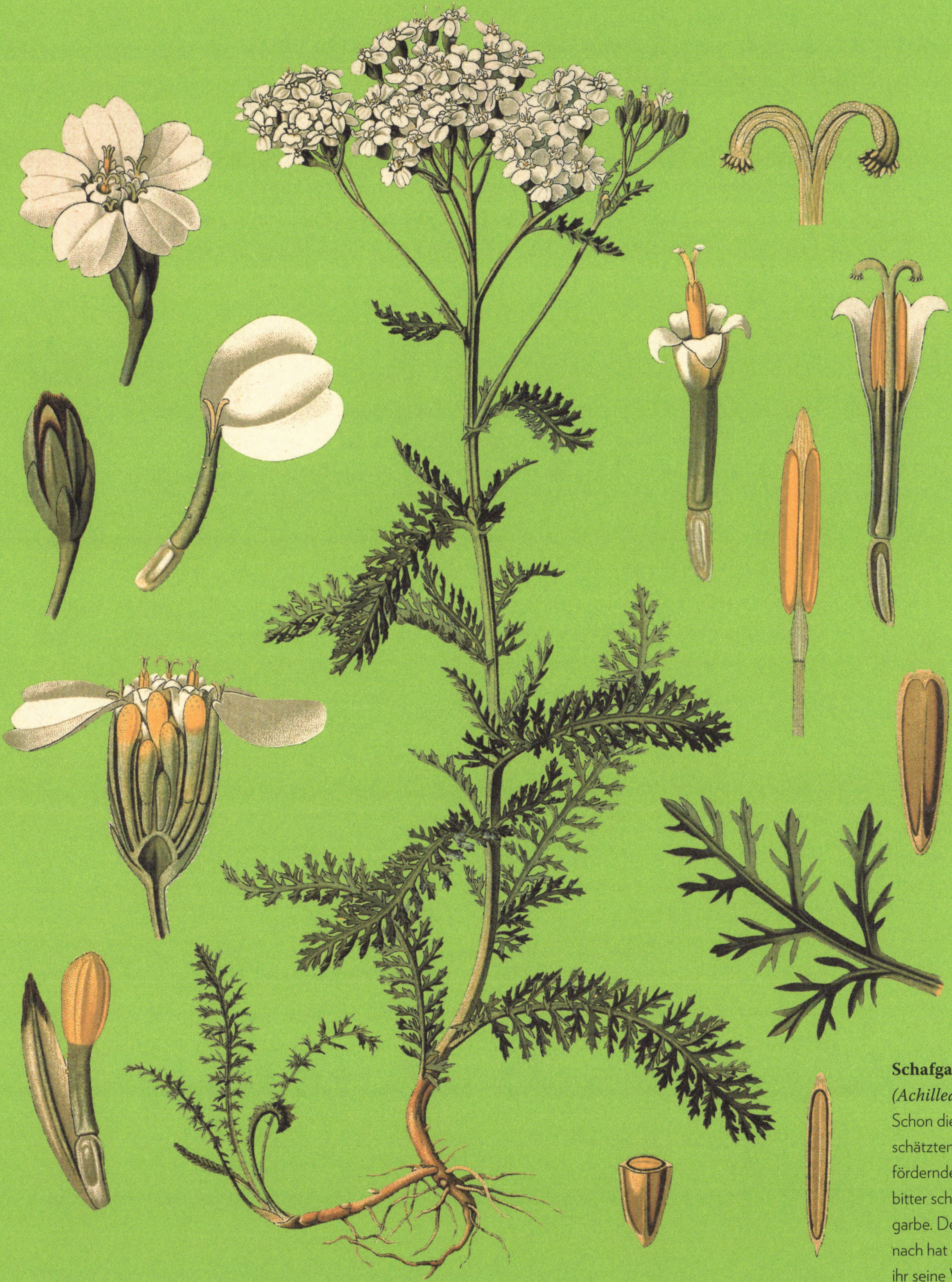

**Schafgarbe**
*(Achillea millefolium)*
Schon die alten Griechen schätzten die gesundheitsfördernden Eigenschaften der bitter schmeckenden Schafgarbe. Der Überlieferung nach hat der Held Achilles mit ihr seine Wunden geheilt.

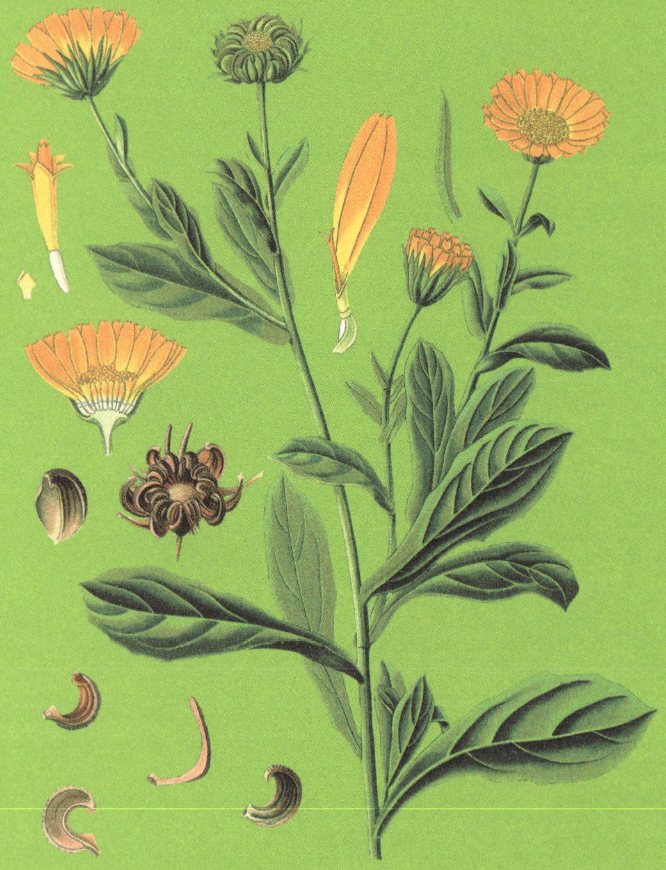

Zwei Besonderheiten, die von vielen Erzeugern von Pechsalben angewendet werden, sollen an dieser Stelle nicht verschwiegen werden: Das Einrühren des Bienenwachses erfordert einige Zeit, bis das Wachs gut geschmolzen und vermischt ist.

Dabei ist es nicht gleichgültig, wie gerührt wird. Die Form einer liegenden Acht als Muster für das Rühren wird als besonders günstig genannt, was sich auch in der biologisch-dynamischen Landwirtschaft für das Verrühren der dort genutzten Präparate bewährt hat. Mystik oder noch nicht nachweisbare Wirkung? Diese Frage bleibt offen. Ähnlich verhält es sich mit dem Argument, warum es besser sein soll, auch altes Harz beizumischen. Altes Harz kann außen an den Stämmen nur dann gesammelt werden, wenn es zuvor eine Verletzung gegeben hat. Dieses Harz, so wird gesagt, beinhaltet die unmittelbare Information der Wundheilung. Das ist ja der Grund, warum es ausgetreten ist.

**Ringelblume**
*(Calendula officinalis)*
Früher durfte sie in keinem Bauerngarten fehlen und liefert bis heute den Rohstoff für die begehrte Ringelblumensalbe.

# ÖLAUSZUG UND TINKTUREN

Für einen öligen Auszug wird hauptsächlich Olivenöl genommen. Wenn Olivenöl nicht verwendet werden soll (hauptsächlich wegen dem Geruch), kann Mandelöl eine gute, geruchsarme Alternative sein.

Die gewünschten Kräuter werden in ein weißes Glas mit dem Öl gegeben und ans Fenster oder an einen trockenen, sonnigen Ort gestellt.

Das Kräuter-Öl-Gemisch bleibt am besten eine ganze Mondphase, also zirka 28 Tage stehen und wird zweimal täglich umgerührt oder geschüttelt. Danach abseihen und fertig.

Ölige Auszüge werden als Salbengrundlage oder als äußere Einreibung verwendet.

Ölauszüge dürfen nicht mit Tinkturen verwechselt werden. Tinkturen werden in Alkohol angesetzt. Die wohl bekannteste Tinktur, die in früheren Tagen im alpinen Bereich auf keinem der Bergbauernhöfe fehlte, war der Arnikaschnaps.

Reife Arnikablütenblätter wurden dabei am Sonnentag gepflückt, in eine Glasflasche gegeben und das Ganze mit Schnaps aufgefüllt. Üblicherweise stand dafür der Obstschnaps aus der hofeigenen Brennerei zur Verfügung.

Arnikaschnaps galt als rasch verschließendes Wundheilmittel (z. B. bei flachen Schürfwunden etc.). Bei tiefen Wunden (z. B. Stichwunden) durfte Arnika nie verwendet werden, weil

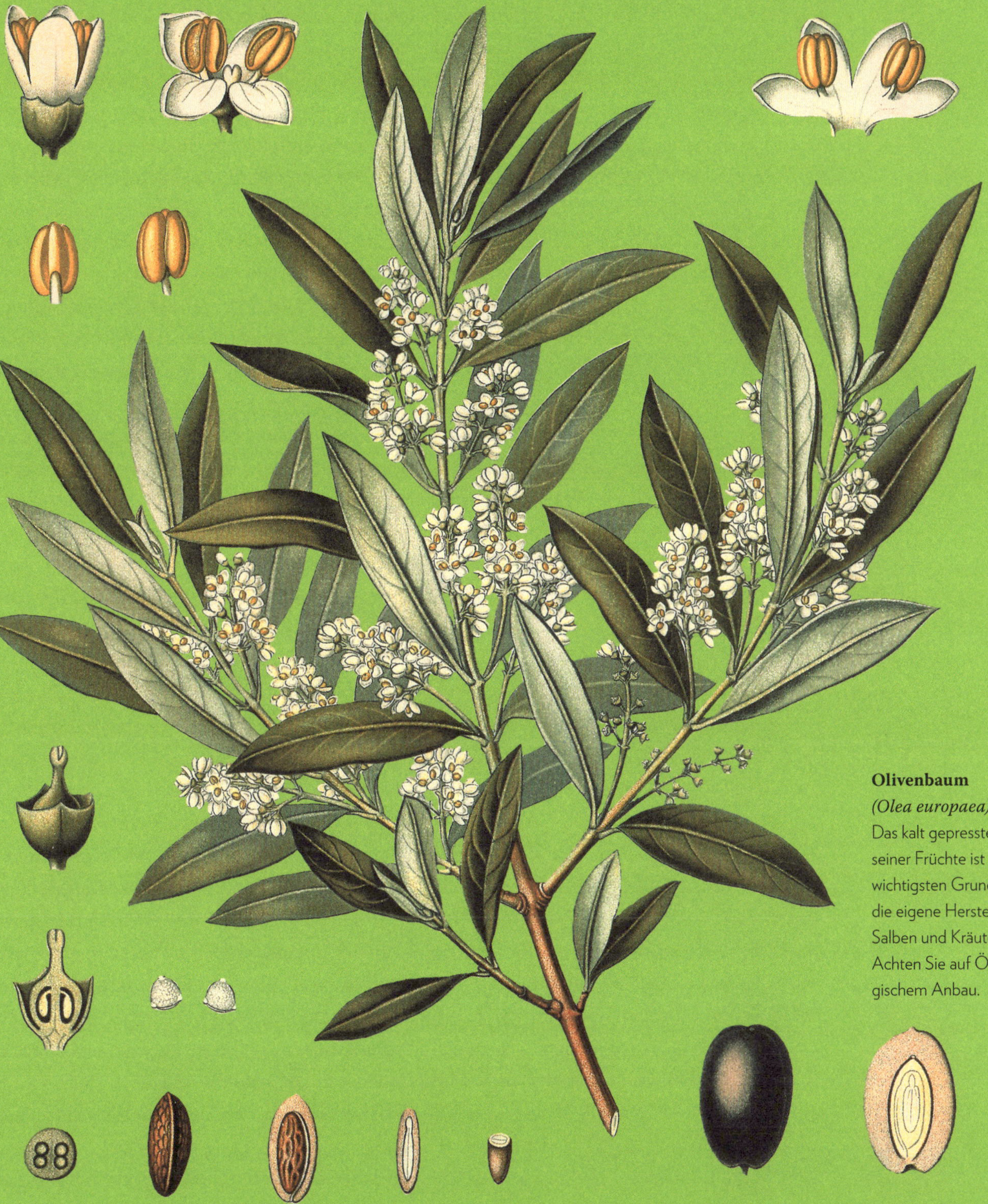

**Olivenbaum**
*(Olea europaea)*
Das kalt gepresste Olivenöl seiner Früchte ist eine der wichtigsten Grundlagen für die eigene Herstellung von Salben und Kräuterauszügen. Achten Sie auf Öl aus biologischem Anbau.

sich zu schnell ein äußeres Verschließen ergab und im Inneren die Entzündungsgefahr noch nicht gebannt war. Bei tiefen Wunden kam wieder das ausziehende Lärchenpech zum Einsatz.

Arnikaschnaps wurde auch noch als Einreibung bei Nerven- und Gelenkschmerzen verwendet, sollte aber innerlich nicht verwendet werden, da die Heilpflanze Arnika in diesem Fall giftig wirken kann.

# BLÜTEN, BLÄTTER UND HEILPFLANZEN SAMMELN

Pflanzen aller Art sammelt man immer bei trockenem Wetter. Selbstverständlich achtet man auf Sauberkeit. Staubige, rußige Stellen, Straßenböschungen und Orte, die abgasexponiert sind, scheiden aus.

Wie beim Sammeln von Baumharz ist auch hier die Zustimmung des Grundeigentümers einzuholen, außerdem müssen die Naturschutzbestimmungen beachtet und eingehalten werden.

Die beste Jahreszeit zum Sammeln ist im Frühjahr beziehungsweise Frühsommer, also zur Zeit vitalen, ungestümen Wachstums mit allen Kräften. Die ideale Tageszeit ist der Vormittag bis Mittag, jedenfalls muss der Nachttau abgetrocknet sein.

Der wichtigste Grundsatz: Wir nehmen immer nur das, was wir unbedingt brauchen. Also nicht alles, sondern immer nur einen Teil dessen, was die Natur gerade bietet. Es soll ja genug übrig bleiben, damit das Leben der Pflanzenfamilie ungestört weitergehen kann.

**Arnika**
*(Arnica montana)*
Ein Klassiker in der Naturmedizin für Wundheilung und als Einreibung.

Am Beispiel der Arnika, die bereits als Tinktur erwähnt wurde, sieht das so aus: Nicht die ganzen Blüten abreißen, sondern nur die Blütenblätter abzupfen. Am besten da auch nur die Hälfte der rund um den inneren Blütenkorb angeordneten Blätter nehmen. Wer so sammelt, kann die Verbreitung dieser Pflanze niemals gefährden und findet doch den gewünschten Segen der Arnika.*

Beim Trocknen von Heilpflanzen gilt der Grundsatz, so luftig und rasch wie möglich, jedoch nicht in der direkten Sonne oder am Ofen. Am besten wird das Sammelgut luftig auf Tüchern oder sauberem, unbedrucktem Papier oder auf Holz ausgebreitet. In einem durchlüfteten Zimmer, Dachboden oder Wintergarten kann dann der ideale Ort zum raschen, schattigen Trocknen gefunden werden. Dass dabei Fremdkörper und Verunreinigungen entfernt werden, versteht sich von selbst.

Kräuterkundige pflücken mit der Hand, falls Werkzeug erforderlich ist, werden Keramikmesser und -scheren solchen aus Metall vorgezogen.

Heilpflanzen sollen möglichst nicht mit Metall in Berührung kommen. Die zunehmende Mondphase und insbesondere der Vollmondtag werden traditionell dem abnehmenden Mond gegenüber bevorzugt.

---

*Die Arnika steht unter Naturschutz, das heißt, die Pflanze darf weder gepflückt noch ausgegraben werden. Der gewerbliche Handel mit dieser Wildpflanze ist verboten, man darf aber für den Eigengebrauch einige Blütenblätter abzupfen, ohne die Blütenköpfchen abzureißen, welche die Samen enthalten.

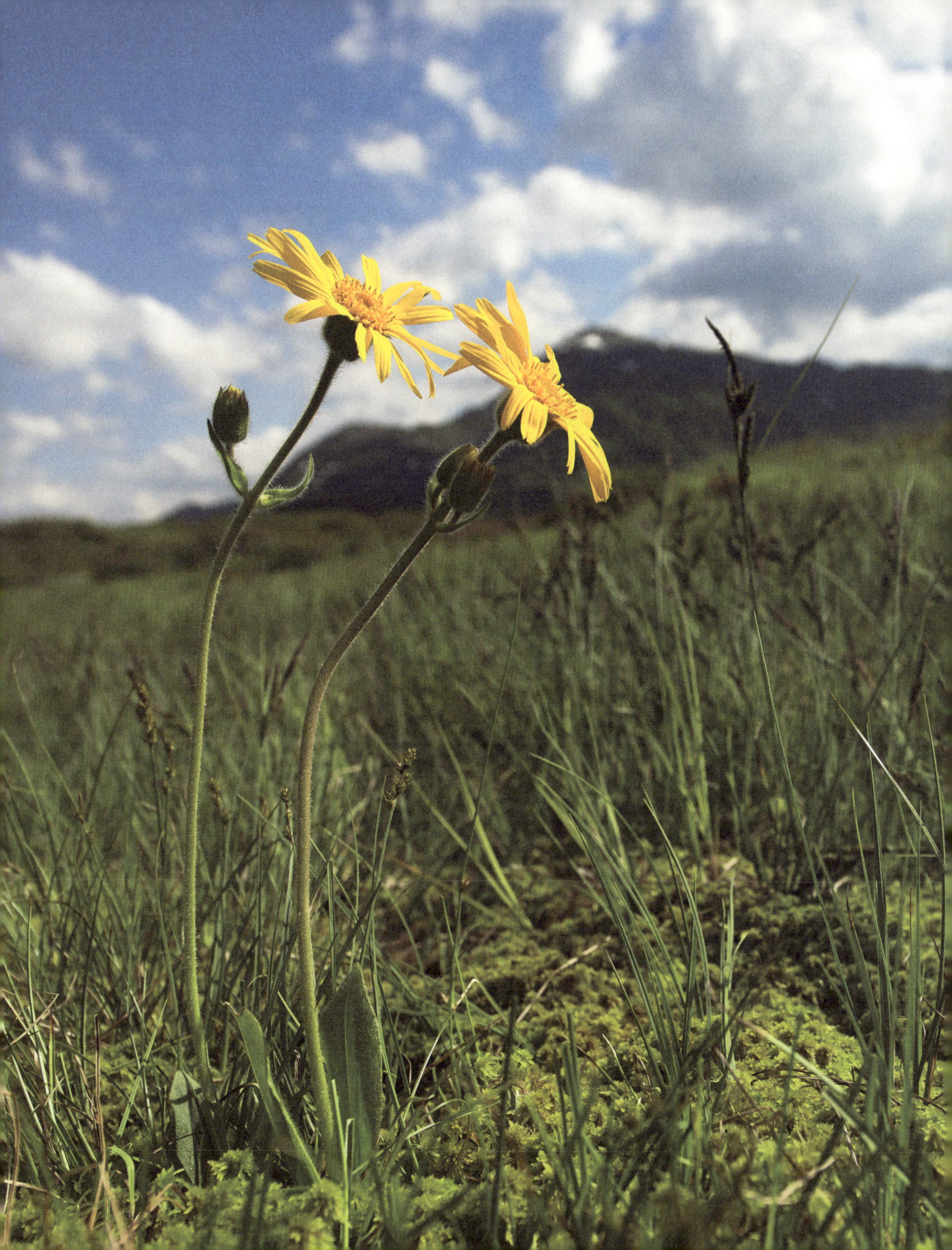

# DAS GOLD DER BÄUME

Besuchen wir jetzt ein ungewöhnliches Kino. Dort wird heute ein Zeitrafferfilm gezeigt, der das Geschehen auf unserer Erde zeigt. Gefilmt wurden die letzten 200 Millionen Jahre. Wir sehen das Werden und Vergehen des Waldes in diesem langen Zeitraum, zusammengefasst auf nur eine Stunde Vorführzeit.

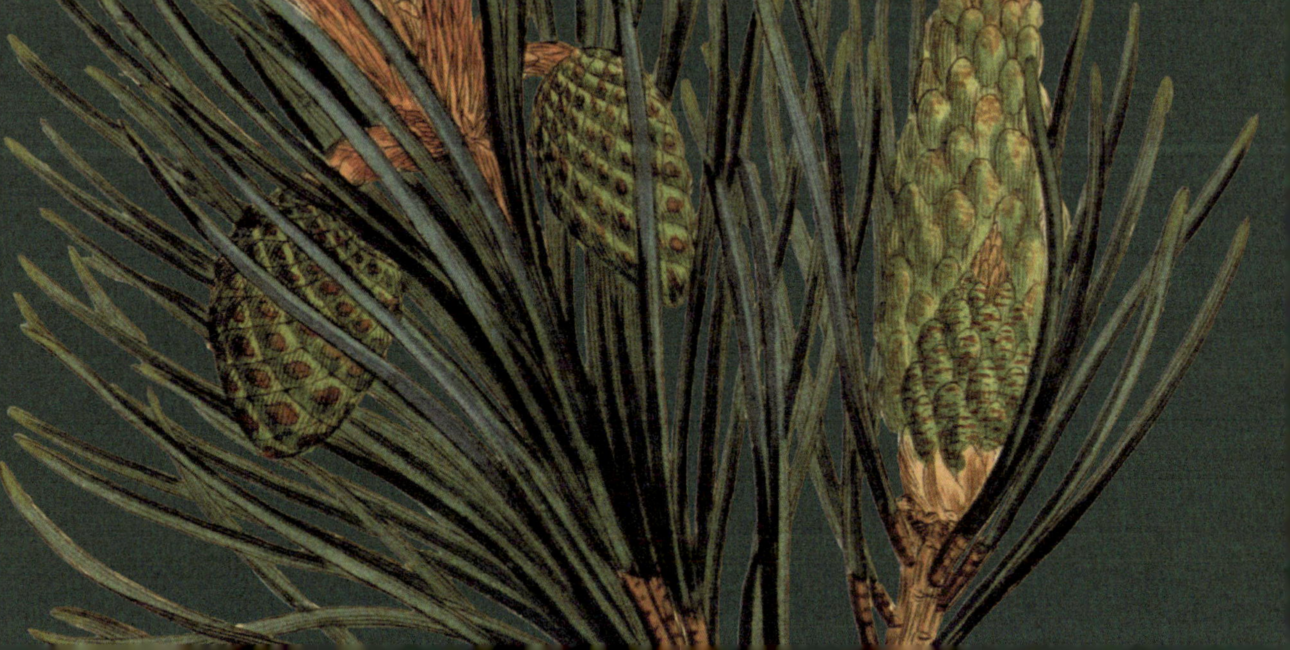

Alle drei Minuten sehen wir zwei bis drei Baumgenerationen kommen und gehen. In kurzen Sequenzen werden wir die Entwicklung von abenteuerlichen Sauriern auf dem Land und in der Luft hin zu den ersten Säugetieren und in der allerletzten Sequenz bis zum Menschen beobachten können.

Eindrucksvoll wird uns der Film verschiedene Klimaperioden zeigen, den Wechsel von Eiszeiten zu Wärmeperioden und neuerlichen Eiszeiten. Generell aber werden wir feststellen, wie wild und lebensfeindlich das Klima, die Stürme, plötzliche Regengüsse und Temperaturschwankungen am Anfang waren. Dem anhaltenden Wachstum und Erneuern der Wälder folgt dann die Klimaberuhigung, die immer neuen Lebewesen das Erscheinen auf dem Planeten Erde ermöglicht. Wir wissen es ja bereits, die Einlagerung von Kohlendioxid ($CO_2$) durch die Bäume ist ein Grund dafür. Jetzt im Film werden daraus dramatische Bilder. In Sekundenschnelle können wir zusehen, wie sich ganze Berghänge und Täler bewalden. Baumriesen schwingen sich zu geschlossenen Kronendächern wellenförmig empor. Stürme, Blitzschlag und Waldbrände reißen braune Breschen in die grünen Bollwerke aller Baumkronen. Sogleich setzt die Natur zur neuen Bewaldung und zum grünen Ausfüllen aller Lücken an. Das Niedergehen und Wiederaufrichten der grünen Waldriesen, so im Zeitraffer betrachtet, erinnert uns an eine vom Wind aufgewühlte Wasserfläche. Dort sind es blaue Wellentäler, Wasserberge und sich überschlagende, spritzende Gischtkronen, hier sind es belaubte und benadelte Grünäste, die gierig ihre Leiber dem Licht zustrecken.

Dort im Wasserozean bewegt sich die brodelnde Oberfläche stets im gleichen Raum zwischen den tiefsten Wellentälern und den höchsten Schaumkronen. Dieser Raum gehört der Bewegung des aufgewühlten Wassers.

Hier im Wald bäumt sich die grüne Masse auf, vom braunen Erdboden bis zur 40 oder 50 Meter hohen Kronengrenze. Nie höher, immer zwischen den beiden unsichtbaren Linien, dem Erdboden und den Kronenspitzen, erscheint alles Leben, alles Wachsen, alles Auf- und Niedergehen der Bäume.

Je weiter weg vom Waldesrand, je höher von oben die Filmkamera alle Wachstumszyklen filmt und im Zeitraffer wiedergibt, desto rhythmischer wirkt das Auf- und Niederschaukeln der Waldlandschaft.

Jäh unterbrochen wird das grüne Treiben der Wälder nur dann, wenn wieder einmal die Meere steigen oder ein Berg, eine ganze Bergseite, zusammenbricht. Doch auch das Inferno, vernichtende Kräfte, alles zermalmende Felsblöcke, die mit Staubwolken und mörderischem Schwefelgeruch alles Leben unter sich auslöschen, oder die erstickenden Wassermassen, die das heiter bunte Treiben still erwürgen – auch sie gehören zu all den Versuchen der Natur, die unser Menschenverstand zuerst wohl kaum begreifen kann. Unerwartet eröffnen sie nach allem Sterben neue Welten, neue Möglichkeiten und neues Leben.

Welches Unglück wäre es, wenn irgendein Lebewesen ewig leben würde. Denken wir uns, wie sollte unser Film weiterlaufen, wenn nur die Bäume ewig lebten. Sollen die Stämme zusammenwachsen, bis das Holz alles erstickt? Oder sollen sie einen Zustand ewiger Konservierung ohne Wachstum erreichen, einen Zustand, in dem ihre Kronen alles Leben unter sich absperren? Nein, es gibt kein Modell des sinnvollen ewigen Lebens in der gleichbleibenden Materie des Körpers. Erst der Tod, der Abschied, die Verwandlung verleihen dem irdischen Lebenskreis seinen Schwung.

Allein das Sterben ermöglicht neues Aufblühen, Entfaltung in vollen Zügen, damit beim Loslassen nicht nur Platz für den Nächsten gemacht wird, sondern die Erfüllung des eigenen Lebens zum Schritt in den nächsten Raum drängt – erwartungsvoll und zuversichtlich.

Alles grüne Aufschwingen jeder einzelnen Waldgeneration in unserem Film ist daher dem vorherigen Absterben der alten Riesen zu verdanken. Die Natur hat diese Bewegung genial organisiert. Immerhin, mit jeder Baumgeneration müssen Milliarden und Abermilliarden Kubikmeter an Holz in ganz kurzen Zeiträumen von nur einigen Jahren spurlos vom Erdboden verschwunden sein. In der Tat entweicht der Hauptteil aller Moleküle, aller Masse eines vermodernden Baumes zurück in die Luft.

Wir sagen zwar, Bäume werden am Ende wieder zu Humus. Der größte Teil verwandelt sich aber wieder in Luft. Mineralien, die im Lauf der Jahrzehnte aus dem Boden aufgenommen wurden, werden vor allem in der Rinde abgelagert. Der Hauptbestandteil des Baumes, der gebundene Kohlenstoff im Holz und in den Blättern, entweicht beim Vermodern und verbindet sich in der Luft mit Sauerstoff, um wieder als $CO_2$ in der Atmosphäre zu schweben. Bäume gehen also bei der Auflösung ihres materiellen Körpers vor allem zurück in die Lüfte. Von dort kommen ja auch ihre meisten Bausteine, die Kohlenstoffatome her.

Vermodern – was ist das, wer steuert es und warum vermodert ein Baum erst, wenn er gefallen ist?

Nirgendwo entsteht Tag für Tag mehr organische Masse als in den Wäldern der Erde. Sofort würde dieses System verstopft werden, sogleich wären alle Lager überfüllt, würde die Natur hier nur produzieren. Damit ein stetiger Kreislauf fließen kann, werden unglaublich vernetzte Systeme des Holzmaterialrückbaues eingesetzt.

Spektakulär und oft lustig zu beobachten sind größere Tiere wie der Specht, der ausgerechnet mit dem Schädel in die Bäume hackt, dass die Späne nur so fliegen. Als viel wirkungsvoller erweisen sich aber die unsichtbaren Holzzersetzer. Insekten zu Milliarden, Kleinstlebewesen, Pilze und Bakterien in unzählbarer Anzahl leisten die Hauptarbeit beim Holzabbau. Sie, die von uns Menschen manchmal Holzschädlinge genannt werden, sind in Wahrheit jene Arbeiter, die unseren Film vom ständig grünen Werden und Vergehen im Wald erst möglich machen.

Aufeinander fein abgestimmt, besiedeln sie die Stämme, bohren ihre Gänge und Lebensadern hinein. Schlussendlich spalten sie alle molekularen Bausteine auf. Allgegenwärtig sind sie. Milliardenfach umlagern sie jeden einzelnen Baum und warten, bis ihre Stunde gekommen ist. Doch die Natur hat auch hier wirkungsvolle Schwellen eingebaut, die jeden Baum und jedes Holzstück unbehelligt lassen, bis es seine Aufgabe erfüllt hat.

Wie werden tausende und abertausende Arten wirkungsvoll und dauerhaft davon abgehalten, frische Bäume zu fressen, obwohl sie dieselben Bäume rasch beseitigen müssen, wenn sie erst einmal abgestorben sind? Es wäre nicht die Natur, wenn die Lösung für so eine kompliziert klingende Aufgabe nicht ganz einfach käme.

## WIE DER BAUM DAS HOLZ SCHÜTZT

Wie schaffte es der Baum nur, das lebende, organische Wesen, sein Holz gegen Bakterien, Viren und Pilze, gegen Insekten und alle hungrigen Zeitgenossen zu schützen? Hunderte Millionen Jahre hatte die Natur Zeit, die wirkungsvollsten Mittel dafür zu entwickeln. Tatsächlich finden sich in jedem Baum hoch wirksame, konservierende, antibakterielle und pilztötende Stoffe. Allen voran müssen die Harze genannt werden. Aber auch eine Vielzahl von Säuren in verschiedensten Varianten für verschiedene Bäume in verschiedenen Klimazonen ist uns heute bekannt. Wie bereits erwähnt, wissen wir, dass diese Wirkstoffe auch für uns Menschen ein Segen sein können. Die Gerbsäure der Eiche ist der wohl bekannteste Vertreter dieser Stoffgruppe.

Als wirkungsvolle Barriere halten Harze und Säuren in den Zellen und Bahnen des Holzes ihren Baum jahrhundertelang gesund und vollkommen frei von allen Angreifern. Erst wenn der Baum selbst seine Lebensfunktionen einstellt und die schützenden Stoffe im Inneren versiegen lässt, tritt sein Körper den Weg zur Auflösung, zurück zur Luft und zum Humus an.

Was geschieht aber, wenn vollkommen gesunde Bäume, ganze Wälder mitten im Leben, strotzend von Gesundheit und Kraft, überflutet oder überschüttet, einfach begraben werden? All die holzabbauenden Legionen sind nun machtlos. Sie alle brauchen Luft und Sauerstoff, um ihre Arbeit auszuüben. Zusätzlich benötigen sie eine minimale Holzfeuchte, um ihr Leben im Holz zu führen. Ein Holzhaus so zu bauen, dass alle Bauteile staubtrocken bleiben, ist daher der einfachste und wirkungsvollste Holzschutz. Vollkommen trockenes Holz ist für die holzabbauenden Lebewesen eine Wüste ohne Arbeits- und Lebensmöglichkeit. Auf diese Weise sind die vielen hölzernen Kulturschätze der Menschheit entstanden. Man denke nur an weit über tausend Jahre alte Holzbauten in Asien und Europa. Ein dichtes Dach, der perfekte Schutz vor Witterung, gutes Holz als Baumaterial und die Sicherstellung der Trockenheit der tragenden Konstruktion haben sich als idealer Holzschutz bewährt.

Ein Sonderfall ist der Wald, der von Wasser oder von Lava überflutet wurde. Unter Luftabschluss und in unvorstellbar langen Zeiträumen beginnt das Holz zu mineralisieren. Kohlelager, versteinertes Holz, aber auch Erdöl und Erdgas sind die Endprodukte dieser unterirdischen Umwandlungen.

So kommt es, dass Sonnenenergie, durch Baumwachstum eingelagert, mitsamt dem gebundenen Kohlenstoff aus der Luft im Erdreich ruht. Energie, die heute nicht nur unsere Autos antreibt und Flugzeuge abheben lässt. Unseren ganzen Wohlstand haben wir in noch nie dagewesenem Maß von der Verbrennung fossiler Energie abhängig gemacht.

Wer Steinkohle abbaut, gräbt in rabenschwarzen, staubigen Schichten, dem verkohlten Holz früherer Jahre. Nicht selten kann man dabei eine wundersame Überraschung erleben. Jahrmillionen haben alles Holz verkohlt. Doch das Harz, das einzigartige Immunsystem der Bäume, kann nicht nur Holz über Jahrtausende jung halten. In ausreichend großen Harzgallen und Einschlüssen findet es sich als unversehrter, goldgelber Bernstein mitten im schwarzen Kohlenflöz wieder. Wunderschöner, sonnengelber Bernstein ist aus dem Harz der begrabenen Wälder geworden. Zeit überdauern, konservieren, Leben verlängern, das ist die Aufgabe von Harz. Es wundert daher wenig, dass der jüngste Bernstein „nur" zirka 1 Million Jahre alt ist, während der älteste Bernstein ungefähr 300 Millionen Jahre lang in der Kohle der verschütteten Wälder ruht.

Wohl kaum eine organische Verbindung hat längere Zeiträume weitgehend unverändert überdauert. Die Besonderheit und Kostbarkeit des harzgelb leuchtenden Bernsteins wurde zu allen Epochen von Menschen gefühlt und geschätzt. An der Ostsee etwa wurde und wird immer wieder vom Meer angespültes Harz gesucht und gefunden. Aber nicht nur auf Funde in der Natur haben sich die Menschen beschränkt. Bernstein wurde und wird auch aktiv abgebaut. Ein Beispiel dafür sind die Vorkommen und Gewinnung im ehemaligen Ostpreußen bei Palmnicken.

Zeiten überdauern und geheimnisvolle Botschaften aus unvorstellbar weit zurückliegenden Epochen übermitteln kann Harz in seiner Form als Bernstein. Die älteste Nutzung von Bernstein als Schmuck ist aus Ägypten vor über 6.000 Jahren nachgewiesen. In manchem Hausstand und Beduinenzelt auf der Arabischen Halbinsel mag noch heute der eine oder andere Bernsteingegenstand im Gebrauch sein, der über Jahrtausende von der Mutter zur Tochter weitergegeben wurde.

Ein besonders wertvolles Geschenk mancher Bernsteinfunde ist die Überlieferung der schönsten erhaltenen Tiere aus einer Zeit, in der es noch nicht einmal Säugetiere gab. Von hundert Bernsteinfunden enthalten ungefähr zwei Stücke konservierte Einschlüsse, Pflanzenteile, Käfer, Spinnen, Tausendfüßler, farbig bunte Insektenflügel, wie frisch aussehende Eidechsen und Kleintiere. Kein Wunder, wer im Wald am Ast sitzt und von einem herabtropfenden Harzfluss erwischt wird, der ist wirkungsvoll abgeschirmt von allen Bakterien, Viren und zersetzenden Mikroorganismen. Diese Situationen gibt es täglich in jedem harzigen Nadelwald. Wenn dann noch der Zufall aus dem Harztropfen Bernstein macht, ist das Geschehen für hunderte Millionen Jahre festgehalten. Es ist fast nicht zu glauben, sogar ein Teil der Töne und Musik jener vergangenen Wälder wird uns durch das unverwüstliche Harz als Bernstein überliefert. Wissenschaftler konnten an Zikaden, die Jahrmillionen im Bernstein eingeschlossen waren, die Schrillfelder, also ihre Musikinstrumente am Hinterleib, entdecken. Dadurch können wir heute ahnen, in welchen Frequenzen und Tönen es in jenen verschütteten Wäldern gezirpt und getönt hat.

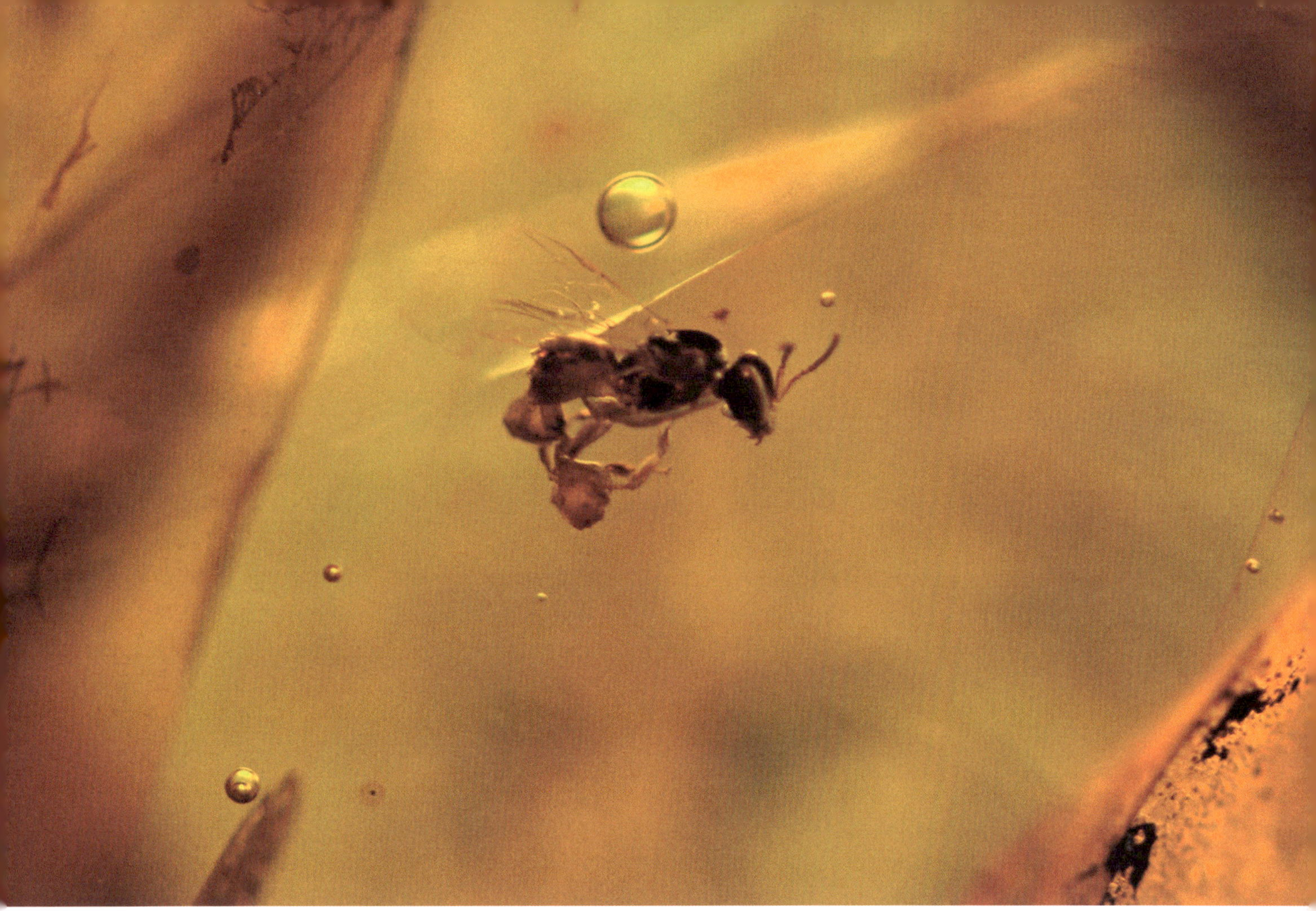

Die im Bernstein eingeschlossene Biene gilt als Zeugnis der gemeinsamen Evolution von Pflanzen und Insekten.

Der Name Bernstein stammt übrigens von den Wikingern. Sie führten es auf ihren Schiffen als gut brennbares Baumharz, als „Brennstein" mit. Daraus entwickelte sich der deutsche Name Bernstein.

Wer die robuste Lebenskraft und Fähigkeit, alles zu überdauern, begriffen hat, die im Harz und Bernstein ruht, versteht, dass dieser Stoff auf die Menschheit immer schon eine Faszination ausgeübt hat. Wieder einmal finden wir hier ein Beispiel, wie das Gefühl und Vermuten von Kräften in einem Naturstoff unserer Altvorderen später durch die Wissenschaft bestätigt wird. Im Bernstein finden wir die Bernsteinsäure. Eine Säure, die in ganz geringen Mengen auch im menschlichen Stoffwechsel entsteht. Sie wird daher medizinisch als sicher, ungefährlich und nebenwirkungsfrei betrachtet.

Die heute bekannten medizinischen Anwendungen von Bernstein reichen bis in die Antike zurück. Neben dem Säureinhalt verfügt Bernstein über noch eine erstaunliche Eigenschaft. Wenn man Bernstein mit einem trockenen Tuch reibt, lädt sich dieser relativ stark elektrostatisch auf. Bernstein wurde von den alten Griechen „Elektron" genannt. Später sind aus dieser elektrostatischen Aufladung und dem alten griechischen Wort die Bezeichnung für Elektronen sowie der Name für die gesamte Elektronik entstanden.

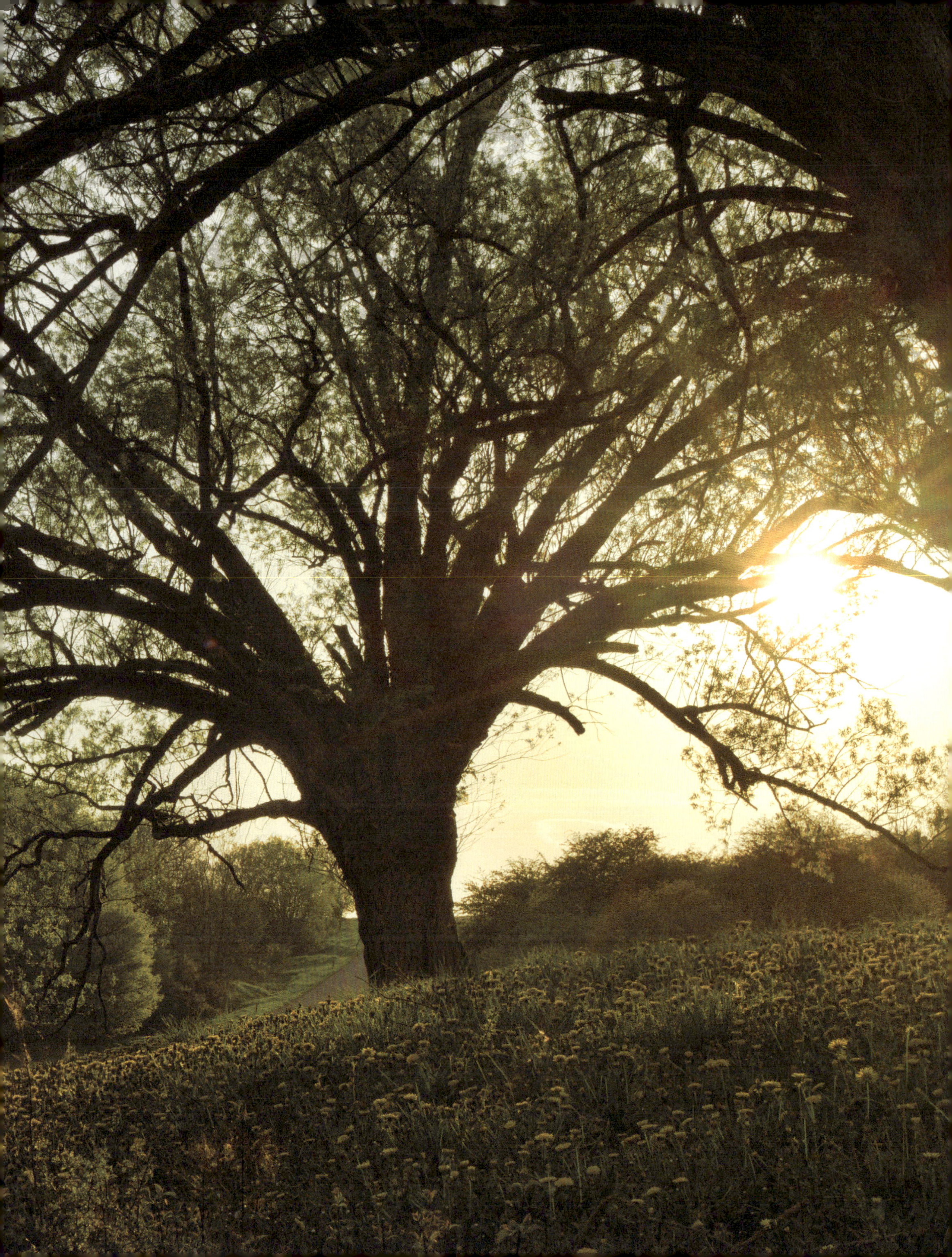

Der Effekt der elektrostatischen Ladung durch Reiben begründet auch die scheinbar „magnetische“ Wirkung solcherart behandelter Bernsteine. Thales von Milet ging in der Antike davon aus, dass diese magnetischen Kräfte in der Lage sind, winzige Teilchen und Krankheitserreger anzuziehen. Gefährliche und schädliche Keime sollten solcherart vom menschlichen Organismus entfernt werden. Hildegard von Bingen setzte Bernstein bei Magenbeschwerden und Blasenfehlfunktionen ein. Im Mittelalter wurde sogar versucht, die Pest damit zu heilen und fernzuhalten.

Aus heutiger, wissenschaftlicher Sicht kam der deutsche Bakteriologe und Nobelpreisträger Robert Koch dem Geheimnis und nun nachgewiesenen Wirkungen des Bernsteins, oder besser gesagt, diesem versteinerten, harzigen Baumelixier, noch näher. Er schrieb der Bernsteinsäure immunitätssteigernde Wirkung ohne schädliche Nebenwirkung zu. Bernsteinsäure entsteht durch trockene Erhitzung von Bernstein und kann auch so gewonnen werden. In der Tat hatte Koch, wie auch viele Forscher nach ihm, einen der wichtigsten Vorteile von heilwirksamen Stoffen, die direkt aus der Natur, aus der Pflanze gewonnen werden, erkannt und beschrieben. Wie an späterer Stelle beim natürlichen Aspirin aus Weidenrinde geschildert (vgl. S. 57), ist das die Nebenwirkungsarmut dieser Naturstoffe, die ja nie so rein gewonnen und verabreicht werden wie synthetisch isoliert hergestellte Wirkstoffe. Die Natur sorgt offenbar immer mit einem feinen, begleitenden „Cocktail“ von Begleitstoffen, die zum Teil sogar als fein abgestimmte Gegengifte bezeichnet werden können, dafür, dass die Wirkung in unserem Organismus leichter verträglich und eben ohne oft unangenehme Nebenwirkungen ankommt.

Bernsteinsäurehaltige Präparate werden in den USA und Russland heute noch schulmedizinisch unter anderem bei Nervenleiden und Rheuma eingesetzt. Ein derartiges Präparat ist unter dem Handelsnamen Reamberin im Umlauf. Hier wird die Wirkung der Bernsteinsäure als entzündungshemmend und antioxidativ beschrieben. Anwendungen sind bei Verbrennungen und Vergiftungen empfohlen.

**Bruch-Weide**
*(Salix fragilis)*
Sie ist nur eine der unzähligen heimischen Weidensorten.

Allerdings wird dieses Handelsprodukt kaum aus echtem Bernstein hergestellt werden. Das wäre wohl viel zu teuer. Vielleicht ist der Umweg vom Harz zum Bernstein und von dort zur Bernsteinsäure auch überflüssig kompliziert: Immerhin habe ich selbst gesehen, wie meine Frau schlimme Brandwunden, die sich bereits entzündet hatten, mit der Pechsalbe (vgl. Rezept auf S. 34) mit größtem Erfolg behandelt hat. Bereits am zweiten Tag waren Eiter und Wundsekret vorbei, die Wunde verheilte, bildete eine Kruste und nach zwei Wochen täglicher Pechsalbenbehandlung war eine zehn Mal zehn Zentimeter große Brandwunde, die tief ins Fleisch gereicht hat, wieder verheilt. Meistens wird es einfacher möglich sein, die heilende Wirkung des Harzes in der direkten Anwendung einer entsprechenden Salbe zu entfalten.

Doch zurück zum echten Bernstein. Auch in der Homöopathie werden Bernsteinpräparate verabreicht. Ebenso sind Bernsteinketten als „Zahnungshilfe“ bei Kleinkindern bekannt. Die Bernsteinsäure, synthetisch hergestellt, finden wir auch in der Nahrungsmittelindustrie als Geschmacksverstärker sowie als Ersatz für Kochsalz in der Diätküche.

Wenn wir uns bewusst werden, dass Bernstein ein Millionen Jahre altes Produkt urzeitlicher Wälder darstellt und trotzdem seine Inhaltsstoffe heute noch so sehr in unserem Körper wirken, dann erkennen wir, welches Gold unsere Bäume mit ihrem Harz beinhalten.

## DAS „HEILIGE“ HARZ

**Weihrauchbaum**
*(Boswellia sacra)*
Sein Harz ist hoch entzündungshemmend. Sogar eine krebshemmende Wirkung wurde beobachtet.

Bernstein ist dabei durch seine Geschichte, durch die Jahrmillionen, die das Harz so in Kohlelager überdauert, ein besonders eindrückliches Beispiel. Doch es gibt noch viel mehr Harze und aus Harz gewonnene Stoffe mit gesundheitsfördernder Wirkung. Ähnlich bekannt wie Bernstein ist Weihrauch. Wohl jeder denkt bei diesem Wort an Weihnachten, Winter, heilige Zeiten, Sonntage, Huldigung von Göttlichem. In der Tat gilt Weihrauch nicht erst seit der Aufzeichnung von der Huldigung der Heiligen Drei Könige am Geburtsort von Jesu Christi als wichtige und kostbare Räuchersubstanz für sakrale, spirituelle Handlungen.

Weihrauch ist ein Baumharz, das vom Weihrauchbaum gewonnen wird. Dieser kommt in den trockenen Gebieten um das Horn von Afrika vor und wächst je nach Untergrund ein bis acht Meter hoch. Das Harz selbst hat eine komplexe, vielstoffliche Zusammensetzung und verfügt über eine erstaunliche pharmakologische Wirkung. Ähnlich wie beim heimischen Nadelbaumharz fällt gleich die entzündungshemmende Wirkung auf. Klinische Studien haben gezeigt, dass im Weihrauch enthaltene Boswellia-Säuren und andere Inhaltsstoffe gemeinsam bei entzündlichen Darmerkrankungen wie Morbus Crohn, bei Colitis Ulcerosa und bei Gelenksentzündungen wirken – Versuche mit Tumorzellen lassen sogar eine krebshemmende Wirkung von Weihrauch vermuten.

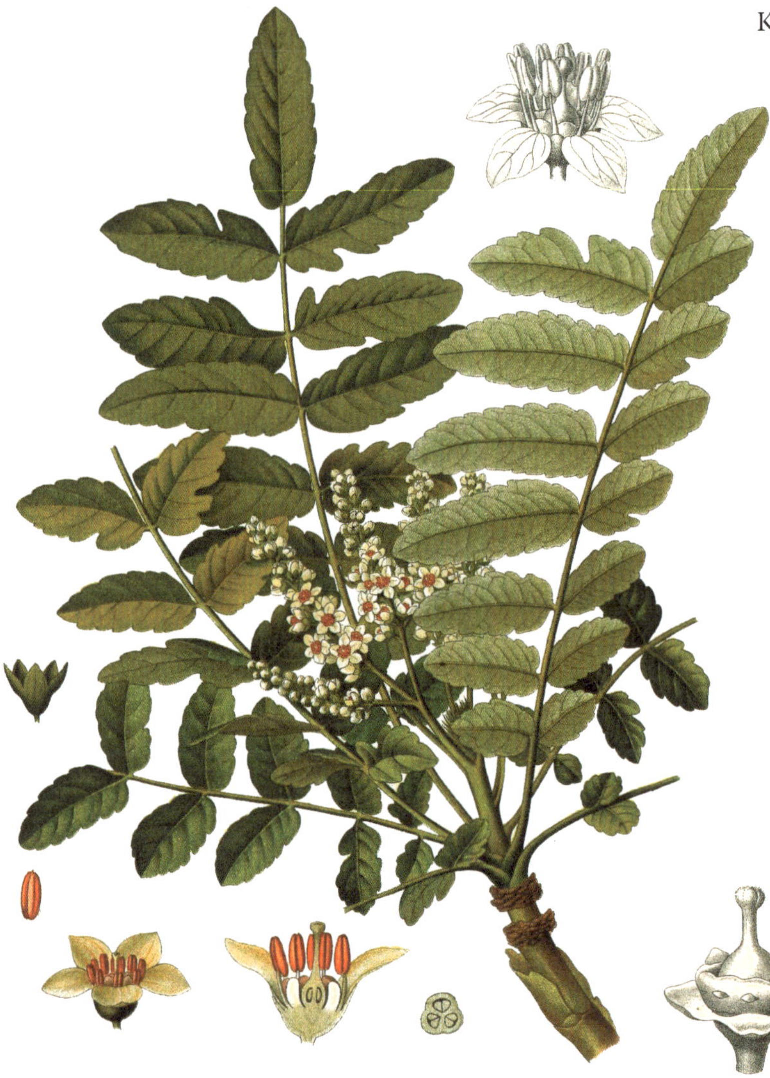

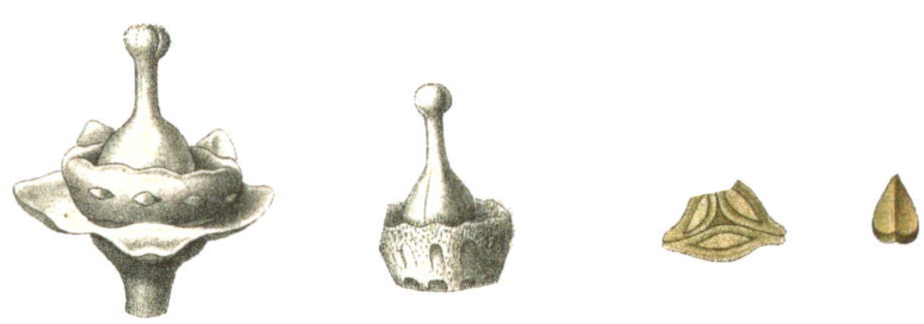

Aus heutiger Sicht ist es also nur zu verständlich, dass bereits im alten Ägypten Weihrauch zur Mumifizierung und im Alltag als Räucher- und Heilmittel verwendet wurde. Ohne klinische Studien wäre der moderne Mensch wohl geneigt, solche Praktiken in das Reich von Aberglauben und Mystik zu schieben. Wir sehen aber, wie oft alte Kulturen, denen unsere modernen Analysemethoden nicht zur Verfügung standen, intuitiv oder empirisch durch langjährige Versuche und Beobachtungen erstaunliches Anwendungswissen über die Heilkräfte der Natur sammeln konnten. Und noch etwas muss wieder erwähnt werden: Auch zu den in Weihrauch enthaltenen Boswellia-Säuren liegen Naturstoffstudien vor, die zeigen, dass die synthetisch isolierte Säure weniger wirksam ist als das „Gesamtkonzert" im natürlich vorkommenden Weihrauch.

Dieser neue Ansatz fasst erst langsam in der modernen Heilpflanzenwissenschaft Fuß. Dennoch gibt es immer mehr Studien, die auf den großen Wert unverfälschter Natursubstanzen in ihrer ganzen, von der Natur komponierten Bandbreite hinweisen.

Das Harz des Weihrauchbaumes scheint noch zahlreiche weitere vielversprechende medizinische Anwendungen zu haben, nämlich bei von Gehirntumoren verursachten Schwellungen des Gehirns, die nicht nur äußerst schmerzhaft, sondern auch schädlich für das gesunde Nervengewebe sind. Bisher benötigte man zur Behandlung davon stark wirkende Kortisonpräparate, die äußerst unangenehme Nebenwirkungen aufweisen. Neue Studien an Patienten mit Gehirntumoren zeigen, dass Weihrauchpräparate Schmerzen, die durch die Schwellungen entstehen können, signifikant lindern. Weihrauchharz erzeugte auch keine Nebenwirkungen. Bereits in der Ayurveda-Medizin war bekannt worden, dass durch Weihrauchharz des Indischen Weihrauchbaumes *(Boswellia serrata)* entzündliche Gewebeschwellungen abgebaut und verhindert werden können. Sogar das Tumorwachstum selbst scheint vom Weihrauchharz stark gehemmt zu werden, was in Zellkulturen von fünf Leukämie- (Blutkrebs) und zwei Gehirntumor-Zelllinien beobachtet werden konnte. Faszinierend dabei war das Ergebnis, dass Weihrauch-Gesamtextrakt eine dreimal so starke Wirkung hatte wie eine gleich konzentrierte, isolierte Boswellia-Säure, der Hauptinhaltsstoff des Weihrauchharzes. Der Teil ist also nicht so wirksam wie das Ganze.

In einer Untersuchung der entzündungshemmenden Wirkung von sechs besonders vielversprechenden Heilpflanzen hat sich Weihrauchharz als aussichtsreichster Kandidat herausgestellt. Da wahrscheinlich alle modernen Zivilisationserkrankungen sowie viele Alterserscheinungen durch chronische Entzündungen ausgelöst oder verstärkt werden, ist das große Interesse an dieser Heilpflanze verständlich. Tatsächlich hat sich bei Osteoporose, entzündlichen Darmerkrankungen, rheumatischen Erkrankungen, Gedächtnisproblemen, Asthma und Gelenksentzündungen Weihrauchharz als wirkungsvoll erwiesen, sogar wenn kritische Maßstäbe für die Beurteilung angelegt werden. Insgesamt 300 medizinische Studien über Weihrauchharz – 50 der Studien behandeln das Thema Krebs – in den letzten 20 Jahren zeigen das gesundheitliche Potenzial dieser der katholischen und orthodoxen Kirche, dem Judentum und dem japanischen und chinesischen Buddhismus heiligen Pflanze.

# BIENEN, ERLEN UND WASSER-ADERN

Ein schöner Lohn für das Schreiben meiner Bücher sind die vielen persönlichen, oft mit zittriger Handschrift verfassten Zuschriften meiner Leserinnen und Leser.

Berührende, persönliche Erlebnisse, manchmal nur Dank, aber auch viele und unterschiedlichste Erfahrungen und Beobachtungen mit Bäumen und Holz werden mir da überreicht. Ich lese all diese Briefe und bemühe mich, so weit es die Zeit zulässt, zumindest einen ordentlichen Teil davon zu beantworten. Natürlich ist so eine Briefsammlung eine kostbare Kollektion von altem Wissen und Überlieferung. Damit werden Erfahrungsschätze der praktischen Anwender vor dem Vergessen gerettet. Das Besondere an dieser Sammlung liegt für mich darin, dass die Inhalte aus dem Erlebten, Gespürten der Leserschaft entspringen. Ohne jemanden beeinflussen zu wollen, schildern viele Menschen ihre persönlichen und als wichtig empfundenen Erfahrungen. Ich denke an die Zeit, in der die wissenschaftlichen Bestätigungen für Mondholz noch nicht vorhanden waren. Die vielen Zuschriften und Bestätigungen von Handwerkern, Forst- und Holzmenschen haben mir damals sehr geholfen, gegen den Strom des Zeitgeistes das Thema zu verfolgen. Die späteren universitären Bestätigungen haben dem Kaleidoskop dieser Aufzeichnungen und meinen persönlichen Beobachtungen recht gegeben. Natürlich bestehen alle möglichen Bandbreiten, extreme Positionen und Irrtümer. Wenn der Betrachter aber ohne zu bewerten das ganze Bild ansieht, erkennt man Grundaussagen oder unabhängig voneinander ähnlich Erlebtes oder oft nur nebenbei Erwähntes, das genau die Aufzeichnung eines anderen Menschen bestätigt. So wird die Sammlung zum ungewöhnlichen Fundort für kostbare Lebensschätze.

Vor diesem Hintergrund möchte ich beispielhaft den Brief eines Imkers anführen. An dieser Stelle danke ich all den Briefschreiberinnen und -schreibern. Nur durch ihre Bereitschaft, die eigenen Erfahrungen an andere weiterzugeben, kann so eine Sammlung entstehen, die dann in unsere Arbeit im Forschungszentrum einfließt oder wie hier einer breiten Leserschaft zugänglich gemacht werden kann.

Wasseradern sind ja noch allgemein bekannt. Wenn man aber wie der Imker Helmut mit Wirkungen von Holz auf Wasseradern daherkommt, wird es aus naturwissenschaftlicher Sicht ganz wild. Mit Methoden der Wissenschaft ist das heute noch nicht messbar. Vielleicht ist es aber gerade deshalb so interessant.

Doch lesen wir einmal, was Helmut aus Wörgl in Tirol schreibt:

Sehr geschätzter Herr Thoma!

Soeben habe ich Ihr Buch „Die geheime Sprache der Bäume“ verschlungen. Genießen und verdauen muss ich es erst. Da Sie im Buch öfters die Erle erwähnen, möchte ich Ihnen meine Erfahrungen mit der Erle nicht vorenthalten. Dazu muss ich allerdings etwas ausholen und zurückgreifen.

Wir, meine Frau und ich wohnen in einem Mehrparteienhaus, haben aber einen ziemlich großen Nutzgarten, ich bin Hobbyimker und befasse mich auch mit Radiästhesie. Vor

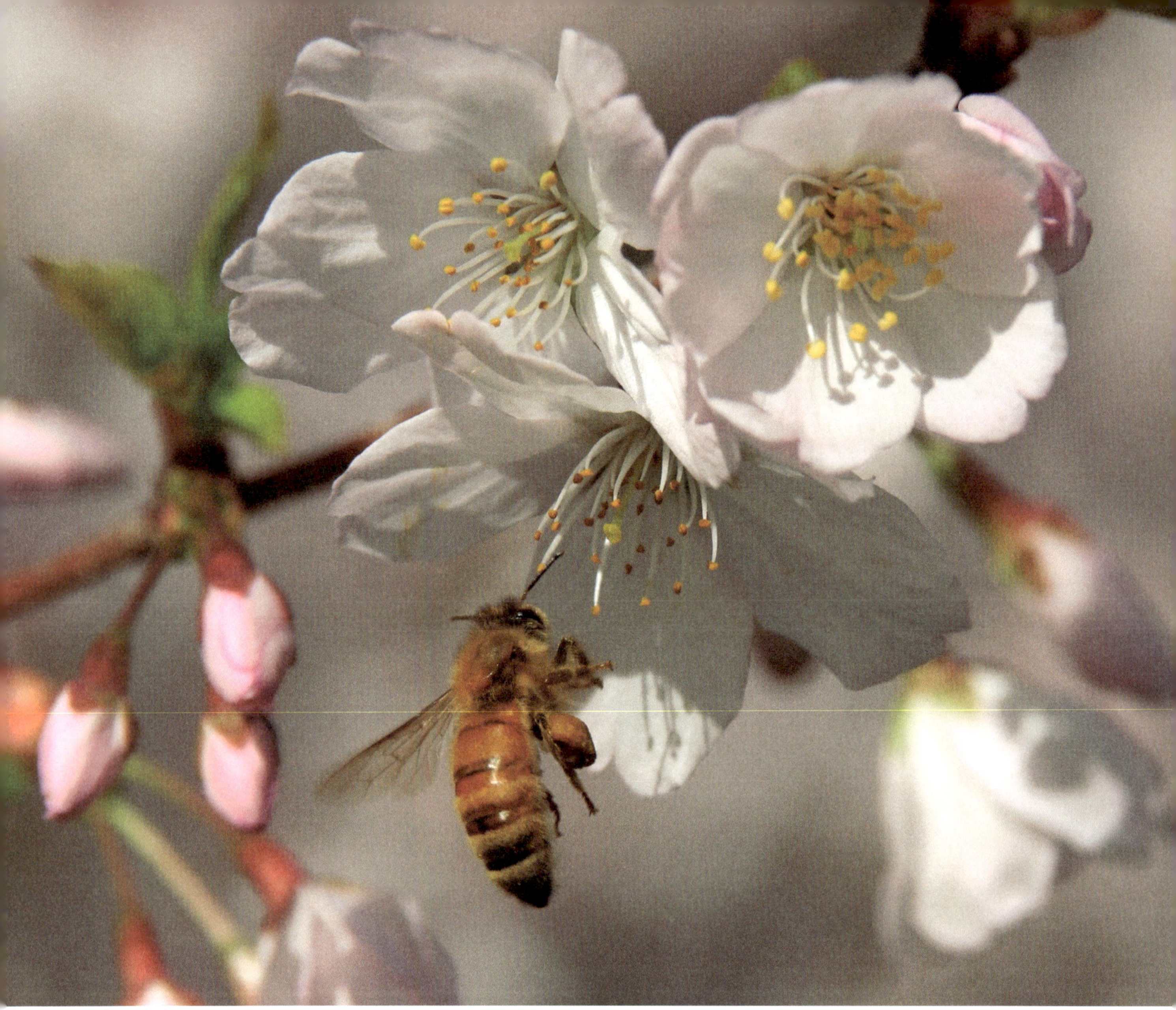

Biene auf Nektarsuche.

ca. 12 Jahren ließ ich meinen bisherigen Bienenstand wegen der umgebenden Intensivlandwirtschaft auf und suchte einen anderen Platz. Diesen fand ich bei Matthias vlg. „Braml Hois“ auf 1.000 m Seehöhe am Rande eines Erlenbestandes. Aber schon im 2. Jahr gab es eine böse Überraschung. Ein Sommersturm hatte einige Erlen sozusagen halbiert und ein Stamm hat sich quer auf meinen Bienenstand gelegt. War es Fluch oder Segen, aus heutiger Sicht war es ein Segen. Hois sagte mir gleich, ich soll so viele Erlen schlägern wie ich glaube, damit so was nicht mehr passiert. Er überließ mir sogar das gesamte Holz und meinte, ich soll doch von den stärkeren Stämmen Bretter schneiden lassen, um daraus Bienenstöcke zu fertigen, denn Erlenholz hält Schädlinge ab. Angesichts der Problematik mit der Varroamilbe und dem angesagten Stockkäfer befolgte ich diesen Rat. Auf ca. 300 m² schlägerte ich sämtliche Erlen, aber zwischen drin waren junge, etwa fingerdicke Ahornbäumchen, welche ich natürlich stehen ließ.

Meine Neugierde war so groß, dass ich es nicht erwarten konnte, bis meine Erlenbretter trocken waren. So entschloss ich mich, für den Garten eine Klotzbeute* als Versuch zu fertigen. Den Baumstamm schenkte mir auch Hois, ich kaufte ein trockenes Erlenbrett, machte eine Kiste und stellte diese in den ausgehöhlten Stamm, vorne ein Flugloch und fertig.

Nach relativ kurzer Zeit hatte ich einen Bienenschwarm, welche Freude, das Experiment kann beginnen.

Vorschriftsmäßig gab ich den Schwarm am nächsten Morgen in die Kiste, aber beim ersten Sonnenstrahl zogen alle Bienen wieder aus. Nach ca. einer Woche probierte ich es mit dem nächsten Schwarm. Aber verflixt, wieder dasselbe. Was habe ich falsch gemacht? Der Klotz stand auf einem für Bienen guten Platz. Bienen fühlen sich auf negativen Erdstrahlen und Wasseradern wohl, wie auch Ameisen. Ich nahm die Kiste aus Erlenholz heraus und pendelte sie aus. Und siehe da, egal, wo ich sie im Garten hinstellte, das Pendel schlug immer positiv aus. Also musste ich die Kiste ändern. Ich tauschte aber nur den Boden und den Deckel gegen Fichtenholz aus und beim nächsten Schwarm klappte es wunderbar. Das Volk entwickelte sich prächtig, machte einen schönen Wildbau und ich konnte sogar ein paar Honigwaben ernten.

Daraus schloss ich, dass Erlenholz die für Bienen guten Erdstrahlen abschirmt. Also man kann aus Erlenholz Bienenstöcke machen, aber keine Böden und Deckel. Haben aber auf die Varroamilbe keinen Einfluss.

Und jetzt zur Wohnung. Mit zunehmendem Alter wird man sensibler und empfindlicher, ich konnte nicht mehr schlafen, kalte Füße und Ziehen in den Haxen und Gelenken waren die Begleiter, obwohl ich sämtliche Möbel im Wohn- und Schlafzimmer in Fichte massiv gefertigt habe. Dann begann ich, mich mit Radiästhesie zu befassen und pendelte einmal die Liegestatt aus. Oh Schreck, genau in der Mitte der Betten zog sich eine negative Linie. Da die Verstellmöglichkeiten wegen Türen, Fenster u. dgl. in einer Wohnung nicht gegeben sind, musste ich mir etwas anderes überlegen. Ich muss diese Strahlen vom Bett fernhalten oder ablenken. Der erste Versuch mit Zirbenbrettern schlug fehl. Beim zweiten Versuch verwendete ich 5 mm dicke Bienenwachsplatten. Das funktionierte wunderbar und auch der Wachsduft war angenehm. Aber ungefähr nach einem Jahr war leider wieder alles beim Alten. Um dauerhaft abzuschirmen, müsste man lt. Experten einen Wachsstock von 15 cm unter dem Bett anbringen. Dann kam mir der Versuch mit den Bienen in den Sinn. Was bei den Bienen negative Auswirkungen hat, müsste für den Menschen positiv sein. Da nahm ich meine inzwischen trockenen Erlenbretter, hobelte sie ein wenig und gab sie unter Betteinsatz und Matratze. Und so schlafen wir jetzt seit fünf Jahren „strahlenfrei". Ermöglicht haben dieses meine Bienen und mein Gönner Hois.

---

*Bienenstock aus einem ausgehöhlten Baumstamm

Müsste ich noch einmal Wohnung einrichten, würde ich für sämtliche Fußböden und Sitzmöbel Erle verwenden und den Rest in Zirbe. Mit meinen 70 Jahren tu ich mir das nicht mehr an.

Ich denke und hoffe, dass Sie, lieber Herr Thoma, diese meine Erfahrungen bei Ihrer Bauweise irgendwie verwerten können. Wo einst die Erlen standen, ist heute ein schöner Ahornbestand mit halsdicken Stämmen. Es ist eine Freude zu sehen, wie die gedeihen. Am Rande habe ich vergangenes Jahr noch ein paar Wildkirschen gepflanzt, bin neugierig, wie sich diese entwickeln werden.

Danke für Ihre Geduld beim Lesen.
Hochachtungsvoll

Helmut

---

Ein Bienenvolk zieht beharrlich aus, solange im Haus aus Erlenholz auch Boden und Deckel aus Erle gefertigt sind. Sobald Boden und Deckel des Bienenstocks durch Fichtenholz ersetzt werden, bleiben die feinfühligen Insekten zwischen den Wänden, die nach wie vor aus Erle bestehen.

Interessant, dass hier nicht beeinflussbare Menschen mit Rute und Pendel zur Messung eingesetzt werden, sondern ein Bienenvolk. Feinfühlige Insekten, die keine Verstandestheorien entwickeln und keinen Placebo-Effekt kennen.

Spannend ist auch, dass mir zum Thema Abschirmung nachteiliger Wasseradern und Erdstrahlen eine ganze Reihe an Berichten und Erzählungen von Menschen aus verschiedensten Orten und in unterschiedlichsten Berufen vorliegen.

Auffällig und am häufigsten als wirkungsvoll erwähnt sind dabei das Tannenholz sowie die Rosskastanie.

Verschiedentlich wird auch berichtet, dass Stärken ab fünf Zentimeter Durchmesser günstig sind und grundsätzlich eine größere Stärke des Holzes den Abschirmungseffekt vergrößert. Demnach müsste sich die Massivholzdecke eines Schlafzimmers mit einem Maß von ca. 20 Zentimeter Stärke sehr gut auswirken.

Als ich bei Helmut nachfragte, ob ich seinen Brief in diesem Buch abdrucken darf, bekam ich nach einigen Wochen folgende Antwort:

---

Sehr geschätzter Herr Thoma!

Muss mich vielmals entschuldigen, weil Sie so lange auf eine Antwort warten mussten. Aber ich habe noch einige Versuche mit Ameisen gemacht. Da Ameisenhaufen immer auf einer

Wasserader sind, habe ich Folgendes gemacht. Ich fertigte eine Art Schemel aus Erlenholz und stellte diesen auf den Ameisenhaufen. Ohne Schemel schlägt das Pendel immer negativ und über dem Schemel positiv aus.

In unserem Schlafzimmer sind es negative Erdstrahlen, es gibt ja auch positive. Nach meinen Erfahrungen und Versuchen behaupte ich, dass Erlenholz sowohl Wasseradern als auch Erdstrahlen abschirmt.

Ich hoffe, Ihnen mit diesen Zeilen gedient zu haben, und verbleibe
Hochachtungsvoll

Helmut

---

Was auch immer Helmuts Bienen angetrieben hat, zuerst aus dem reinen Erlenhaus auszuziehen und nach der Veränderung mit Fichtenholz zu bleiben, ist derzeit noch nicht wissenschaftlich klar erforscht. Spannend ist natürlich die Frage, ob Hölzer auf uns Menschen gleichermaßen wirken. Der subtile Einfluss einer Vollholzhülle als Haus, als Schlafraum oder als hölzerne Arbeitsstätte stellt ein großes Thema für unser Wohlbefinden dar. Wie so oft geht auch hier die Intuition voraus, zeigt uns eine Quelle, aus der wir Menschen in Zukunft vielleicht noch viel Gesundheit und Lebenskraft schöpfen können. Unter der Leitung meines Mitautors Professor Max Moser hat der wissenschaftliche Durchbruch in der anerkannten Forschung zu Holz und Gesundheit ja bereits begonnen. Bevor wir darüber berichten, möchten wir Ihnen aber einen weiteren, noch nicht wissenschaftlich erforschten Bereich vorstellen, den Sie aber sicherlich selbst nachvollziehen und spüren können.

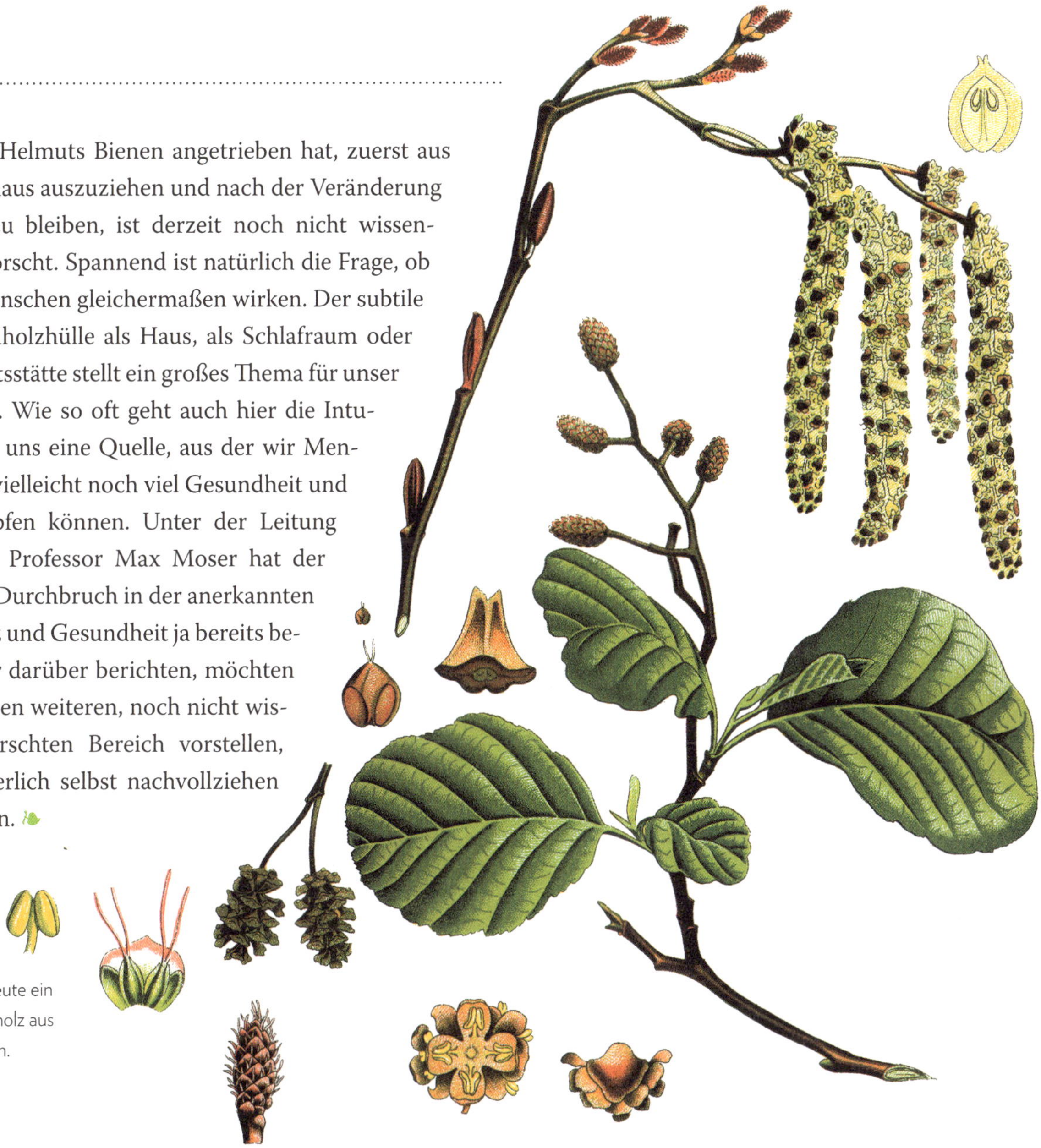

**Schwarzerle**
*(Alnus glutinosa)*
Früher nicht beachtet, heute ein hochgeschätztes Möbelholz aus der unmittelbaren Region.

# CHANCEN UND GRENZEN DER NATUR-HEILKUNDE

**Der große Physiker Werner Heisenberg sagte sinngemäß: „Die Wirkung des Einzelnen im Ganzen ist stets anders als die Wirkung des Einzelnen isoliert betrachtet!“**

Besser könnte man die besondere Wirkung vieler alter Pflanzenrezepte, Salben und Anwendungen unserer Vorfahren nicht erklären. Die besondere chemische Eigenheit aller Pflanzen liegt ja darin, dass Wirkstoffe niemals allein, sondern immer in einer Fülle von meist tausenden einzelnen Stoffen gleichzeitig vorkommen. Trotzdem ist es unbestritten, dass Bäume und Kräuter verschiedenste chemische Substanzen beinhalten, die auf unseren Organismus verschiedene Wirkungen ausüben. Bekannt ist auch, dass es unzählige Versuche der Pharmaindustrie gab und gibt, diese Wirkstoffe zu bestimmen, dann auf chemisch-synthetischem Weg im Labor herzustellen und als Medikamente in allen Formen zu verkaufen. Die Besonderheit dieser chemisch nachgemachten Wirkstoffe liegt nun wiederum in ihrer isolierten Verabreichung. Die vielen Begleitstoffe der Pflanze werden im synthetisch-chemischen Prozess entfernt. Trotz oder vielleicht gerade wegen exakter Laborarbeit war und ist die Wirkung im Vergleich zur Anwendung desselben Wirkstoffes nach alter Methode, also direkt aus der Pflanze gewonnen, oftmals verschieden.

Besonders auffällig ist das Thema Nebenwirkungen. Merkwürdigerweise gibt es häufig bei chemisch hergestellten Medikamenten mit dem sauber isolierten Wirkstoff viel mehr und oft unangenehmere Nebenwirkungen als beim entsprechenden altbekannten Naturheilmittel mit demselben Wirkstoff.

Sehen wir uns als Beispiel eines der am häufigsten verkauften Medikamente an. Beinahe jeder kennt Aspirin und hat es schon einmal zu sich genommen. Selbstverständlich wird das in der Apotheke erhältliche Aspirin synthetisch in der pharmazeutischen Fabrik unter sterilsten Bedingungen hergestellt. Nur wenige Menschen wissen, dass der Wirkstoff des Aspirins ursprünglich von unseren Bäumen kommt. Der Wirkstoff Acetylsalicylsäure ist in relativ hoher Dosis in der Weidenrinde enthalten. Die Nebenwirkungen normaler Aspirintabletten sind bekannt und können auf jedem Beipackzettel der Tablettenverpackung gelesen werden.

Nun gibt es eine Vielzahl wissenschaftlicher Untersuchungen zu den Wirkungen und Nebenwirkungen von natürlich vorkommendem Weidenrindenaspirin. So wurde 2008 in einer wissenschaftlichen Studie die Wirksamkeit von Weidenrindenextrakt als Heilmittel bei leichten und mittelschweren Gelenks- beziehungsweise Hüftgelenksentzündungen untersucht. 90 Patienten wurden dabei mit Weidenrindenextrakt behandelt, 41 Patienten mit ärztlich verschriebener Standardtherapie und 41 Patienten mit einer kombinierten Therapie.

Nach 6 Wochen zeigte sich in der Weidenrindengruppe eine bessere Tendenz als in den Vergleichsgruppen. Das wichtigste Thema stellten aber die Nebenwirkungen dar. Während bei der konventionellen Behandlung durchaus Nebenwirkungen beobachtet wurden, waren die mit Weidenrinde behandelten Patienten frei davon.

Auch Weidenrindentee hat weniger Nebenwirkungen als die Tablette selbst. Wie macht das die Natur?

Im Satz von Heisenberg liegt die Erklärung. Wer wie der Rudl, den wir bereits im ersten Kapitel kennengelernt haben, Naturmittel direkt aus den Pflanzen gewinnt, hat nie die

Möglichkeit, Wirkstoffe hundertprozentig rein herauszulösen und zu isolieren. Wer Weidenrinde anwendet, arbeitet nie mit dem enthaltenen Aspirinwirkstoff allein. Hingegen findet er im gewachsenen Material ein ganzes Orchesterkonzert zusammenwirkender, ineinandergreifender Inhaltsstoffe vor. Die Zusammenstellung dieses Konzertes erfolgt immer durch die Natur selbst. Offenbar liegt darin der große Vorteil der alten Naturmedizin. Starken Wirkstoffen werden feinste Kompositionen an ausgleichenden und gegenwirkenden Stoffen beigemengt. Einfach gesagt, jedem Gift wird ein kleiner Rucksack mit Gegengift mitgegeben.

Oder, um beim Bild des Orchesters zu bleiben, jedem dominanten Solisten werden begleitende, rhythmisch ausgleichende Instrumente hinzugefügt.

Die vollkommene Komposition der ganzheitlichen Fülle, die subtile Abstimmung von Tausenden und Abertausenden verschiedener Moleküle in oft nur einer einzigen Baumblüte oder einem kleinen Rindenstück bleibt der genialen Schöpfungs- oder Lenkungsordnung vorbehalten, die alles Leben auf unserem Planeten hervorgebracht hat. Wir Menschen sind jedenfalls noch weit davon entfernt, so ausgewogene Heilmittel herzustellen. Das vergessen wir leider manchmal.

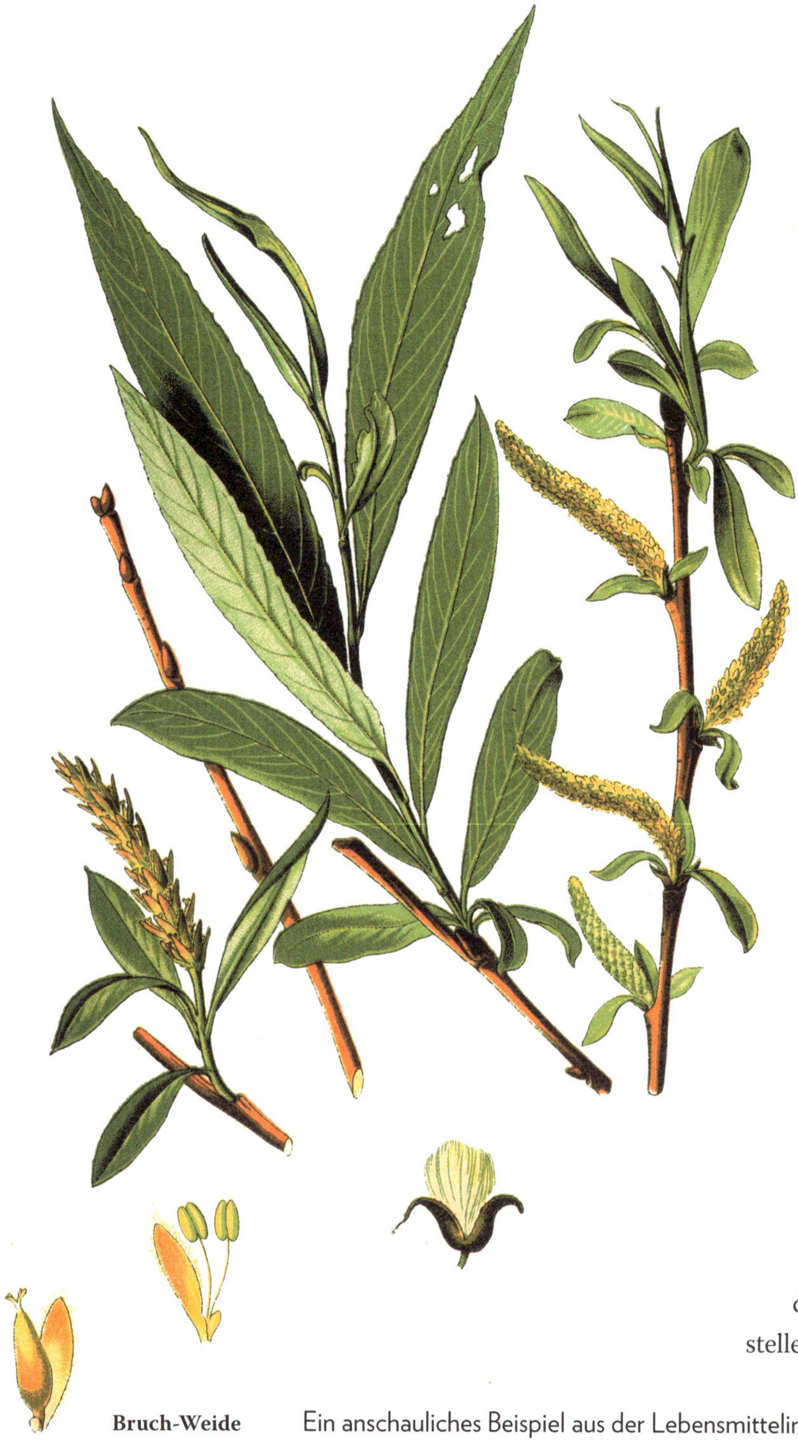

**Bruch-Weide**
*(Salix fragilis)*
Sie trägt nicht nur die bekannten Palmkätzchen. Ihre Rinde enthält auch den Wirkstoff von Aspirin.

Ein anschauliches Beispiel aus der Lebensmittelindustrie erzählte mir mein Mitautor Max Moser:

Eines Tages kam sein Chemieprofessor mit einer Flasche, gefüllt mit roter Flüssigkeit, in den Unterricht und ließ die Schüler daran riechen. Der Professor war zuvor in einem Lebensmittelkonzern tätig gewesen und brachte gerne Beispiele aus der Praxis zu seinen Schülern. Deren Geruchstest ergab, dass eine Note von Kirsch erkennbar war. Der Professor erklärte den Inhalt als 40-prozentigen Alkohol mit künstlichem Kirscharoma. Nun zog er eine Flasche hausgemachten Kirschlikör aus der Tasche und ließ die Schüler wieder riechen.

Alle waren überzeugt und bestätigten, dass dieser echte Kirschlikör viel voller, intensiver und überzeugender nach Kirsch duftete. Wie war das möglich?

Im nachgemachten Kirschlikör befinden sich zwei der wichtigsten Kirscharomastoffe. Im echten Likör hingegen sind es jedoch hunderte Stoffe, die fein abgestimmt für uns Menschen den typischen Kirschgeschmack ergeben. Dazu kommt noch, dass Bäume auch noch untereinander verschiedene Geschmacksvariationen entwickeln und zudem je nach Reifegrad die chemische Zusammensetzung aller Geschmacksstoffe schwankt. Wie beim Wein bestimmen auch Boden, Sonnenscheindauer und Standort das Aroma. Auf die Frage, ob man so etwas im Labor nachmachen könnte, antwortete der Professor, dass es grundsätzlich schon denkbar wäre. Allein es wäre unbezahlbar, so eine feine Geschmackskomposition genau zu imitieren. Und das ist aber nötig, um genau die gleiche Duftnote zu bekommen, die die Natur in die gewachsene Frucht hineinlegt. Bildhaft konnte er seinen Schülern die Genialität der Natur und die Grenzen menschlicher Imitation darlegen.

Ein weiteres Beispiel für das Scheitern menschlicher Bemühungen, einen Naturstoff außerhalb der Medizin zu imitieren, gibt es aus der Holzwirtschaft. Holz hat, wie wir später sehen werden, auch medizinisch messbar einen unglaublich positiven Einfluss auf unseren Organismus. Es beruhigt uns, es tut uns gut, wir fühlen uns wohl mitten im Holz.

Kaum ein Mensch wird diesem Empfinden widersprechen. Darüber sind wir

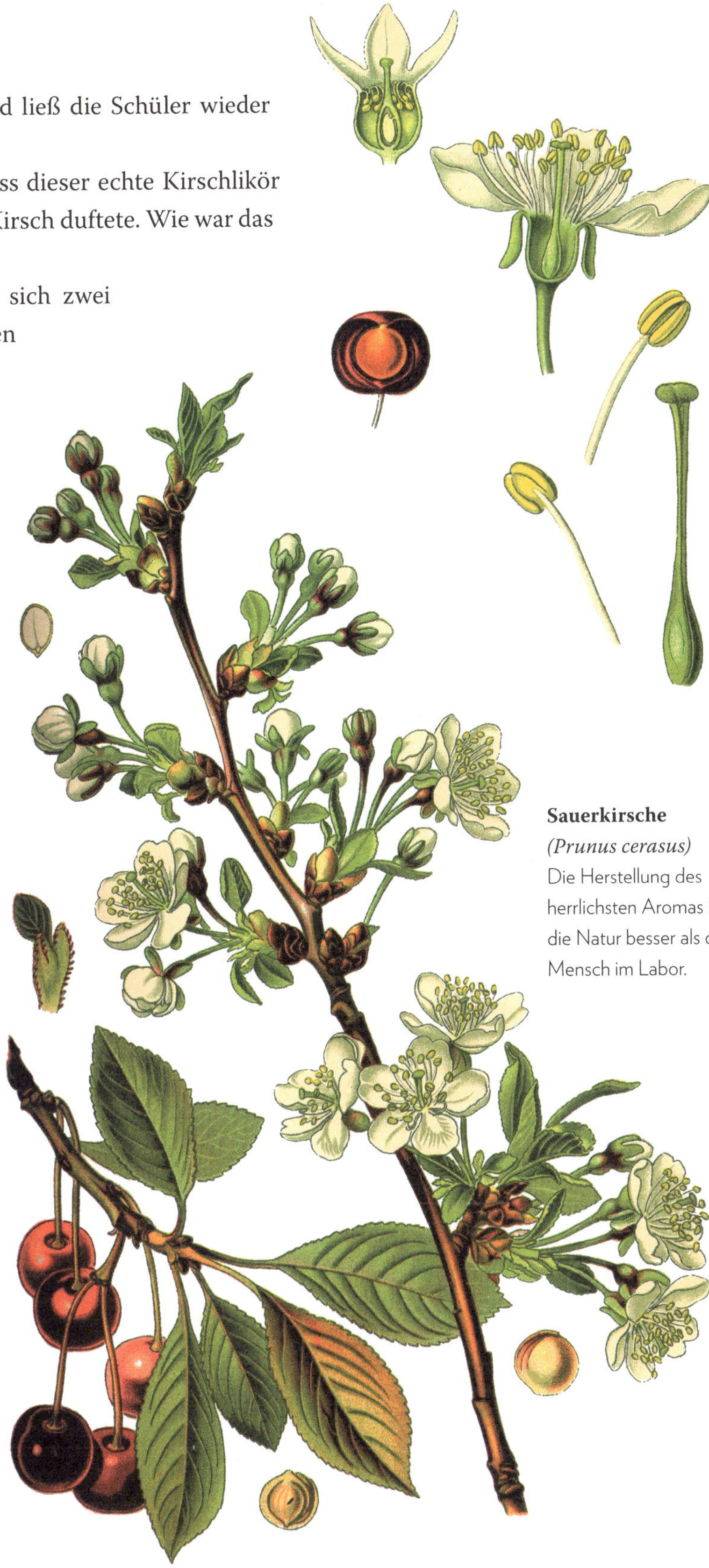

**Sauerkirsche**
*(Prunus cerasus)*
Die Herstellung des herrlichsten Aromas kann die Natur besser als der Mensch im Labor.

uns einig. Nun gut, wenn Holz so positiv von den Menschen aufgenommen wird, dann machen wir doch Plastik, das aussieht wie Holz. Der Mensch versuchte sich in seinem Labor als Schöpfer für die im Baum gewachsene Holzstruktur. Herausgekommen sind Holzwerkstoffe, zum Beispiel sogenannte Laminate. Das sind Kunststoffoberflächen, die echtem Holz täuschend ähneln. Tatsächlich ist es mit diesen Industrieprodukten gelungen, Oberflächen herzustellen, die selbst für Fachleute auf den ersten Blick aussehen wie richtiges Holz. Wird so eine Kunststoffoberfläche jedoch nur mit der Hand berührt oder darauf geklopft, erkennt auch der Laie sofort, dass das kein richtiges Holz sein kann.

Neben der nachgemachten Optik verfügt die Plastikoberfläche über ganz andere Botschaften, die wir Menschen bewusst und unbewusst sinnesphysiologisch aufnehmen. Die Oberflächenstruktur, die Temperatur, der Geruch, der Einfluss auf das Raumklima und auf die für uns Menschen wichtigen Luftionen, alles ist bei Kunststoff anders als bei durch und durch echtem Holz. Und unser Körper ist immer noch ein „Hightech"-Sensorium, wenn es um ganz feine Wahrnehmung geht.

Inzwischen können Wirkungen von Materialien auf unseren Organismus verlässlich gemessen werden. Da zeigt sich die Wahrheit der Fakten und es zeigt sich, dass wir keine Chance haben, die Natur in ihrer ganzen Wirkung nachzufabrizieren. Holzimitate, die vorwiegend aus Kunststoff bestehen, beruhigen unseren Organismus nicht, vielmehr geschieht das Gegenteil. Wir werden davon gestresst, zumindest scheint dies aus einem Teil der verfügbaren Studien hervorzugehen. Es genügt eben nicht, nur einen Wirkstoff zu isolieren oder lediglich die Optik der Oberfläche nachzumachen. Damit ist aus Plastik noch lange kein Baum geworden.

**Eibe**
*(Taxus baccata)*
In kleinsten Mengen ein Krebsmedikament, pur genossen jedoch hoch giftig.

Um wieder zur Naturmedizin unserer Altvorderen zurückzukehren: Dieses Verständnis für hoch wirksame Stoffgruppen, die immer im vielfältig verstrickten Konzertmuster der jeweiligen Pflanze spielen, lehrt uns noch etwas.

Bei aller Freude, Liebe und Begeisterung, die wir vor den Geschenken der nachwachsenden Welt empfinden, Demut und Vorsicht sind beim Umgang mit Pflanzen in höchstem Maß geboten. Zu leicht kann man das vergessen. Auch bei den bewunderten Bäumen gibt es hoch giftige Vertreter. Schon Paracelsus lehrte: Die Dosis macht das Gift. Der Goldregen oder die Eibe etwa genügt, um schwerste Vergiftungen bis zum Tod eines Menschen herbeizuführen, andererseits wird aus der Eibe ein wertvolles Medikament gegen Krebs und Gehirntumore gewonnen. Wer mit Pflanzen und ihm nicht bekannten Hausmitteln experimentiert, sollte dies daher mit einem Arzt oder fachkundigen Personen abklären.

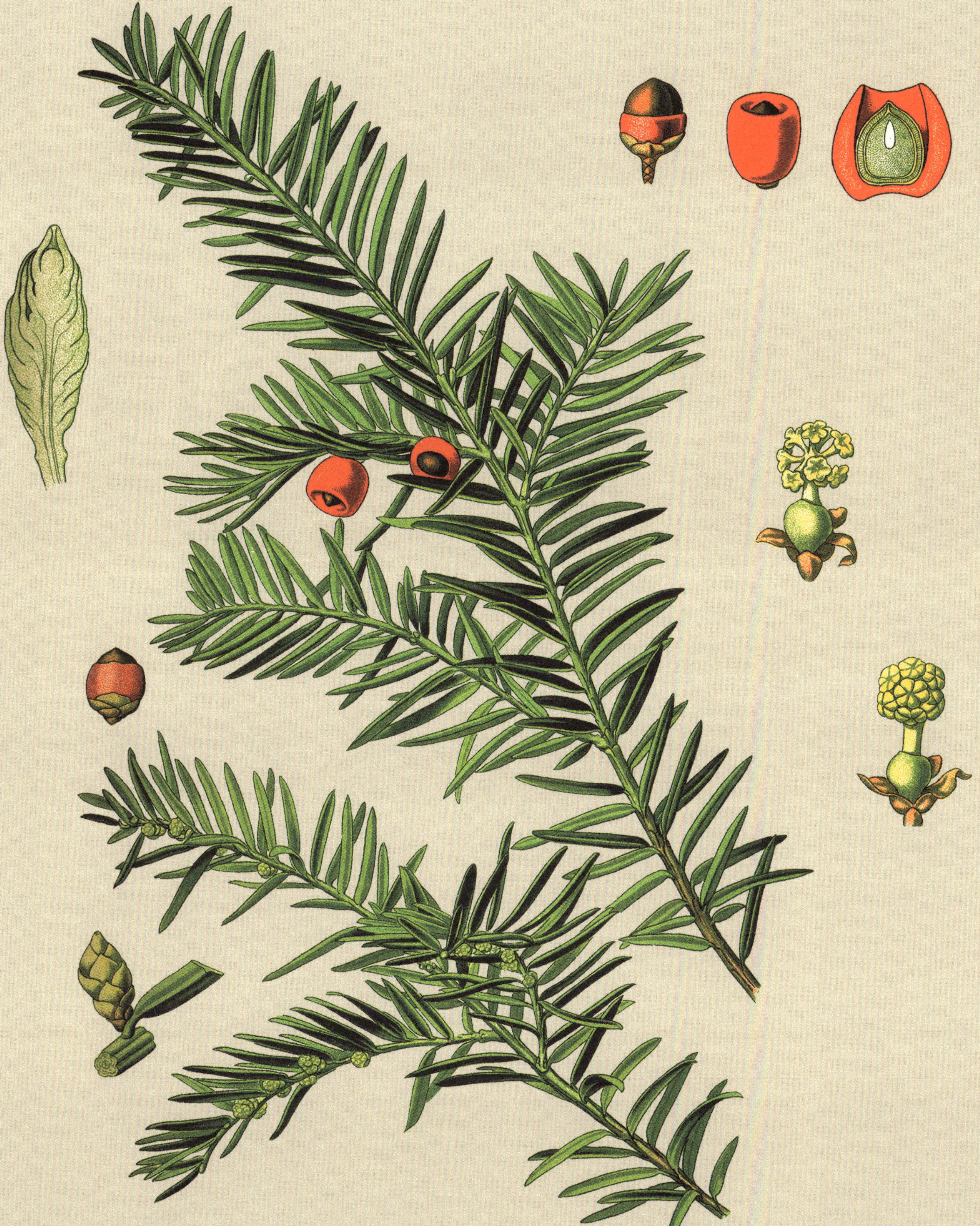

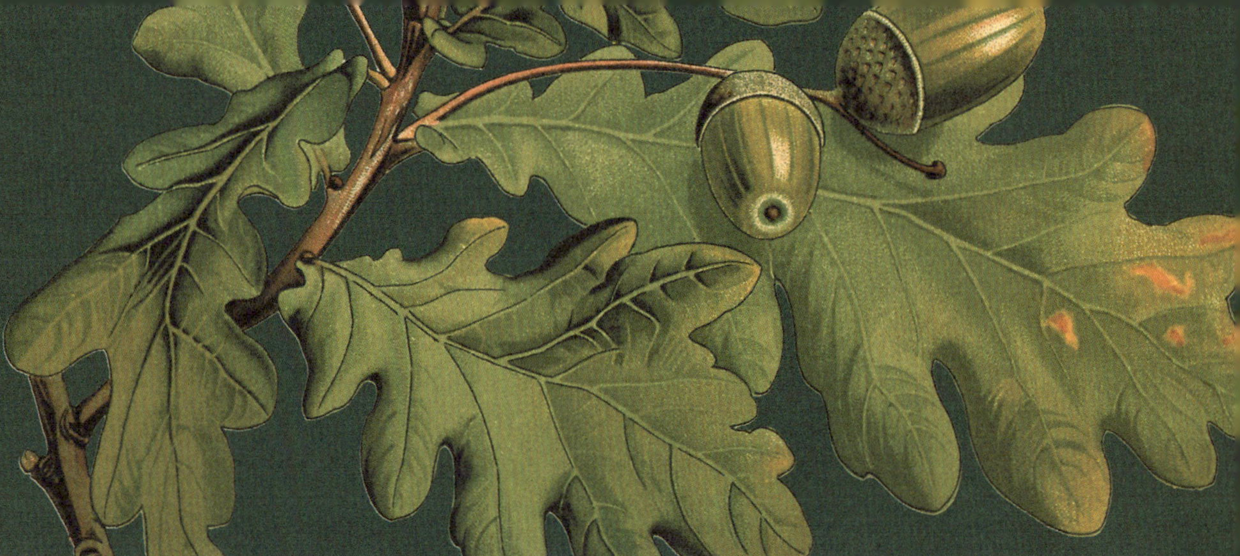

# BAUMBILDER

Sorgfältig besiedeln sie Raum um Raum. Am Bachlauf entlang wird keine Lücke ausgelassen. Eine Eschenkolonie beherrscht hier am Ort mit dem nassen Fuß das Geschehen. Nur da und dort schafft es ein Bergahorn oder eine Erle, die Krone in den begehrten Lichtraum dazwischenzuschieben und zu entfalten.

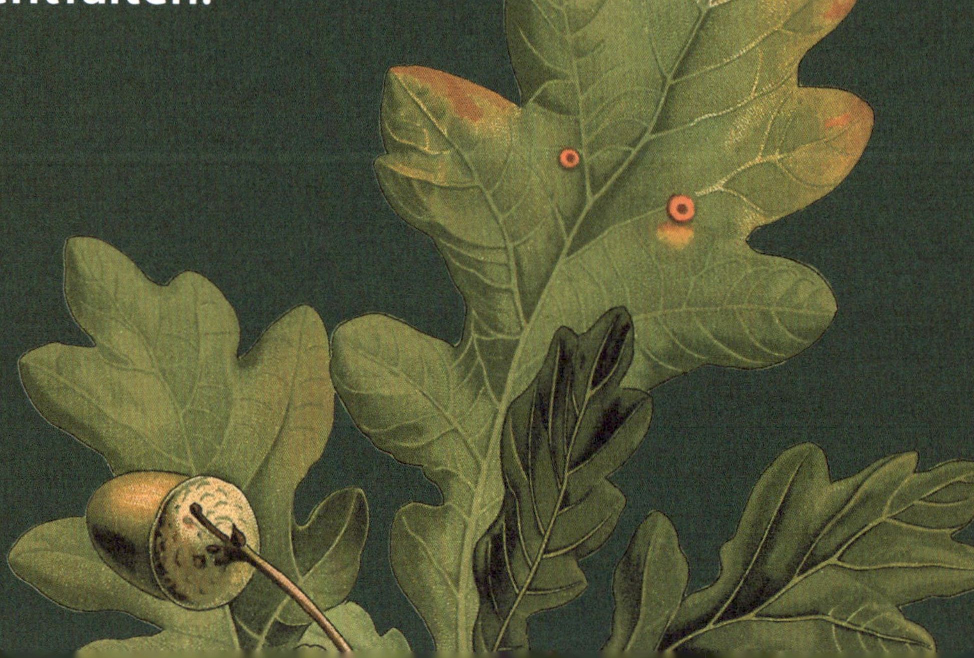

Aber nicht nur dort oben in den Kronen wird um Lebensräume gerungen. Sobald die hohen Eschenäste nach oben greifen, ihre gefiederten Blätterbüschel in den Himmel strecken, spielt sich zwischen den glatt-grauen Stämmen zu ebener Erde dasselbe Kämpfen um das Lebensrevier noch einmal ab. Hier sind es Haselnusssträucher, die meistens den Sieg davontragen. Zwischendurch lugen auch Liguster und Hartriegel, ein Holunderstrauch und noch einmal eine unterdrückte Erle durch.

Das Bächlein selbst wird genährt vom mächtigen Tannen- und Fichtenwald am dunkelgrünen Schwarzwaldhang. Seltsam nur, dass hier die struppigen Weiden, die Wassersüchtigen unter den Bäumen, fehlen. Sie beanspruchen sonst ja immer die Herrschaft am Bächlein, das niemals gerade, sondern in ewig krummen Schlingen seinen Weg durch die Wiesenerde frisst. Wer weiß es schon, warum, hier an diesem Wasserlauf lassen sich die Weiden eben nicht blicken.

Sind es wirklich nur Tannen und Fichten oben in den Hochwäldern, die die Quellen füttern? Mit Wasser ist der Bergwald ja so geizig. Nur widerwillig, Tropfen um Tropfen rückt er es heraus. Erst wenn längere Regenzeiten all seine Kammern prall gefüllt haben, lassen es die Bäume, diese Wasserbewahrer am steilen Hang, munter sprudeln und plätschern.

Welche überraschende Vielfalt eröffnet sich aber dem erstaunten Wanderer, wenn er erst einmal seine Schuhe geschnürt und mit tiefem Atem und klopfendem Herzen den vermeintlichen Tannenwald hinaufgestiegen ist. In den Mulden rücken Buchen, Eschen und Ulmen aneinander. Als hätten sie nie um das Licht gerungen, schmiegen sie jetzt nach bald 200 Jahren altvertraut die Kronen zusammen. Grausam haben sie in der Jugend gekämpft und manchen in den Schatten des Verschwindens gedrängt. Und jetzt, was für ein Spott auf diesen Kampf, jetzt wäre es wieder grausam, eine Lücke in das verwobene Dach der Verliebten, der ineinander verschlungenen Alten, zu schlagen. Schonungslos offenbart jede Lücke, die einer hinterlässt, wie sehr sie am Ende all die Kämpfe der Jugend vergessen und sich zusammenfinden, dort in der ruhigen Waldmulde. Machen sie damit uns sehnenden, oft ungeduldig drängenden Menschen nicht Hoffnung?

Ist die Mulde, dieser geschützte Schoß des Waldberges, durchschritten, gelangen wir unvermittelt hinaus auf den schroffen Rücken, der den Berghang von unten nach oben durchpflügt. Vorbei ist hier alle Geborgenheit der geschützten Lage. Ausgesetztheit ist der Preis für die freie Sicht am Waldesgrat. Scharf und frei bist du hier dem Angriff aller Wetter preisgegeben.

Da hat wohl schon vor über hundert Jahren ein kundiger Waldbauer an die wirkungsvolle Sturmbarriere aus Lärchenbäumen gedacht, die sich mit ihren tiefen Wurzeln und den daraus entspringenden elastischen Stämmen der Naturgewalt entgegenstemmen. Tatsächlich durchkämmt der Atlantiksturm hier am Westwindrücken die Lärchen am heftigsten. Nachdem er die Wipfel durchsiebt hat und abgebremst ist, hat er einiges von seiner Vernichtungskraft am Waldsaum verloren, ehe er weiterbraust. Weiter bläst er über die Fichten und Tannen und

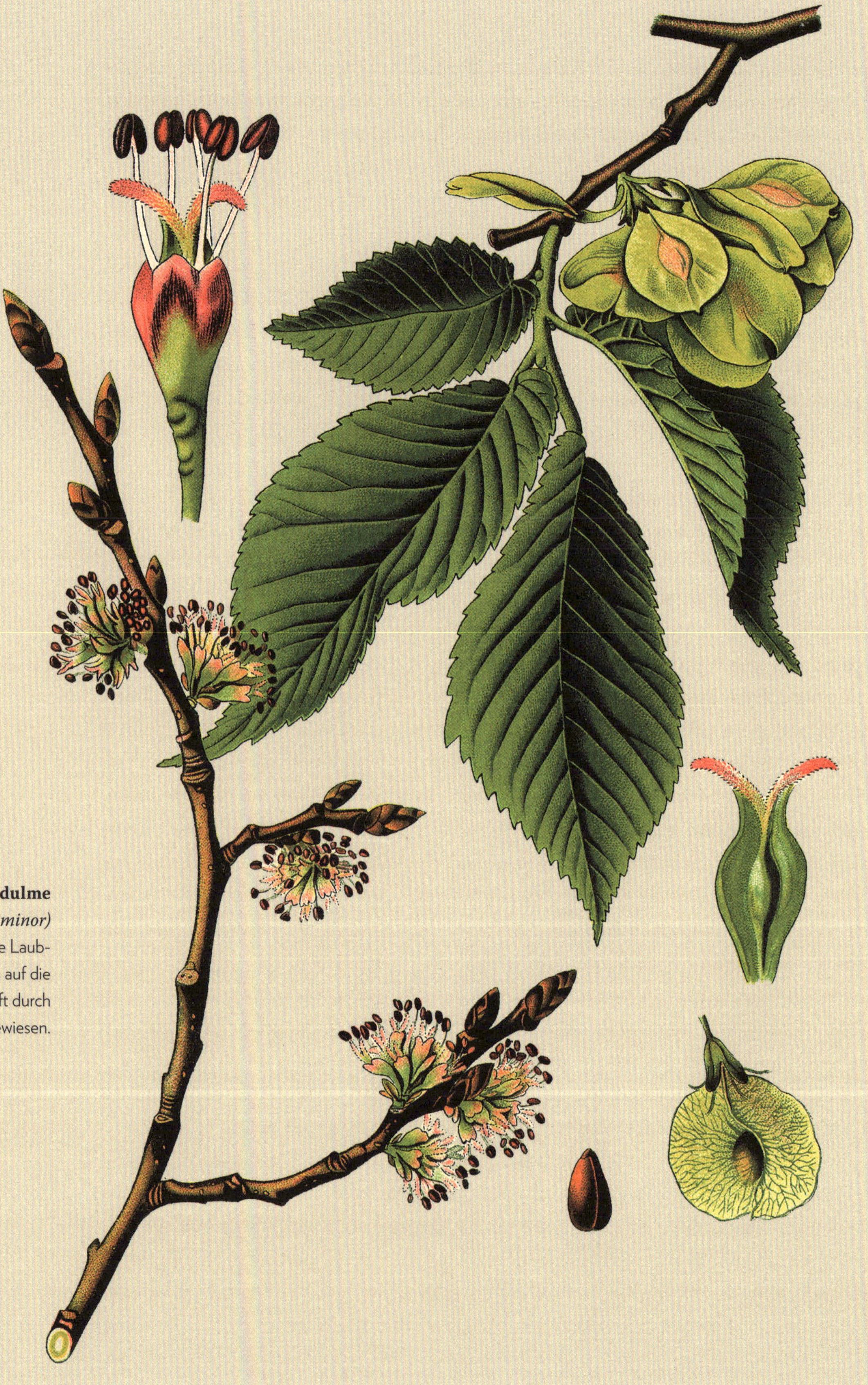

**Feldulme**

*(Ulmus minor)*

Dieser wunderschöne Laubbaum ist besonders auf die Reinhaltung der Luft durch uns Menschen angewiesen.

über vielfältige Laubholzgemeinschaften, dort oben in den dunkelgrünen Bergwäldern.

Die Beschützer indessen, die Lärchen, denen der Dank gebührt, stehen nach einem solchen Angriff gezeichnet von aller Gewalt, mit abgerissenen Ästen und zerfurchten Kronen, aber im Wesentlichen dennoch unberührt und wieder still. Dank ist es nicht, den sie wollen. Denn Dank beschäftigt sich mit dem, was war. Sie aber leben nur in dem, was ist. Außerdem sind sie nicht die Einzigen, die sich für diese Schicksalsgemeinschaft am Berghang mit ihrem Leben einsetzen. An ihnen, an ihrem Beispiel, können wir es nur besonders gut fühlen, was es bedeutet, sich plötzlich für alle hinzugeben. Von Westen, vom Atlantik her, spüren sie jede herannahende Sturmgewalt bis in die innerste Zelle. Die Walze der Vernichtung, der Orkan kommt unausweichlich auf dich zu. Seine Vorboten, peitschende Winde mit schweren Regentiraden, dringen bereits auf dich ein. Allein du stehst verwurzelt am Bergesrücken, am Ort der schlimmsten Angriffskraft. Du, Lärchenbaum, stehst dort und fühlst es. Keiner von deinen Brüdern kann dir helfen. Keiner wird dir beistehen. Allein, ganz allein musst du jetzt alle Prüfungen bestehen. Hast du deine Wurzelstränge tief genug in die Erde getrieben? Hast du stets daran gedacht, jeden Stein dort unten kunstvoll zu umkrallen, jeden unterirdischen Halt mit gewundenem Wurzelgriff zu nutzen? Hast du in deinem Stamm alle Zellen auf die große Prüfung vorbereitet? Hast du die Druckseiten verstärkt und innere Zugbänder aufgebaut, auf dass der Sturm dich unerbittlich biegen kann, im Rhythmus der Prüfung, immer wieder neu, ohne Erbarmen, deine Krone als Halt, als Angriffsfläche benutzt, um den Stamm, deinen Körper, zur Grenze des Zerberstens über den Berghang zu drücken?

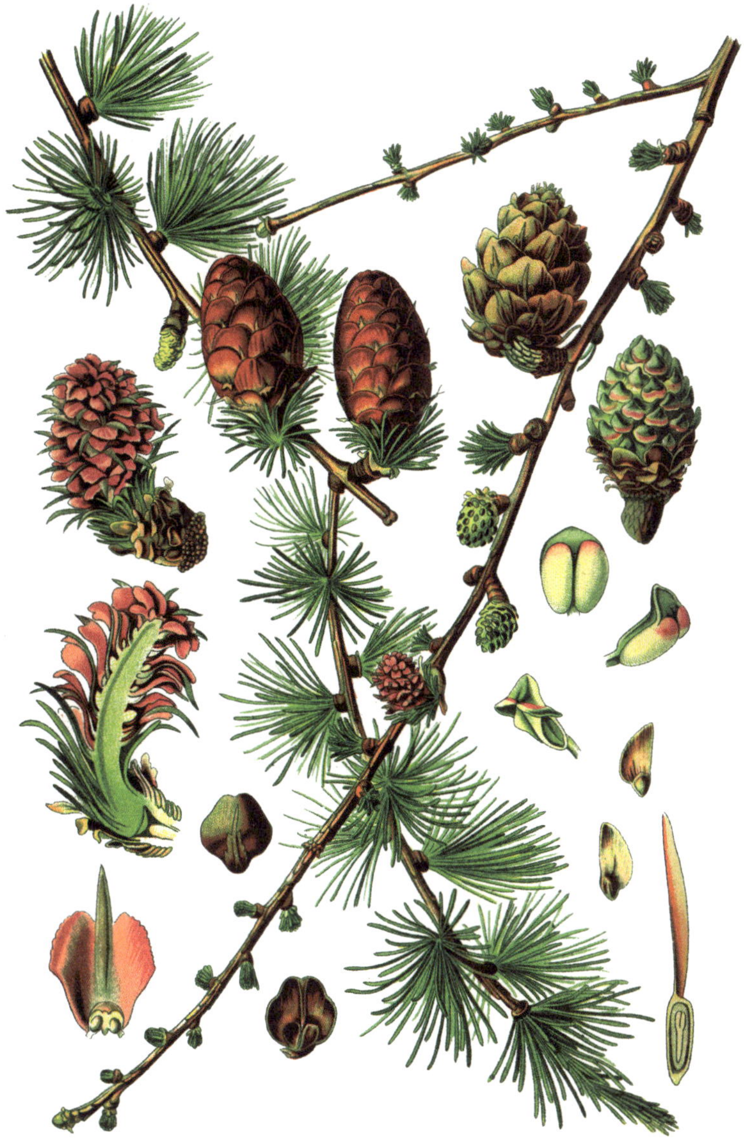

**Lärche**
*(Larix decidua)*
Mit ihren tiefen Wurzeln trotzt sie auch starken Stürmen.

Lärche, es ist so weit, der Sturm kommt jetzt. Er, der dich trügerisch jahrzehntelang unbehelligt ließ. Jahrzehnte, in denen Leichtsinn lockt. Zu schnelles Wachsen, zu sorgloses Wurzeln, zu frühes Fortpflanzen können dich verleiten. Alles Mögliche, das die Gefahr vergisst, breitet sich so leicht aus, solange es sich so gut leben lässt und milder Regen mit freundlichem Sonnenschein den Berghang streichelt.

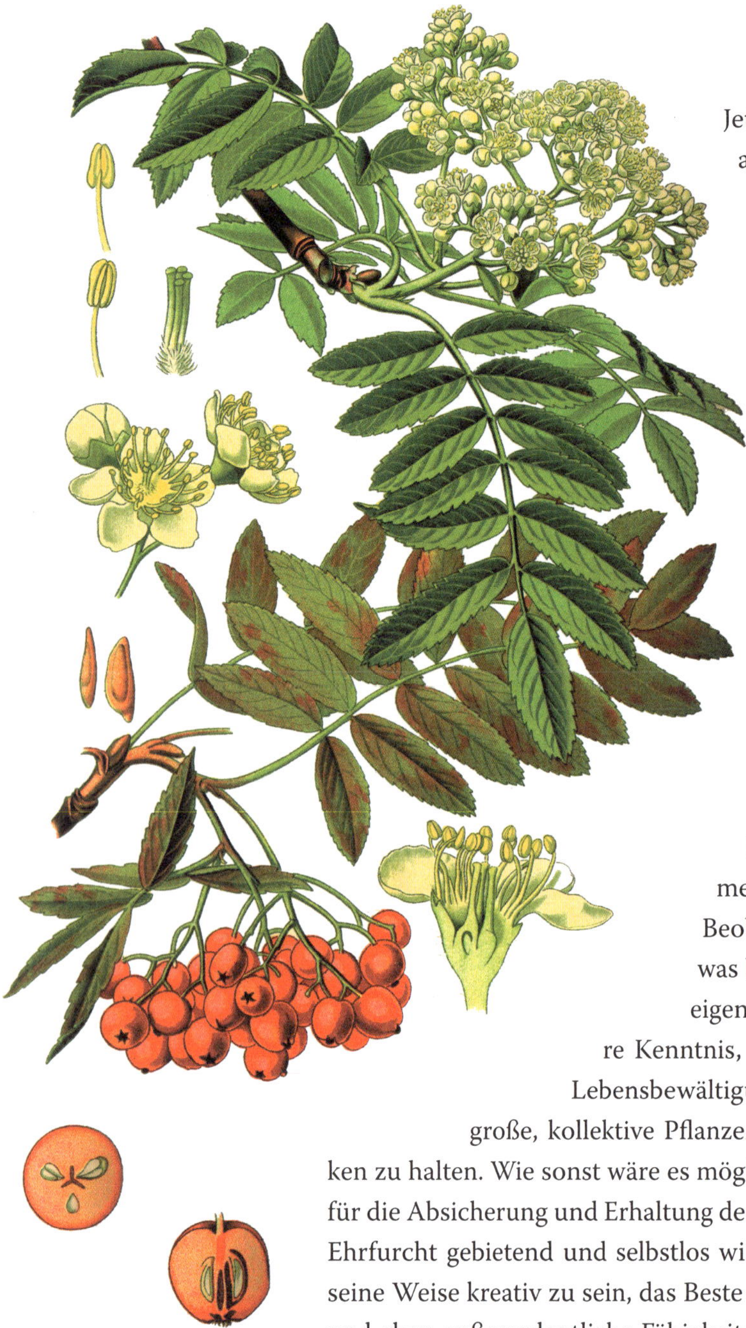

**Eberesche**
*(Sorbus aucuparia L.)*
In den Alpen ein begehrter Lieferant für den teuren Vogelbeerschnaps, der in Maßen getrunken auch nicht ungesund sein soll.

Jetzt aber, Lärche, kommt er pechschwarz vom Westen auf dich zu. Verlassen wirst du dort oben bestehen oder schonungslos die Wirkung aller Fehler vergangener Jahre büßen. Wie einsam müssen sie manchmal um ihr Überleben bangen. Wo sie sonst doch so gesellig vernetzt sind, die Bäume einer Waldgesellschaft: über ihr Wurzelwerk miteinander verflochten und verbunden durch die Äste in den Kronen, wo sie sich berühren. Inzwischen wissen wir es ja: Bäume sprechen miteinander, sie kommunizieren von Baum zu Baum. Informationen werden gezielt weitergegeben.

Der geschilderte Kampf der Lärche gegen den Orkansturm ist ein einsamer Kampf, dem sie sich letztlich stellt, um nicht nur sich selbst, sondern wieder auch ihre Mitbrüder und Schwestern der Waldgemeinschaft, die nicht so sturmfest sind, zu schützen. Dieser Kampf ist das Beispiel für die Aufgabe, die hier die Baumart Lärche übernimmt. In der Gemeinschaft aller Bäume kann für jeden Einzelnen so eine Beobachtung geschildert werden. Jeder Baum kann irgendetwas besonders gut. Natürlich wird das zuerst einmal für das eigene Überleben genutzt. Aber jeder stellt seine besondere Kenntnis, seine Fähigkeit auch in den Dienst der gemeinsamen Lebensbewältigung. Stabilität des gesamten Waldes ist ihr Ziel. Eine große, kollektive Pflanzenintelligenz scheint ihren Selbstnutz in festen Schranken zu halten. Wie sonst wäre es möglich, dass Bäume einen großen Teil ihrer Lebensenergie für die Absicherung und Erhaltung der nachhaltigen Stabilität des ganzen Waldes verwenden. Ehrfurcht gebietend und selbstlos wirken sie zusammen. Jeder einzelne Baum versucht auf seine Weise kreativ zu sein, das Beste aus seinen besonderen Lebensbedingungen zu machen und eben außerordentliche Fähigkeiten zu entwickeln. Da finden wir hangbefestigende und gegen Bodenerosion sichernde Pioniere wie Birken, Ebereschen, Espen und Weiden, die sofort zur Stelle sind, wenn ein Wald verbrennt, ein Hang abrutscht oder der Sturm riesige Hochwaldflächen vernichtet, Wind und Wasser mit dem zerstörerischen Forttragen des kostbaren Humus beginnen.

Oder die große Gruppe der Extremsportler und Spezialisten, die oft als Einzige und Erste in der Lage sind, auf besonders schwierige Standorte vorauszugehen, bis der Boden so weit umgewandelt ist, dass auch andere Bäume diese neuen Lebensräume nutzen können. Die

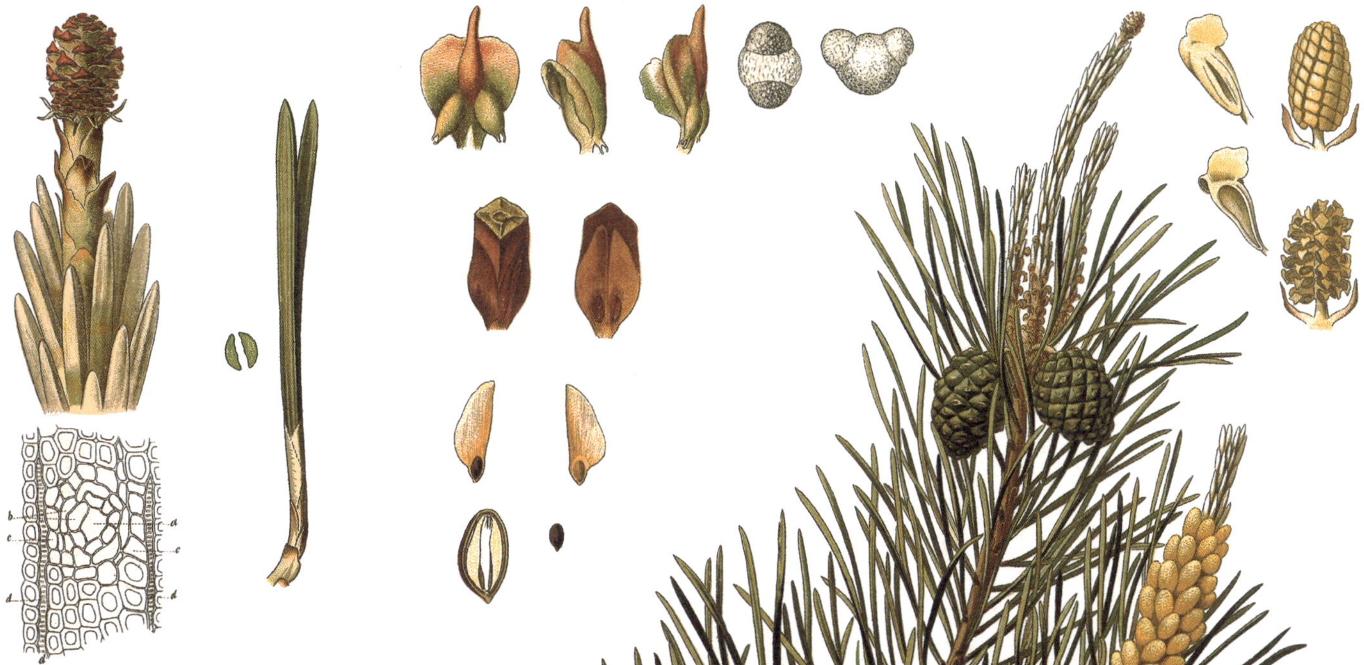

Schwarzerle etwa, die allen Warnungen zum Trotz direkt in saure Sümpfe hineinwächst, stehendes Wasser wegpumpt und Böden trockenlegt. Jedem anderen würden in diesem Morast die Wurzeln abfaulen. Die Erle hat aber einen Weg gefunden, auch diese Sümpfe für alle zu erschließen. Oder umgekehrt, die Kiefern, die trockenste Südhänge besiedeln. Auf kargsten Böden, oft auf nackten Steinen nur mit einigen Zentimetern Humusauflage gelingt es ihnen, die erste Beschattung herzustellen.

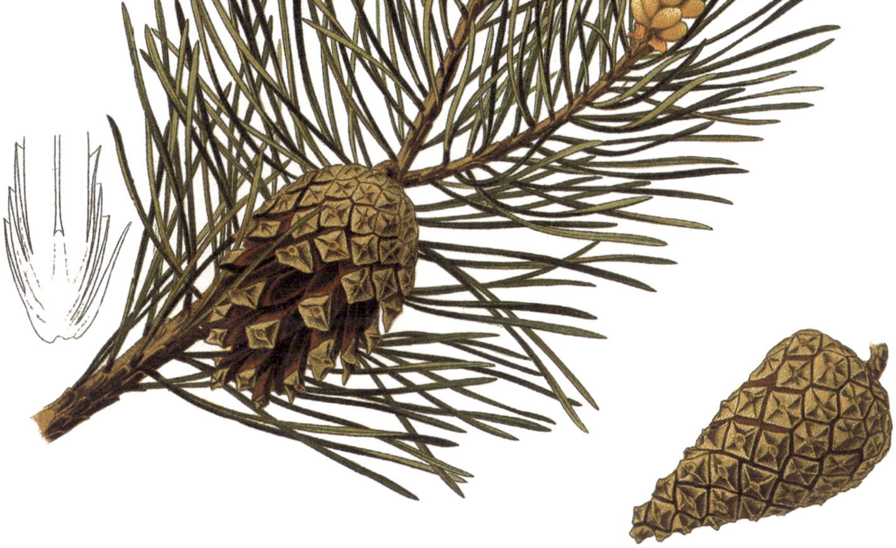

Das Verdunsten der kostbaren Wassertropfen wird somit gebremst. Der Wollige Schneeball und andere Laubbäume und Sträucher helfen bald mit. Es dauert nicht lange und die Humusdecke wächst. Staunend sehen wir, wie sich die Natur vor unseren Augen zu regenerieren vermag, neues Leben, neue Nahrungs- und Entfaltungsgrundlage für Mensch, Tier und Pflanze entstehen lässt.

Für alle Schwierigkeiten, die es auf unserer Erde gibt, kennen Bäume eine Antwort. Zur Trockenheit gibt es das ausgeklügelte Wurzelsystem der Eiche, die flache und tiefe Wurzeln

**Kiefer**
*(Pinus sylvestris)*
Sie bewaldet karge und trockene Böden wieder. Vielleicht duftet sie gerade deshalb so wohltuend.

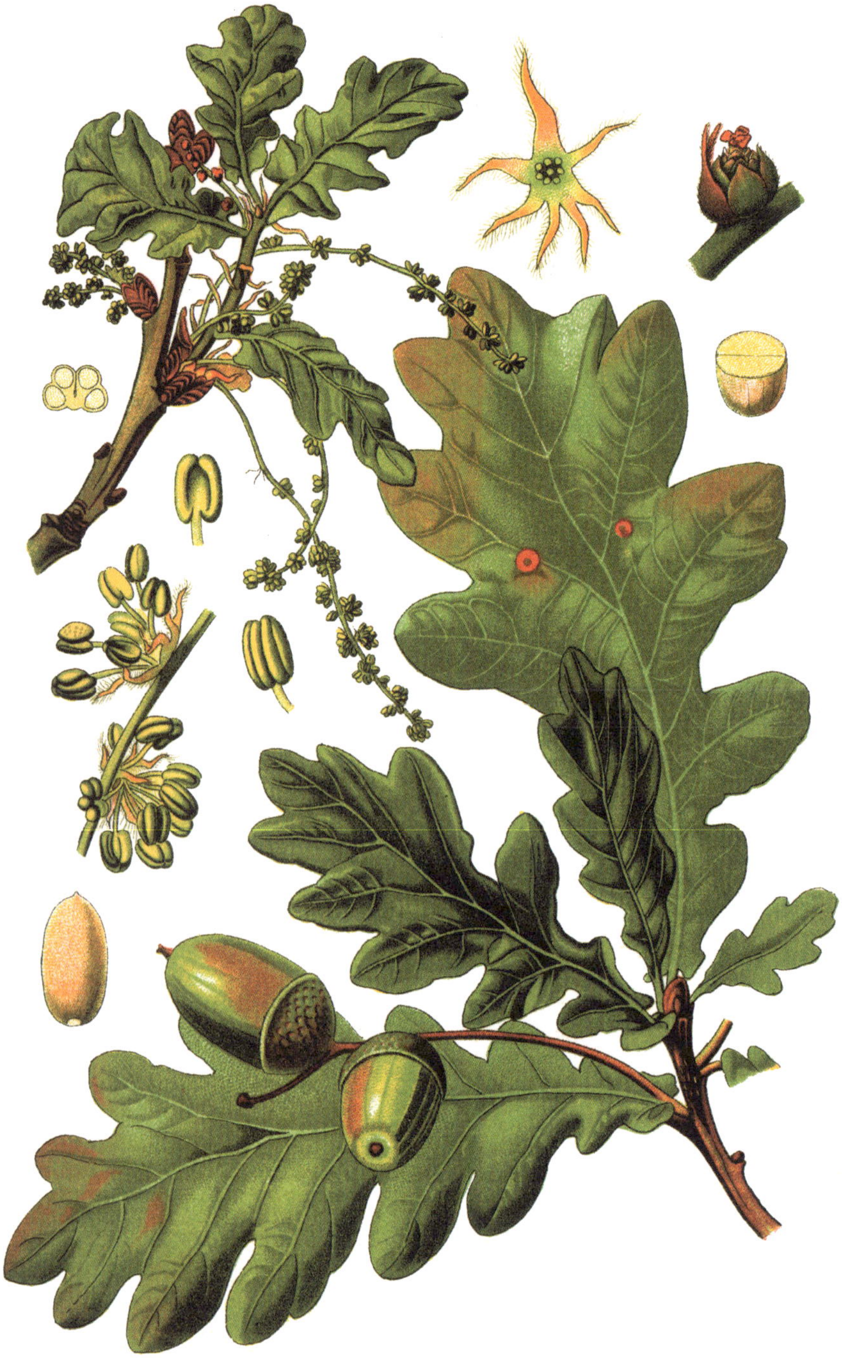

kombiniert. Mit den flachen Wurzeln nahe am Oberboden ist sie in der Lage, den wenigen Regen einzusaugen, sobald er fällt und oft nur die obere Erdschicht befeuchtet. Dies ist wichtig, weil das kostbare Nass sonst wieder verdunsten würde, ohne von tieferen Wurzeln genutzt zu werden. Mit ihren Tiefwurzeln erreicht die Eiche aber auch gleichzeitig weit unten liegende Lehmschichten, Wasserlager, Grundwasser, länger andauernde Speicher vom letzten großen Niederschlag. Auf diese Weise kann die Eiche viel tiefer und weiter ins warme, trockene Weinklima hinunterwachsen, als zum Beispiel eine Buche oder die Esche das vermag.

Wenn es noch trockener wird, schickt die Natur weitere Spezialisten. Mit Wachs überzogene, immer kleinere Blätter vermindern im Mittelmeerraum die Verdunstung auf ein Minimum. Wurzeln werden zu ausgeklügelten Wasserspeichersystemen, die mit größtem Geiz nur mehr Tropfen für Tropfen herausrücken. Sogar Jahre der Dürre werden so überstanden. Bis in wüstennahe Gebiete schaffen es diese Überlebenskünstler, Schatten und Leben spendend die Botschaft der Zuversicht unbekümmert aus sonst trostlos verdörrten Landstrichen herauswachsen zu lassen.

**Stieleiche**
*(Quercus robur)*
Gemeinsam mit der eng verwandten Traubeneiche ist sie die häufigste Eichenart Europas. Die Traubeneiche klettert aber etwas höher – bis rund 1.000 Meter Seehöhe – in die Mittelgebirge.

Ganz oben im Hochgebirge wird todbringende Dürre von klirrendem Frost, oft zehn oder elf Monate im Jahr, abgelöst. Wer geht freiwillig dorthin? Nichts will da mehr wachsen. Kein Wunder, dass es hier oft obendrein noch viel mehr Steine als Humus gibt. Oder im Urgestein finden sich so saure Böden, die keinen Baum mehr wurzeln lassen. Keinen mehr? Irgendwo taucht immer ein Spezialist auf. Hier oben in der Kälte auf den sauersten Unterlagen wird die Zirbe zur Königin der Bergwelt. Neben dem lebensfeindlichen Klima schafft sie es auch noch, mit der Säure zurechtzukommen. Ist es ein Zufall, dass gerade sie, die aus der für den Menschen lebensfeindlichsten Welt Kommende, in ihrem Inneren einige der wertvollsten und für uns Menschen lebensfreundlichsten Elixiere birgt? Öle und Harze prägen ja das duftende, begehrte Zirbenholz.

Pioniere und Spezialisten sind jedoch nur die Vorhut des Waldes. An Orten der Dürre und Hitze, des Sumpfes oder der ewigen Kälte bleiben sie die Einzigen, denen diese Lebenswelt überlassen wird. Sie bereiten vor und sichern den Boden. Oft aber nach getaner Arbeit, manchmal schon nach kurzen Jahrzehnten oder für die Bäume ebenso nicht langen Jahrhunderten, ziehen sie sich zurück. Der umgewandelte, aufbereitete Boden mit jetzt tieferem Humus, mit angelegten Wasser- und Nährstoffspeichern wird denjenigen überlassen, die wieder Neues, anderes als nur den Kampf der ersten Stunde im Sinn haben.

Es ist die Stunde der großen Bewohner und Bewahrer der tiefen Gründe. Humusbäume sind sie durch und durch. Tannennadeln und Buchenlaubstreu bildet den tiefsten kostbar schwarzen Schatz allen Lebens. Meterdicke, von Bäumen auch in Jahrtausenden nicht mehr aufzuzehrende Humusschichten sind ihr Element.

Nirgendwo auf der Welt habe ich tiefere Humuswelten gesehen als in den Bergen des Südkaukasus. Jahrtausendelange, ungestörte Waldarbeit der Baumfamilie hat an diesen Bergzeilen mannshohe, in ihren Unterhängen manchmal fünf Meter dicke und noch mächtigere Humushorizonte hervorgebracht. Über diesen Schatz wachen unvorstellbar mächtige Tannen- und Buchengestalten. Urwaldriesen mit ein, zwei Metern Stammdurchmesser durchdringen mit ihrem ebenso mächtigen Wurzelwerk die bestens durchlüftete Lebenswelt der unzählbaren Milliarden Kleinlebewesen. Unsichtbar bewohnen und erneuern sie ständig den Humus aus den herabfallenden Nadeln, Blättern und Baumresten. Unermüdlich lassen sie den ewigen Fluss der Lebenskraft dort unten strömen.

Aber Fichten und Tannen, Buchen, Eichen, Linden und viele mehr der sogenannten Schlusswaldbäume sind noch lange nicht das Einzige und das Ende im vielfältigen, lustigen, harmonischen und zugleich gnadenlosen, doch auch wunderschönen und unfassbar ernsten Spiel der Natur mit ihren größten aller Pflanzen. Es gibt so viele Ideen und Abstufungen, die eine nach der anderen sorgfältig, ohne auch nur eine einzige zu vergessen, im großen Schauspielhaus des Waldes aufgeführt werden wollen. Es könnte ja sein, dass eine noch so unbedeutend und nutzlos aussehende sich am Ende bewährt und neue wertvolle Entdeckungen für die ganze Familie bringt.

Jeder bekommt seinen Auftritt, jeder seine Chance. Niemand fragt, was er vor einer Stunde oder gar vor einem Jahr getan hat. Es tut nichts zur Sache, was er morgen und übermorgen treiben könnte. Niemand applaudiert und keine Kritik ertönt. Was sich bewährt, was sich selbst nützt und anderen Gutes tut, bleibt. Das klingt gerecht und ernst. Ist es auch, gleichzeitig kann es aber auch unerwartet komisch und kurios zugehen.

Denken wir nur an all die Obst tragenden Gesellen der Baumfamilie. Äpfel und Birnen, Zwetschken und Kirschen, all die Bunten und Süßen. Was können sie nur betören und zuckersüß großes und kleines Volk des Waldes um sich scharen. Das alles geschieht nur, weil sie ihre Samen in nahrhafte und wohlschmeckende Hüllen verpacken. Es ist ja ihre Strategie, den Tieren die verlockende Frucht anzubieten, damit ihre Samen verbreitet werden. Damit sie, die fest Verwurzelten, über Generationen gesehen auch die Chance der Beweglichkeit, der Wanderung bekommen. Wer süße Früchte mitnimmt, sie anderorts verzehrt und den Samen, die Kerne dort achtlos wegwirft, der lässt Bäume wandern.

Es gibt tatsächlich Tiere, die nicht nur wegen der verlockenden Abwechslung ihrer Speisekarte weite Wanderungen zu wohlbekannten Obstbäumen im Wald unternehmen. An manchen Orten gibt es nur an einigen wenigen, ganz bestimmten Tagen im Jahr wahre Sternwanderungen aus allen Waldesrichtungen. Ausgerechnet dann, wenn die Früchte überreif auf dem Boden liegen, kann das seltene Ereignis passieren. Hirschkühe und -kälber in den Wäldern Europas wurden gleich beobachtet wie die Großtiere der Savanne, vom Elefanten abwärts, die sich auf die gärenden Früchte stürzen. Immerhin ist da jetzt nicht mehr nur süßer Zucker drinnen. Alkohol schlummert im angefaulten Obst, das in diesem Zustand reißende Abnahme oder besser Aufnahme in die Bäuche der Tiere findet. Die Wirkung lässt nicht lange auf sich warten. Sonst hoch wachsame, wilde Fluchttiere geben sich hemmungslos dem Gelage hin. Sie torkeln, fressen weiter, verkumpeln sich auf bisher nicht gesehene Art. Jede Achtsamkeit geht plötzlich verloren. Unfassbare Tierfreundschaften gelingen bei dem sonderbaren Gelage. Nur gut, dass es bei diesen seltsamen Treffen unterm süßen Savannenbaum vom Affen bis zum Elefanten, von der Antilope bis zur Giraffe, alle Anwesenden gleichermaßen trifft. Somit ist es möglich, dass sie am nächsten Morgen mit vollem Ernst und Würde am Wasserloch gemeinsam einen sonst nicht gekannten Durst löschen. Ein unbeteiligter, kleiner Affe könnte ja gar auf die Idee kommen, den Respekt vor dem gestern noch torkelnden Elefanten zu verlieren, wenn er am besagten Abend nicht auch mitgetan hätte.

**Birne**
*(Pyrus communis)*
Wie süß und wohlschmeckend verwöhnen uns manchmal die Bäume.

Der Baum indessen, der Verursacher und Beobachter der ganzen Entgleisung, steht unbewegt an diesem und am nächsten Morgen. Er lebt ja nur im Jetzt, alles andere ist unwichtig. Ob Orkansturm oder Tiergelage, gestern ist vorüber, morgen noch nicht da. Lediglich im Kopf der Tiere könnte sich die Erinnerung einnisten, im nächsten Jahr ja nicht zu spät zu kommen …

Ihr Bäume im hundertfach verschiedenen Kleid, vom Gletscherrand am höchsten Berg bis zur wüstenheißen Steppe, ihr habt uns stets begleitet und beschützt. Ihr könnt uns heiter berauschen, vergiften und erschlagen. Ihr wärmt uns, ihr gebt uns das kostbarste Überlebensmaterial – euer Holz. Ihr habt uns Menschen mit hölzernen Flotten die Weltmeere überqueren und die ersten Fluggeräte bauen lassen. Die einzigartigen Klänge der Meistergeigen, den tiefsten Schlaf in eurer harzigen Geborgenheit verdanken wir euch allein. Was könnt ihr noch alles? Wer steckt da noch in euch, ihr Bäume?

Was lebt ihr offen und verborgen, was ist es für ein Leben, das ihr lebt? Wer treibt euch an, von woher kommt eure unverwüstliche Lebenskraft, die jede Minute zur besten eures Daseins macht?

Bäume, was werden wir Menschen von euch noch lernen?

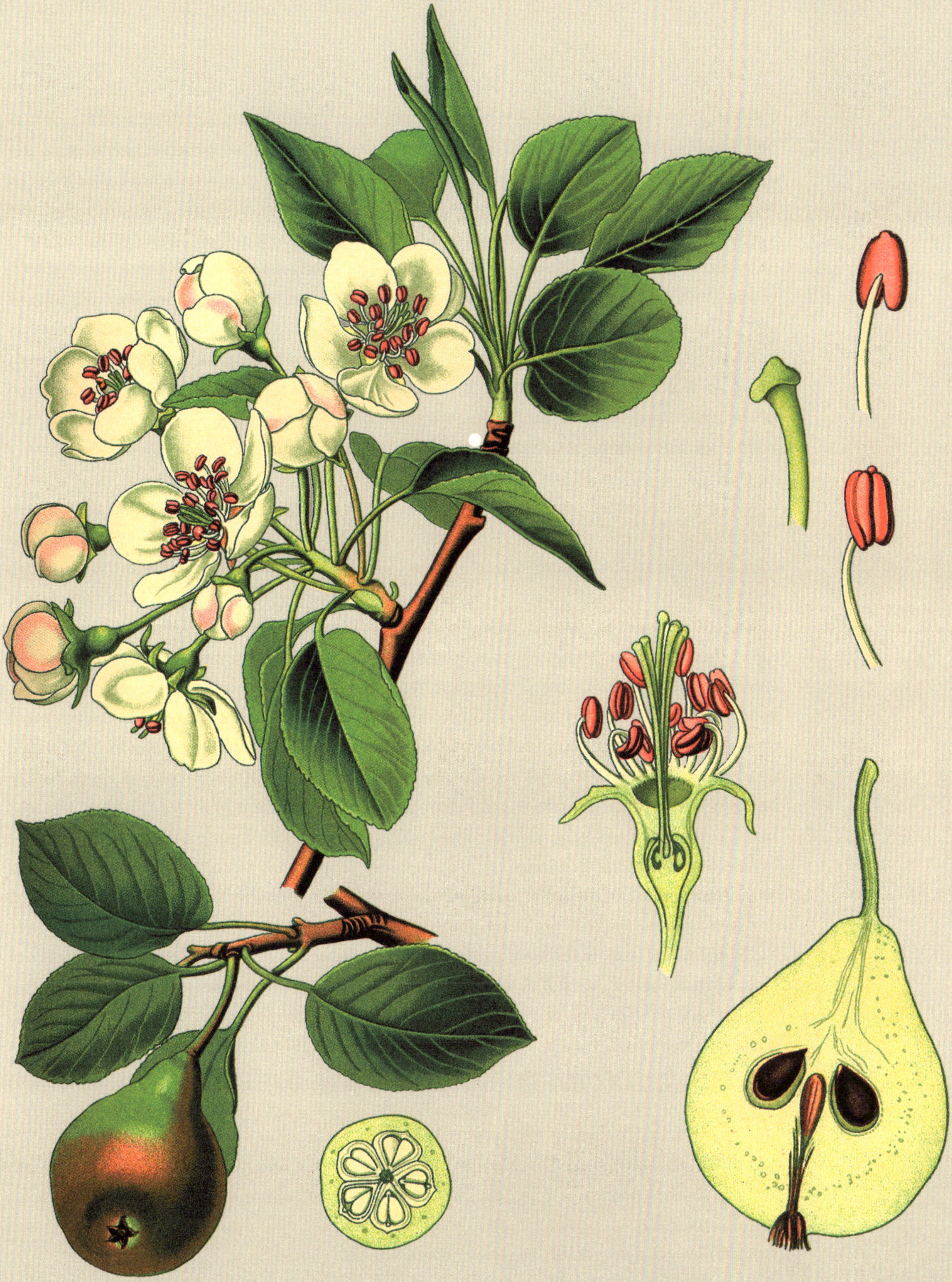

Zu allen Zeiten haben Menschen euch mit Göttern in Verbindung gebracht. Für Heil und Unheil haben wir euch verantwortlich gemacht. Unter euch haben wir gerichtet, geräuchert, geopfert, gebetet und bitter geweint, gebechert und gezecht, gefeiert und geheiratet, sind geboren worden und gestorben.

Ihr aber habt stets unbekümmert um all das jeden Augenblick zum einzig wichtigen eurer Existenz gemacht. Ihr habt – und da sind wir uns endlich gleich – Versuch an Versuch gereiht, seid aus dem winzigen Samenkorn entsprungen und wollt eurer Bestimmung folgen.

Wir sind so sehr an euch gebunden. Ihr Bäume ward es ja, die über Hunderte von Jahrmillionen das Kohlendioxid der Atmosphäre durch verschüttete und überflutete Wälder als Kohle und Erdöllager in die Erde eingelagert habt. Erst dadurch ist das Weltenklima so mild geworden, dass Säugetiere und später Menschen auf Mutter Erde erscheinen konnten. Ihr Bäume habt unseren Weg bereitet.

In unserer Achtlosigkeit haben wir Menschen uns von den gespeicherten fossilen Energien, von Öl- und Gasverbrennung, von Kohlekraftwerken abhängig gemacht. Dieses Problem der Klimaerwärmung können wir nur mit eurer Hilfe lösen. Zu schnell haben wir das von euch eingelagerte Kohlendioxid durch Verbrennung wieder in die Luft geblasen. Jetzt können wir nur reparieren, indem wir euer Holz ernten und in unsere Häuser und überall, wo es möglich ist, bleibend verbauen. Nur so wird wieder $CO_2$ aus der Luft herausgenommen und dauerhaft eingelagert. Die Bauwirtschaft weitgehend auf Holzbau umzustellen ist eine der ganz wenigen, unumstrittenen Möglichkeiten, die wir Menschen noch haben, um den Schaden durch die unmäßige Verbrennung von Erdöl, Kohle und Gas wenigstens teilweise wieder rückgängig zu machen. Außerdem wird für die Erzeugung eures kostbaren Rohstoffes keine Produktionsenergie außer dem Sonnenlicht verbraucht, endlich kein Öl mehr verbrannt, kein Müll mehr hinterlassen. Holz wächst ja allein durch Sonnenenergie, und Holz kann jederzeit wieder in die Natur zurückkehren.

Bäume, durch eure perfekte Kreislaufwirtschaft im Wald gebt ihr uns das Bild, die fertig entwickelte Anleitung für ein Leben mit den Strömen der Natur. Ein Leben ohne Kampf und Zerstörung der Harmonien von Mutter Erde. Mit eurem Vorbild kann unsere Arbeit, unser Nehmen und Geben, wieder zum Teil des großen Naturkreislaufes werden.

Ihr Bäume lebt uns Menschen täglich vor, wie Wettbewerb und Egoismus in Grenzen gehalten werden. Wettbewerb, bei dem die Bäume nicht in den Himmel wachsen, bei dem ein Einziger nicht auf die Idee kommen kann, die ganze Welt zu beherrschen, das ist eine gesunde Kraft zur Stärkung eures ganzen Waldes.

In einer Zeit, in der wir Menschen die Globalisierung leben, Konzerne mächtiger sind als ganze Nationalstaaten, die Finanzwirtschaft sich wichtiger wähnt als alles reale Arbeiten und Wirtschaften, in dieser Zeit, ihr Bäume, wird eure Anleitung zur Selbstbeschränkung, euer Gebot, „nicht in den Himmel zu wachsen", zur wichtigen Wirtschaftstheorie, die hoffentlich bald den Eingang auch in unsere Universitäten findet.

Vorurteilslos jede Kreativität zulassen, Wettbewerb, ja unbedingt – aber in gesunden Grenzen, und schlussendlich die Kreislaufwirtschaft: Alles, was ihr der Natur entnehmt, wird unvergiftet oftmals wiederverwendet und am Ende zurückgegeben.

Auf diesen Wegen werden wir die Heilung und Gesundung von Mutter Erde, dem großen, alles verwebenden Organismus, lernen. Ihr Bäume, könnt ihr uns auch dann begleiten, wenn es um unsere eigene Heilung und Gesundung geht? Ist es möglich, durch euch ganz einfach und direkt zum altbewährten Wissen der Natur zu gelangen, um mit einer schweren Erkrankung besser zurechtzukommen oder, nicht weniger wichtig, einfach nur, um gesund zu bleiben? Eine robuste Gesundheit, unverwüstlich wie die Lärche, die den Sturm am Bergrücken übersteht, wünschen wir uns. Könnt ihr uns dabei helfen, diesen Schatz zu finden?

Gesundheit – was ist es, das wir Menschen uns seit allen Zeiten so sehnsüchtig wünschen? Ist es das ungestörte Funktionieren unseres Körpers? Stets dienstbereit zu allen Zeiten verfügbar soll er sein, um all unsere Fantasien auszuleben? Ist es das allein, die Maschine Körper start- und fahrbereit zu haben, oder liegt noch mehr dahinter? Für die Gesundheit anderer haben wir meist ein ganz gutes Gefühl. „Der schaut aber nicht mehr gut aus, sieh dir seine Haut an, oder die Bewegungen, die Vergesslichkeit", heißt es dann. Auch bei Tieren und bei Bäumen merken wir rasch, wenn etwas nicht mehr stimmt. Wir fühlen es, wenn innere Harmonien gestört sind. Auch wenn wir die Ursache nicht gleich benennen können, das Gespür für Gesundheit liegt tief in uns.

Robuste, erfrischende Gesundheit ist natürlich viel mehr als das Fehlen offensichtlicher körperlicher Defekte. Diese Defekte, die wir bei uns Menschen Krankheit nennen, sind ja erst der Ausbruch nach einer ungesunden Entwicklung. Die umfassende Gesundheit hat sich meist schon einige Zeit vor dem Ausbruch der Krankheit verabschiedet. Innere Ausgewogenheit ist schon vorher verloren gegangen. Auch den gesunden Wald erkennen wir an der Balance, in der alle Teile dieses Organismus miteinander leben. Vom kleinsten Insektenwesen bis zum großen Hirsch, vom kleinen Moos bis zum mächtigsten Hochwaldbaum leben alle in fein ausgewogenen Harmonien. Im gesunden Wald gibt es einen ewigen, schaukelnden und regulierenden Fluss der Beziehungen aller Wesen zueinander. So werden Gleichgewichte bewahrt, Verhältnisse zueinander in Schwankungsbreiten gehalten, die allen gut tun. Auch zur sogenannten unbelebten Welt, zum Erdboden und Wasser, zur Witterung, zu Licht, Luft und Sonne gibt es austarierende Rhythmen. Selbst Mondschein und Sternentakt werden heute von der modernen Wissenschaft widergespiegelt im Leben der Pflanzen entdeckt. Balance und Harmonie zueinander heißt die erste Antwort der Natur, um ihre Lebenswelten für alle funktionsfähig und gesund zu halten.

Was bedeutet das aber für unser persönliches Streben nach Gesundheit? Wie können wir unsere Lebenskräfte stärken und gesunden lassen?

Das Leben der Bäume schenkt uns eindrückliche Bilder, die klare und eindeutige Hinweise auf die Quellen zur Gesundheit und zu einem langen Leben geben. Sehen wir uns einige dieser Baumbilder näher an.

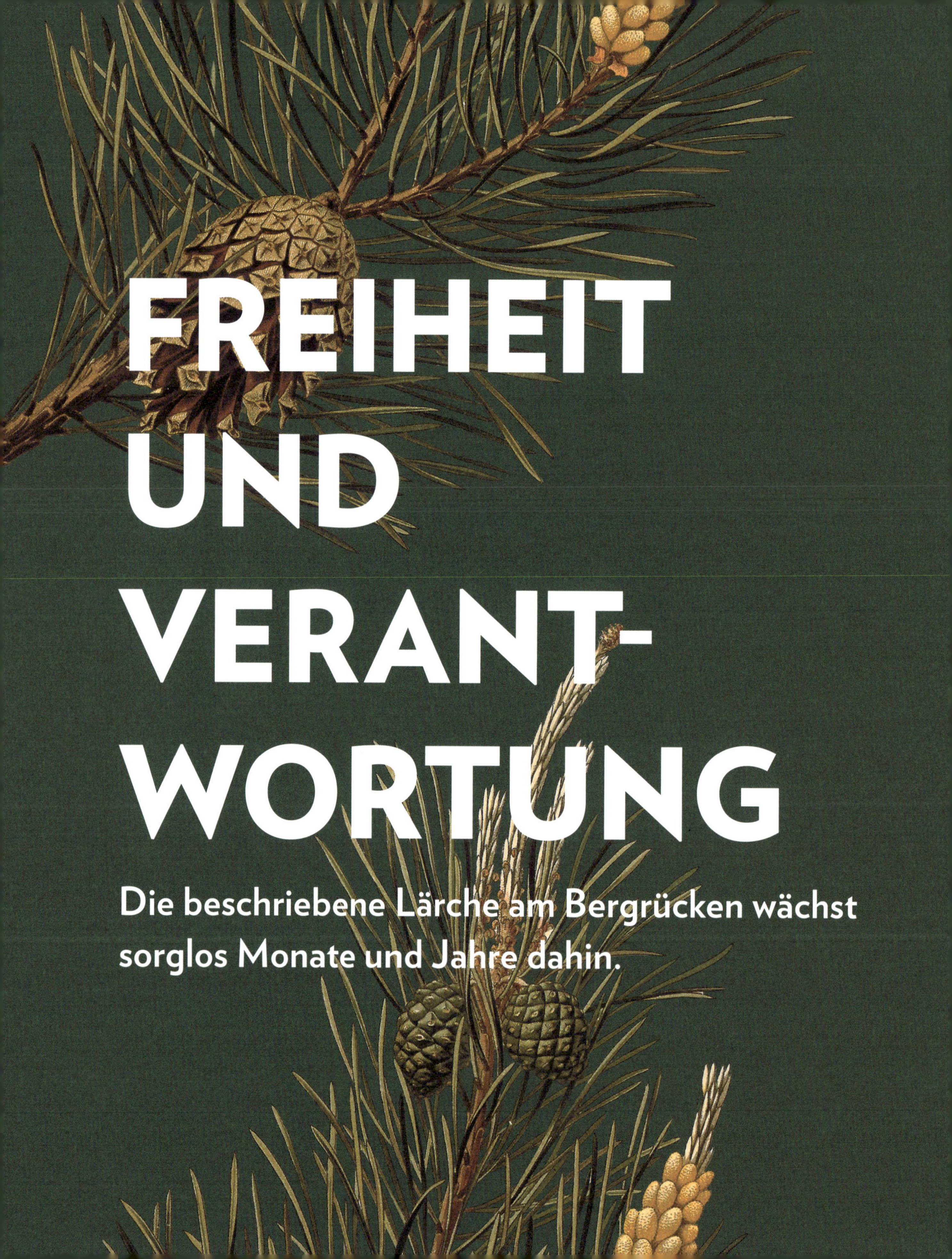

# FREIHEIT UND VERANT-WORTUNG

Die beschriebene Lärche am Bergrücken wächst sorglos Monate und Jahre dahin.

Doch eines ist ganz sicher: Der Tag des Jahrhundertsturmes kommt gewiss. Niemand weiß es, ob er morgen kommt, in 10 Jahren oder erst in 50 Jahren. Vielleicht treffen sie in einem Jahr sogar drei Orkane. Womöglich geschieht das kleine Wunder, dass ein Baumleben lang einmal gar kein ganz schlimmes Ereignis eintritt. Sicher ist nur: Wenn der Sturm kommt, dann ist die Lärche und nur sie allein für sich verantwortlich. In der letzten Prüfung zwischen Leben und Tod liegt alles Bestehen oder Untergehen in ihrer eigenen Hand. Hierin ergeht es uns Menschen genau gleich. Die letzte Verantwortung für unsere Gesundheit liegt ganz allein bei uns.

Es ist wohl die größte Gesundheitsillusion unserer modernen Zeit, dass viele Menschen glauben, die Gesundheit, die Heilung von Krankheit getrost ihrem Arzt, dem Krankenhaus, den Medikamenten überlassen zu dürfen. Bequem haben sie dann selbst mit dem lästigen Thema nichts mehr zu tun. Bäume, die das denken, knicken im Sturm. Menschen, die das glauben, werden im Ernstfall enttäuscht. Kein Arzt kann sie auch nur von einem Schnupfen heilen. Es ist einzig unser Körper, wir selbst sind es, die uns heilen können. Der Arzt unterstützt und fördert den Prozess – im besten Fall. Ein guter Arzt ist ein Diener und Unterstützer aller Heilkräfte unseres Körpers.

In jedem Menschen ist das Potenzial angelegt, jede auch noch so schreckliche Krankheit zu heilen. Unser Problem besteht lediglich darin, den Weg dorthin zu finden. Unzählige Blockaden, die wir durch unser Leben eifrig ergänzen und ausbauen, verhindern unseren Weg zur Heilung. Unsere Aufgabe, unsere Verantwortung ist es daher, bei einer Krankheit die Auflösung dieser Blockaden zu finden, die Selbstheilungskräfte zu entfalten. Ärzte, Medikamente, psychische Begleitung, Naturheilmittel, geistige und Seelenkräfte, sie alle sind bei guter Anwendung großartige Helfer zur Blockadenlösung. Die Heilkraft selbst liegt aber nur in uns.

Wer gesund ist und es auch bleiben will, ist ebenfalls von der Lärche am Bergrücken gut beraten. Nur sie selbst kann für sich allein entscheiden, was sie heute tut, dort oben am mild von der Sonne beschienenen Hang. Nur sie allein kann sich für den großen Sturm rüsten oder eben etwas anderes tun. Das ist das Einzige, was zählt. Was wir jetzt essen und trinken, wie wir heute wohnen und arbeiten, wie wir uns bewegen, was wir denken und fühlen: Allein darin liegen die uns möglichen Entscheidungen für ein langes oder kurzes Leben, für eine gesunde oder kranke Zukunft, für Fröhlichkeit oder Trübsal.

Keinem Arzt, keinem Krankenhaus und keinem Medikament kann die Verantwortung in die Schuhe geschoben werden, wenn sich ein Mensch jahrzehntelang von der Natur abkapselt, sich vergiftet. Wer dann im Sturm knickt, dem kann die moderne Medizin im besten Fall seine Leiden verlängern. Die Verantwortung für das Offenhalten unseres inneren, robusten Gesundheitspotenzials haben nur wir selbst. Denken wir an das Bild der Bäume im Wald. Es gibt keine Jury, keine Obrigkeit, die bestimmt, was der Einzelne versuchen darf oder was zum Unsinn erklärt wird. Im großen Schauspielhaus erhält wie gesagt jeder seine Chance. Jeder kann versuchen, sein Potenzial zu leben, seine eigenen Ideen umzusetzen. Was für eine grenzenlose Freiheit bietet sich da.

Es gibt aber auch niemanden, der applaudiert. Weder Kritik noch Zustimmung sind von Bedeutung. Es zählt nur eine einzige Frage: Bringt dieser Versuch Gutes? Für denjenigen, der ihn lebt, und für die ganze Gemeinschaft.

Es gibt hier niemanden, der dem Baum im Sturm hilft, wenn er seine Wurzeln zu schwach angelegt hat. Die Verantwortung bleibt immer bei dem, der seine Freiheit lebt. Verantwortung und Freiheit sind das untrennbare Geschwisterpaar im Schauspielhaus des Lebens.

Lob und Anerkennung werden dadurch geäußert, dass Bewährtes ohne Vorurteile übernommen wird und bleibt. Versuche, die nichts bringen, weder dem Erfinder selbst noch der Allgemeinheit, verschwinden sehr rasch. Sie verschwinden meist mitsamt demjenigen, der den Versuch gelebt hat. Bewährtes bleibt, der Rest verschwindet!

Die Quelle, aus der alle schöpfen, ist ihr inneres Potenzial. Bäume weisen uns darauf hin: Nur dieses Leben, das ich geschenkt bekommen habe, zählt. Dort finde ich Chancen und Heilung, Lebenskraft und Erfüllung.

## DER BORKENKÄFERÜBERFALL

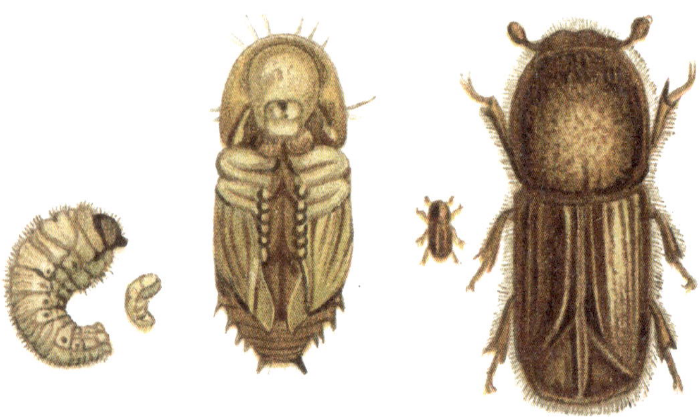

**Fichtenborkenkäfer**
*(Bostrichus typographus)*
Im gesunden Wald lebt er in harmonischem Gleichgewicht mit seinem Wirtsbaum, der Fichte.

Das nächste Baumbild bezieht sich auf die Erhaltung unserer Lebenskraft. Bäume zeigen uns Menschen besonders bildhaft, was es heißt, im Augenblick zu leben. Der Gedanke an gestern und an morgen erzeugt Traurigkeit, Sorgen und Angst. All das kostet Energie und Lebenskraft.

Ganz anders ist die Wirkung der Gedanken beim Tun im Jetzt. Gedanken, die genau das betreffen, was wir gerade tun, berühren unser Herz. Sie bewegen und stärken uns. Im Augenblick erleben wir immer, wie wir gerade das meistern, was soeben geschieht. Egal, ob wir nur atmen, einschlafen, arbeiten oder uns bewegen. Es geschieht gerade und wir erleben es. Das macht Mut, Zuversicht und Freude.

Unsere Bäume, denen wir so oft jede Wahrnehmung absprechen, sind regelrecht ein Prototyp für das Bild des Im-jetzt-Seins. Immerzu kümmern sie sich nur darum, was im Augenblick geschieht. Alle Information, die ein Baum aussendet, bezieht sich auf das Jetzt. Wenn Insekten angreifen, informiert er seine Mitbrüder und ruft die Fressfeinde der Insekten.

Beim Borkenkäferüberfall auf eine kranke oder geschwächte Fichte wissen die umliegenden Fichten im Nu, was hier vor sich geht. Sie wissen auch, dass die Borkenkäfer im Fall eines Sieges sich an der überwältigten Fichte derart vermehren, dass sie nun gestärkt in großer Zahl auch den Überfall an gesunden Fichten riskieren können. Was also tun, wenn man so etwas voraussieht? Was tun die anderen, was soll geschehen, wenn die Botschaft vom Käferüberfall eintrifft? Biochemiker können es messen, was die Fichten tun. Sie beginnen augenblicklich rund um den Überfallsort der Borkenkäfer auf die kranke Fichte ihr inneres Chemielabor umzustellen. Es werden Abwehrstoffe, Harze produziert, um sich für den drohenden Angriff zu rüsten. Das geschieht in einem Umkreis von ungefähr einer Baumlänge. Alle Fichten, die innerhalb der Gefährdungszone stehen, informieren sich gegenseitig. Strategisch abgestimmt, bereiten sie sich gemeinsam auf die Abwehr des drohenden Unheils vor. Bäume in der großen Waldgemeinschaft sind normalerweise geselliger, verbundener, als wir Menschen uns vorstellen können.

Duftmoleküle und elektromagnetische Schwingungen sind wohl die wichtigsten Informationsträger, die eifrig ausgetauscht werden. Intelligent und ausgeklügelt helfen Bäume zusammen. Sie kommunizieren nicht aus Zeitvertreib – oder nicht nur. (Vielleicht werden uns auch hier künftige Forschungen noch staunen lassen.) Jedenfalls wissen wir heute, dass der Wald eine höchst intelligent vernetzte und verwobene Lebensgemeinschaft ist.

Nicht nur ein Borkenkäferüberfall, auch alle anderen Umwelteinflüsse, die auf den Baum einwirken, sind das, was ihn augenblicklich bewegt und seine Reaktionen hervorruft.

Wenn sich die Erde bewegt, ein Hang rutscht, misst er genau die neue statische Anforderung und bildet neue Druck- und Zugzellen aus, um sich neu abzustützen und sich anzupassen. Alle Tage verändert er seine Inhaltsstoffe, immer an die jeweilige Rhythmik der Natur angepasst. Wird ihm eine Wunde geschlagen, teilt er den Mikroorganismen im Boden sofort sein Bedürfnis an wundversorgenden Harzen mit, damit diese die benötigten Nährstoffe zur Heilung aus dem Humus lösen …

## NICHT BEURTEILEN

Alles, was der Baum tut, hat stets mit dem Augenblick zu tun. Sein großes Lebensziel verliert er dabei nie aus den Augen. Er will die Lebensgrundlage, den Waldboden erhalten, vielleicht sogar verbessern, um dann die Samenkörner mit allen Geheimnissen, das ganze Baummysterium wieder dorthin zurückzulegen. Diese Bestimmung erfüllt ihn ganz offenbar. Was die anderen tun, ist nicht seine Sache. Seine Entscheidungen werden seinen Weg prägen. Trotzdem sind Bäume keine eigenbrötlerischen Egoisten. Im Gegenteil, die anderen werden genau wahrgenommen. Wo es nötig und sinnvoll ist, wird zusammengeholfen. Es gibt jede Form des sozialen Zusammenlebens, den Wettbewerb der Jugend, das Zusammenrücken des Alters, gemeinsames Durchstehen und Durchleiden aller Prüfungen. Miteinander werden der Wasserhaushalt, der Materialkreislauf vom Humus bis zum Bau turmhoher Baumriesen klug geregelt und gemeistert. Miteinander feiern sie das Fest der körperlichen Entfaltung. Grüne Kronen werden hoch in den Himmel aufgeschwungen.

Aller Sturmgefahr zum Trotz wagen sie das kühne Projekt. Aber eines tun sie nie: Sie schimpfen nicht über andere, respektieren deren Entscheidungen. Sie gehen durchaus ver-

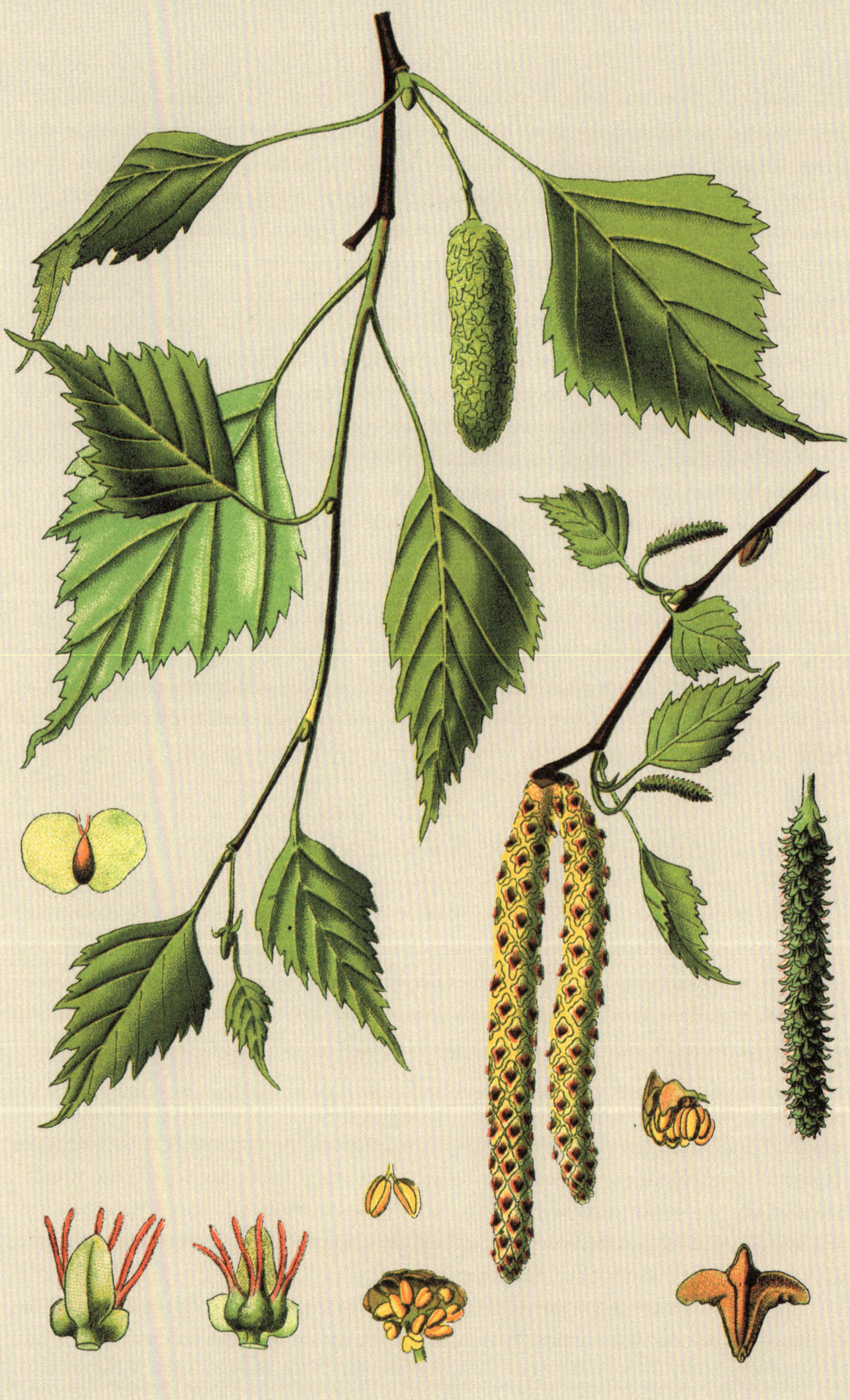

**Birke**

*(Betula pendula)*

Die luftige Birke steht für Leichtigkeit und Kreativität. Birkenwasser für die Haare und der Tee für Nieren und Blase sind altbekannt.

schiedene Wege. Oft auf engstem Raum sehen wir ganz verschiedene Entwicklungsstrategien. Jung wachsen Eichen und Lärchen, starten lichthungrig im Sprint nach oben. Tannen oder Buchen hingegen warten ab. Sie entwickeln ein Schatten ertragendes Laub- oder Nadelkleid, um im Unterholz auszuharren, bis ihre Stunde gekommen ist. Der eine rennt los, der andere beginnt mit jahrzehntelanger Geduld. Birken werfen ihre Samen millionenfach und achtlos in den Wind.

Voller Vertrauen lassen sie los, was immer daraus entstehen mag. Nussbäume rüsten ihre Gene in schwere Überlebenspakete. Sie statten sie mit energiereichster Nahrung aus, damit sie von Helfern, dem Eichhörnchen und manchem Vogel, verbreitet und über Täler und Berge getragen werden. Auch beim Apfelbaum fällt die Frucht sprichwörtlich nicht weit vom Stamm. Er scheint es zu wissen. Wer den anderen so köstliche Früchte schenkt, dem wird auch bei der Verbreitung seiner Kinder geholfen. Wie einfallsreich, wie unterschiedlich sind doch all diese Strategien der Bäume zur bestmöglichen Erhaltung der eigenen Art.

Niemals käme ein Baum auf die Idee, über den anderen zu lachen, sich selbst dadurch zu erheben. Vielfalt ist die Bestimmung der Natur. Alles darf versucht werden, das ist ihr Gesetz. Jeder verwendet seine Kraft für seinen Weg.

Auf uns Menschen übertragen, offenbart das ein wichtiges Geheimnis zum langen Leben. Ich erinnere mich an die Tage, als unsere Kinder noch im Vorschulalter herumtollten. Zu Besuch bei den Urgroßeltern gab es manchmal ein lustiges Schauspiel. Der Urliopa, damals schon über 80 Jahre alt, erfreute sich einer sagenhaft robusten Gesundheit. In seinem hohen Alter übte er noch die anspruchsvolle Zimmermannsarbeit aus. Am Sonntag wurde gerastet, solange ihm die Kinder seine Ruhe ließen. Natürlich liebte er seine Urenkel. Und die liebten es, wenn der Urliopa im Garten einen Handstand machte und begann, auf den Händen rund um das Haus zu marschieren. Oft genug ließ er sich zur Erheiterung der Kinder zu dem Kunststück überreden. Wir haben uns dann gefragt, wie kann ein Mensch mit 80 und später bald 90 Jahren so unverwüstlich gesund sein? Welches Geheimnis liegt dahinter? Medikamente oder auch Naturheilmittel waren für den Opa kein großes Thema. Lärchenpech war das Einzige, was er verwendete, wenn es einmal eine Verletzung oder Schnittwunde gab. Er war ja nie krank. In der Zimmerei, in der er sein ganzes Leben lang ohne Wechsel der Arbeitsstelle gearbeitet hat, gibt es die unglaubliche Krankenstandsstatistik vom Gottlieb. Er war nie (!) krank. Abgesehen von zwei Tagen, nachdem ihm ein herabfallendes Beil eine Schnittwunde zugefügt hatte, die genäht werden musste, ist er sein ganzes Leben ohne Krankenstandstag frühmorgens zur Arbeit erschienen. Opa hat ein ganz normales Leben geführt. Allerdings liebte er seine Arbeit und hat uns stets vorgelebt, am Morgen gesund in die Arbeit zu gehen, das ist die helle Freude. Er liebte die Musik und wirkte sein Lebtag lang bei der Musikkapelle mit. Für Holz und Bäume hatte der Opa ein seltenes Gefühl. Ein Leben lang errichtete er Häuser, Ställe, Scheunen, Berg- und Almhütten, Brücken und Zweckbauten. Niemals wurde eine

Konstruktion statisch berechnet. Opa „wusste" einfach, wie etwas dimensioniert sein musste. Er repräsentierte noch eine sonst schon untergegangene Handwerkswelt. Gefühl und Erfahrung anstelle von Berechnung, hieß das heute merkwürdig anmutende Konzept. In meinen Anfängen im Holzbau war er stets an meiner Seite. Interessiert saß er über Plänen und Detailzeichnungen und dann kam ein kurzer Kommentar: „Das passt!", oder Ähnliches.

Woher hatte er seine Lebenskraft? In einem war er den Bäumen gleich geworden. Er interessierte sich vor allem für seine Arbeit und seine Familie. Dorthin flossen seine Aufmerksamkeit und Energie. Wenn jemand im Dorf auch noch solchen Unsinn trieb, vom Opa hörte man nie ein schlechtes Wort. Schimpfen über andere, das gab es bei ihm nicht. Manchmal lächelte er und ging an seine Arbeit oder heim in das selbst gebaute, bescheidene Haus aus Holz.

Eine Reihe von erstaunlich gesunden Menschen, die bis ins hohe Alter mit ihrer Arbeit, mit Musik, mit dem Garten, Bienen oder Sonstigem aktiv und wach geblieben sind, durfte ich in meinem Leben kennenlernen. So verschieden Menschen und ihre Lebenswege sind, in einem Punkt gleichen sich die gesund und aktiv alt Gewordenen, die ich kenne, alle: Sie bewerten nicht oder nur ganz wenig von dem, was andere Menschen rundherum treiben. Schimpfen, Ärger, negative Gedanken sind eine unglaubliche Leckstelle, an der unsere Lebensenergie ausfließt. Diesen Energieverlust zu vermeiden, gehört zur Weisheit alt gewordener Menschen. Eine Analogie, die durchaus auch in der Natur sichtbar ist. Kritik im Sinne von Schlechtreden anderer und Herumnörgeln wäre dort eine ungeheure Energieverschwendung, die sich keiner leisten will. Bäume verfolgen still und unbeirrt vom äußeren Treiben ihr Lebensziel. Machen wir uns das zunutze. Unbeirrt vom Vergangenen und Zukünftigen, unbeeindruckt vom Treiben ihrer Freunde verfolgen Bäume freundlich ihren Lebensweg. Jetzt, in diesem Augenblick.

**Apfel**
*(Malus domestica)*
Ein Apfel am Tag lässt den Menschen länger leben.

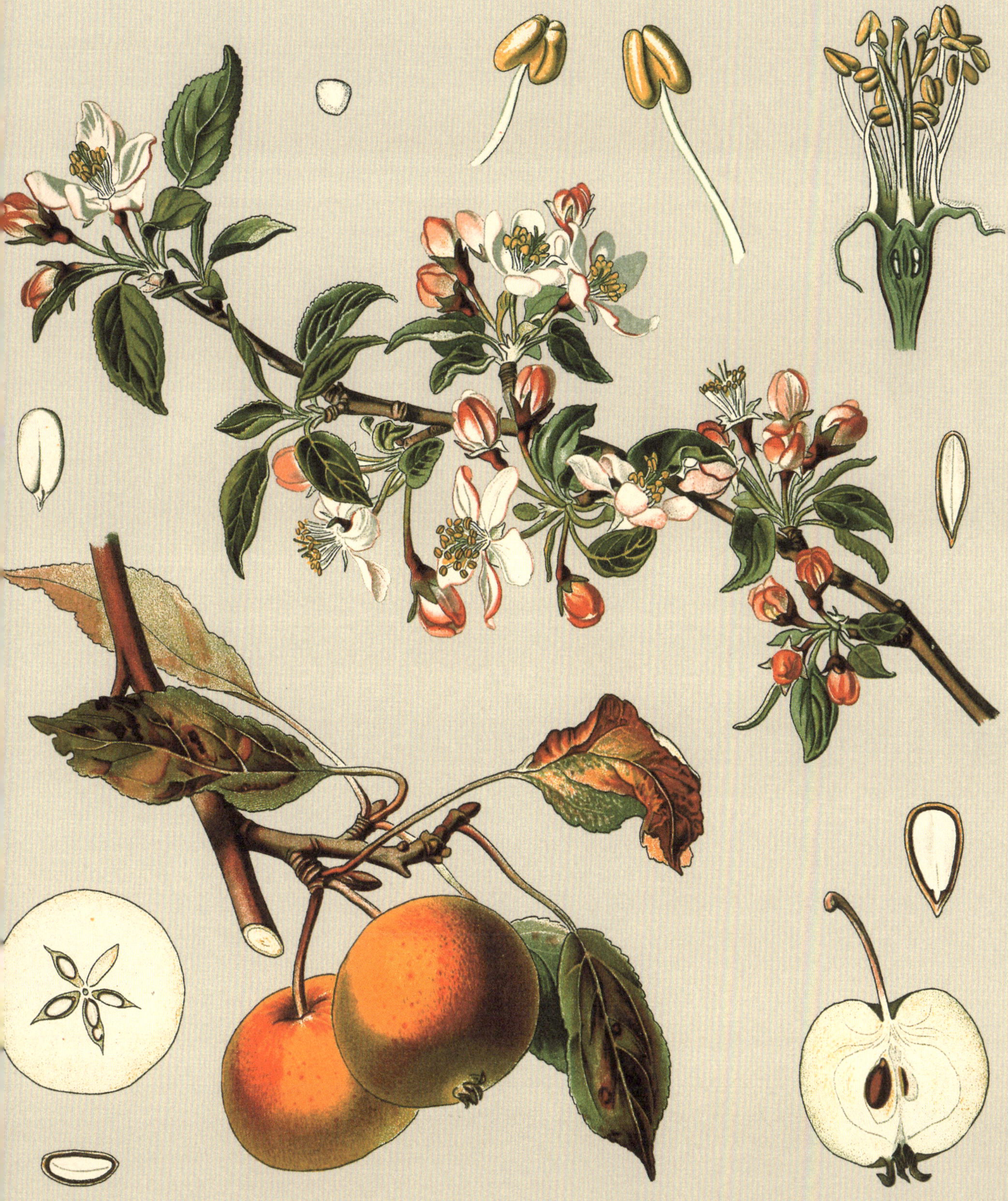

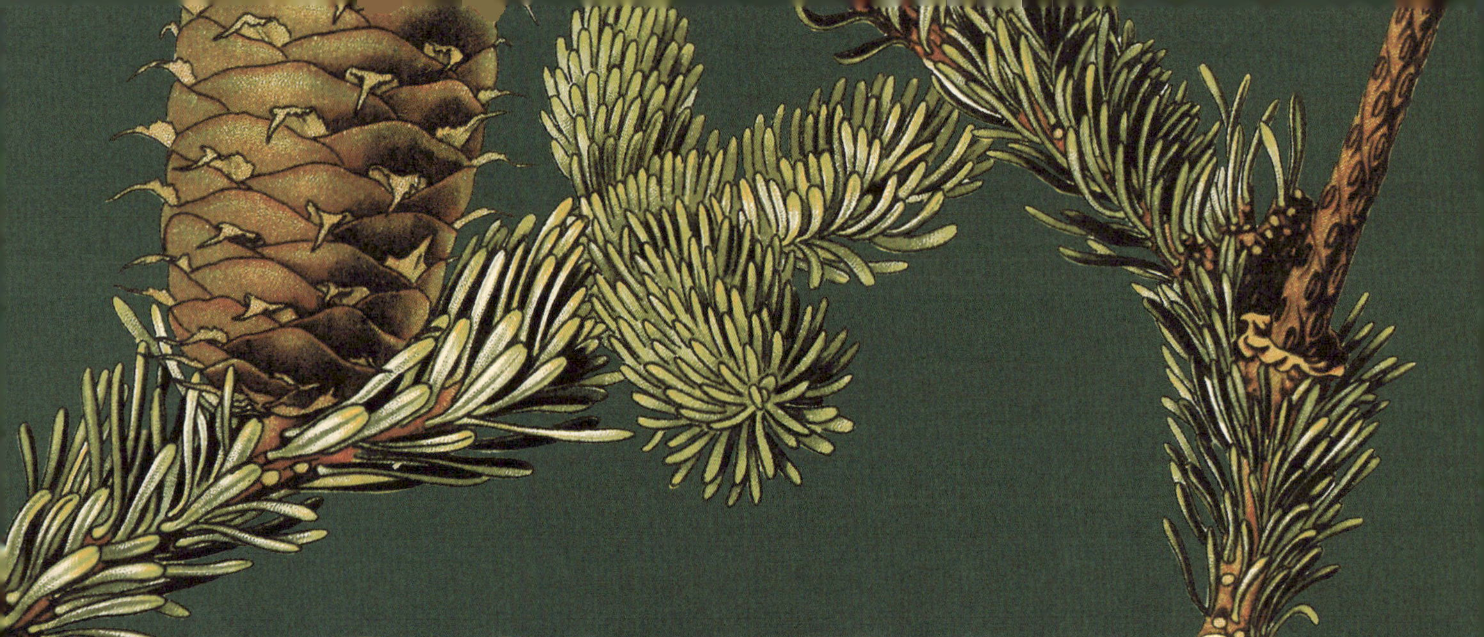

# LOSLASSEN

In den vielen Stunden, die ich in Wäldern verbringen konnte, bereitete mir ein Geselle immer besonderes Vergnügen. Was für ein Spaß ist es doch, unbemerkt einen Specht bei seiner Arbeit zu beobachten.

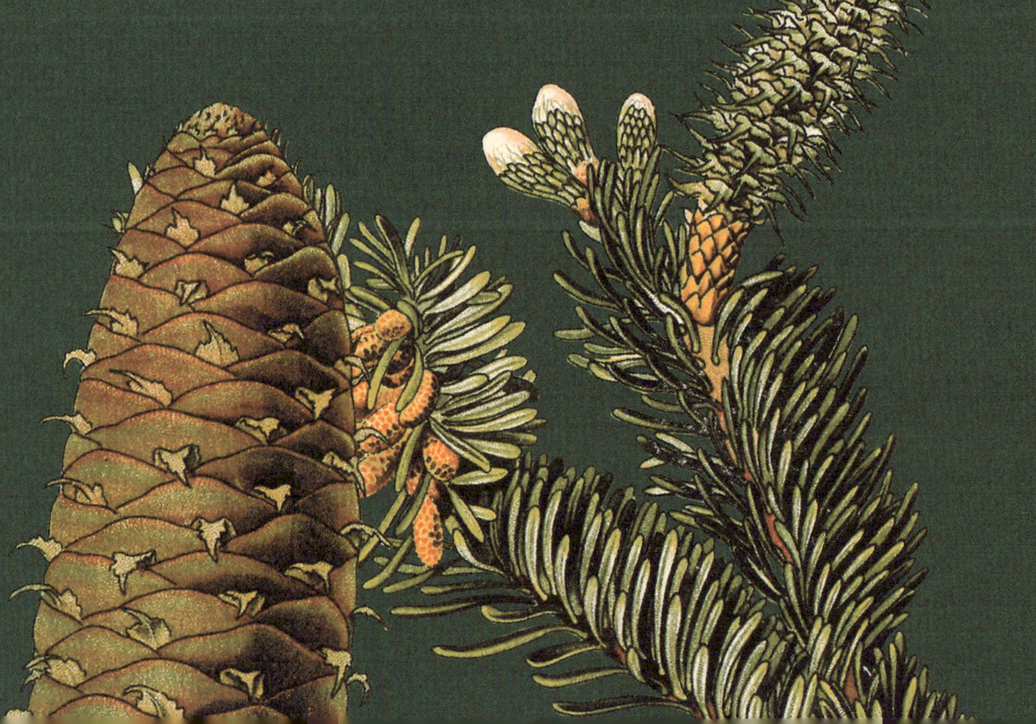

Der Schwarzspecht, rabenschwarz mit rotem Fleck am Kopf, oder einer aus der weiß-schwarz-roten Buntspechtfamilie, auch der seinem Namen treu gefärbte Grünspecht, sie alle verwundern uns zunächst, wenn sie an einem meist alten Baumstamm einfallen. In der Regel beginnen sie gleich gnadenlos mit dem kräftigen Schnabel an der Rinde herumzuhacken. Da fliegen schon die Späne und es tönt so laut, dass man es nicht glauben möchte, wie klein der Verursacher des weithin hörbaren Klopfens ist. Es ist aber jedes Mal aufs Neue lustig, mit dem Fernglas, sozusagen hautnah, dem gefiederten Holzhacker bei seiner Arbeit beizuwohnen. Allein schon der Gedanke, ich müsste jemals mit dem Schädel so auf einen Baumstamm losschlagen, ruft in mir eine Sehnsucht nach dem Hausmittel meiner Frau gegen Kopfschmerzen hervor. Der Specht indessen klopft unverdrossen weiter. Rund um den Stamm, auf und nieder, hin und her, versucht er es überall. Er hat ein festes Ziel. In seiner Einfachheit fällt es ihm vermutlich leichter als uns Menschen, seine Absichten zum unbeirrbaren Ziel zu bündeln. Nahrungssuche! Neben dem Spaß an seinem unerschütterlichen Holzhackerschädel ist es auch noch hoch interessant, die Strategie des Spechtes bei der Suche nach Würmern und Borkenkäfern zu ergründen. Immerhin, die von ihm gesuchte Beute sitzt gut versteckt irgendwo unter der Rinde von tausenden Bäumen. Auch der Specht kann es nicht sehen, wo der fette Wurm steckt. Wie macht er es, damit er hier vor lauter Wald die Bäume immer noch sieht?

Am knorrigsten und ältesten Baum angekommen, denke ich mir: „Jawohl, hier muss ganz sicher irgendetwas Fressbares sein. Wäre ich der Specht, ich würde den ganzen Tag die Rinde von diesem Baum herunterhobeln, bis ich meine Beute finde!“ Aber was macht Meister Specht? Er landet am selbigen Baum, probiert es rund um den Stamm. Mit großer Leichtigkeit peckt und pocht er mal hier und wieder dort. Wenn sich da nichts ergibt, fliegt er bald ganz locker weiter und untersucht die nächste Möglichkeit. Er bohrt sich nirgends fest, obwohl er gleichzeitig sein Ziel im Auge behält.

Die hohe Kunst des Vögleins lautet: Immer dran bleiben, das heiß ersehnte Ziel bleibt bestehen, aber gleichzeitig versucht er niemals, die Erfüllung an einem bestimmten Ort oder zu einem bestimmten Zeitpunkt zu erzwingen. Er hat sein Ziel so verinnerlicht, dass er an gar nichts anderes denkt. Die Erfüllung selbst überlässt er dem großen Kosmos. Seine Aufgabe ist es, hingebungsvoll jede Gelegenheit zu prüfen. Kein Wunder, er scheint ja an nichts anderes zu denken, dieser Specht.

Er lehrt uns ein wunderbares Lebensprinzip. Sein Ziel ist klar und fest verinnerlicht. Bei der Erfüllung des Zieles lässt er vollkommen los. In keiner Weise versteift er sich darauf, seine Nahrung in der Fichte oder im Ahorn, in der Eiche oder im alten Birnbaum zu finden. Er prüft voller Freude alle Bäume, alle Gelegenheiten. Und nachdem er sein Ziel trotz aller Leichtigkeit unbeirrt als heißes Verlangen im Herzen trägt, ist er bestens in der Lage, jede Gelegenheit, die das Leben bietet, sofort zu nutzen.

Der Specht ist natürlich nicht der Einzige, der das Naturprinzip des Loslassens erfolgreich für sich nutzt. Die von ihm bearbeiteten Bäume selbst sind virtuose Meister, wenn es darum geht, durch Loslassen Ziele zu erreichen. Augenscheinlich füllen im Frühling Birken und Erlen, Weiden und Pappeln alle Winde hell leuchtend mit ihren Samen. Unbekümmert streuen sie diese aus, wohl wissend, dass nur ein kleiner Bruchteil seine Bestimmung erreichen wird, aber was soll's. Die Bäume haben ja ihre Arbeit getan. Buchen sehen zu, wie Hirsch, Reh und Wildschwein sich an ihren Bucheckern schmatzend den Winterspeck anfressen. Nussbäume locken Scharen von Getier aus der Luft und am Land, sobald ihre energievollen Früchte reif geworden sind. Das Loslassen der Samen ist das eine Bild der Bäume. Das Loslassen aller Macht und allen Kampfes ist eine für uns Menschen vielleicht noch interessantere Baumstrategie.

Welcher Baum ist im Sinne menschlichen Erfolgdenkens der erfolgreichste? Welche Strategie im Wald führt von Natur aus zum größten Verbreitungsgebiet, also zur größten Bedeutung, zum größten Marktanteil im Verständnis moderner Ökonomie?

Wir haben ja bereits gesehen, dass sich jeder Baum einer eigenen Strategie bedient. Er benutzt bestimmte Fähigkeiten, um bestimmte Gebiete zu besiedeln. Am größten zusammenhängenden Festland der Erde, von der Pazifikküste vor Japan durch die endlosen Weiten Sibiriens bis an die Atlantikküste Europas, ist es die Fichte, die es geschafft hat, das meiste Land zu besiedeln. Von Natur aus hat sie das getan. Die von Menschenhand in Mitteleuropa gepflanzten Fichtenwälder können dabei getrost vernachlässigt werden.

Die Analyse der Fichte bringt die große Überraschung. Was kann sie besser als alle anderen Bäume, die ebenfalls nach möglichst großem Siedlungsraum für ihre Art streben?

Eigenartig, das Wurzelwerk kann es nicht sein. Menschlich betrachtet, ist sie hier ein regelrechtes „Weichei". Denn als ausgeprägter Flachwurzler überlässt sie alle tieferen Erdregionen bereitwillig ihren Nachbarn. Bei Stürmen und großen Belastungen ist sie daher auch auf den Halt und Schutz durch Tiefwurzler in ihrer Nachbarschaft angewiesen. Dieselben Nachbarn, denen sie vorher freundlich die tiefen Erdschichten überlassen hat, sind es auch, die jetzt die Fichte stützen, ihr helfen. Auch die Krone ist schmal und zurückhaltend. In der Kronenkonkurrenz erscheint sie im Vergleich zu vielen mächtigen Baumgestalten der Wälder ebenfalls nachgiebig und mittelmäßig. Auch hier wird eine Einladung an ihre Mitbewerber ausgedrückt. Neben der schmalkronigen Fichte können sich andere viel leichter ansiedeln als neben mächtigen, dominanten Baumgestalten. Mit dieser Eigenschaft, nachgiebig und mittelmäßig, kann ebenso der Stamm beschrieben werden. Das Holz ist eher weich, leicht und elastisch. Keine Spur von der Härte der Eiche, der größeren Druckfestigkeit der Kiefer, der extremen Biegsamkeit der Esche.

**Walnuss**
*(Juglans regia)*
Ein wahrer Verpackungskünstler: So viel Energie kann nur dieser Baum in eine kleine Nuss packen.

Alles wirkt durchschnittlich und fein zurückhaltend an dem Baum. Wie kann ausgerechnet die Fichte den Wettlauf um die Vorherrschaft im Wald gewinnen?

Sie tut das Gegenteil dessen, was menschliche Manager und Betriebswirte lernen und leben. Sie kämpft nicht mit ihrer Konkurrenz. Sie versucht niemanden zu unterdrücken. Im Gegenteil, wo es nur geht, lebt sie eine gute Nachbarschaft. Das ist das Fichtengeheimnis. Wer selbst jedes Ringen gegen seinen Nachbarn loslässt, ist bald beliebt und hat viele Freunde.

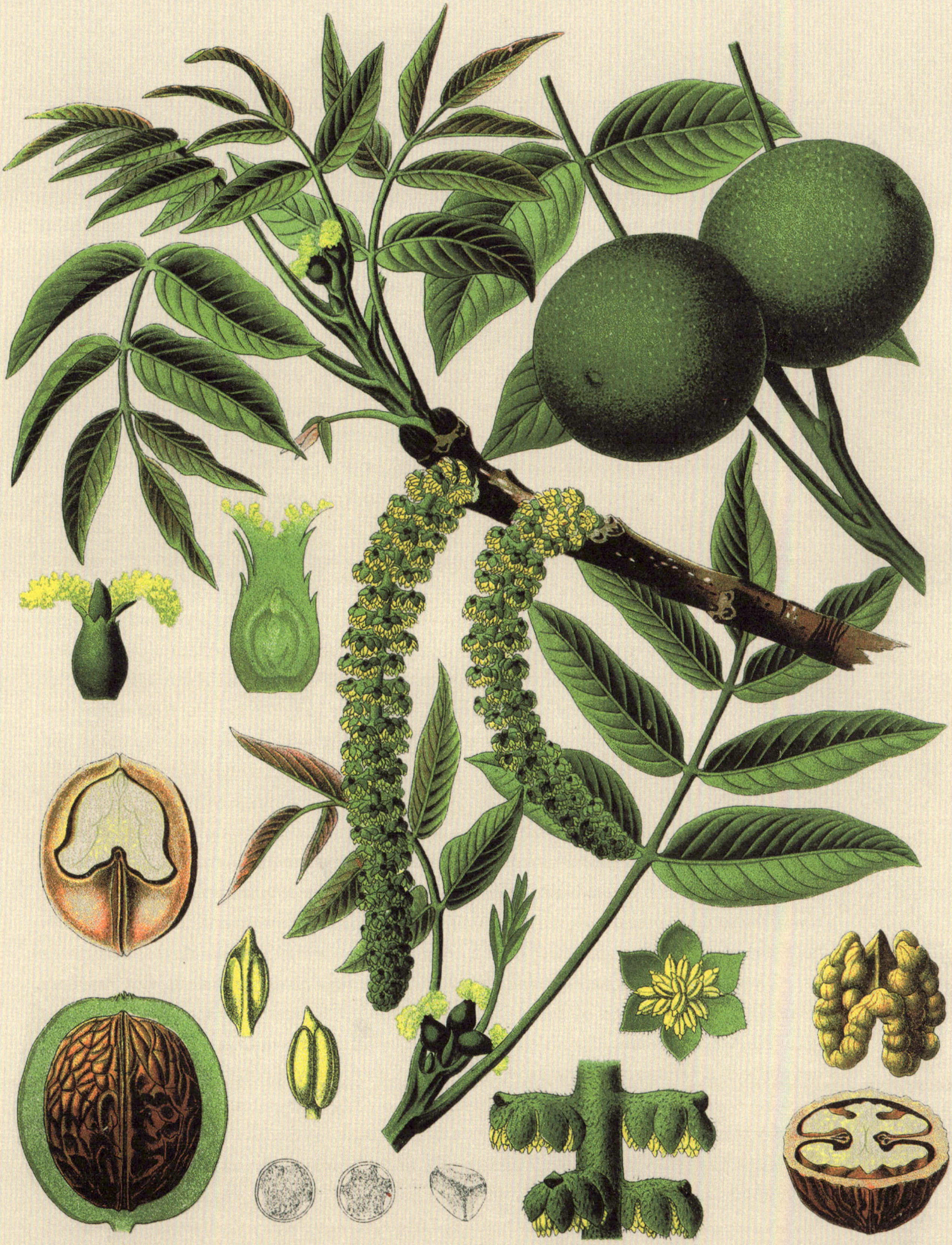

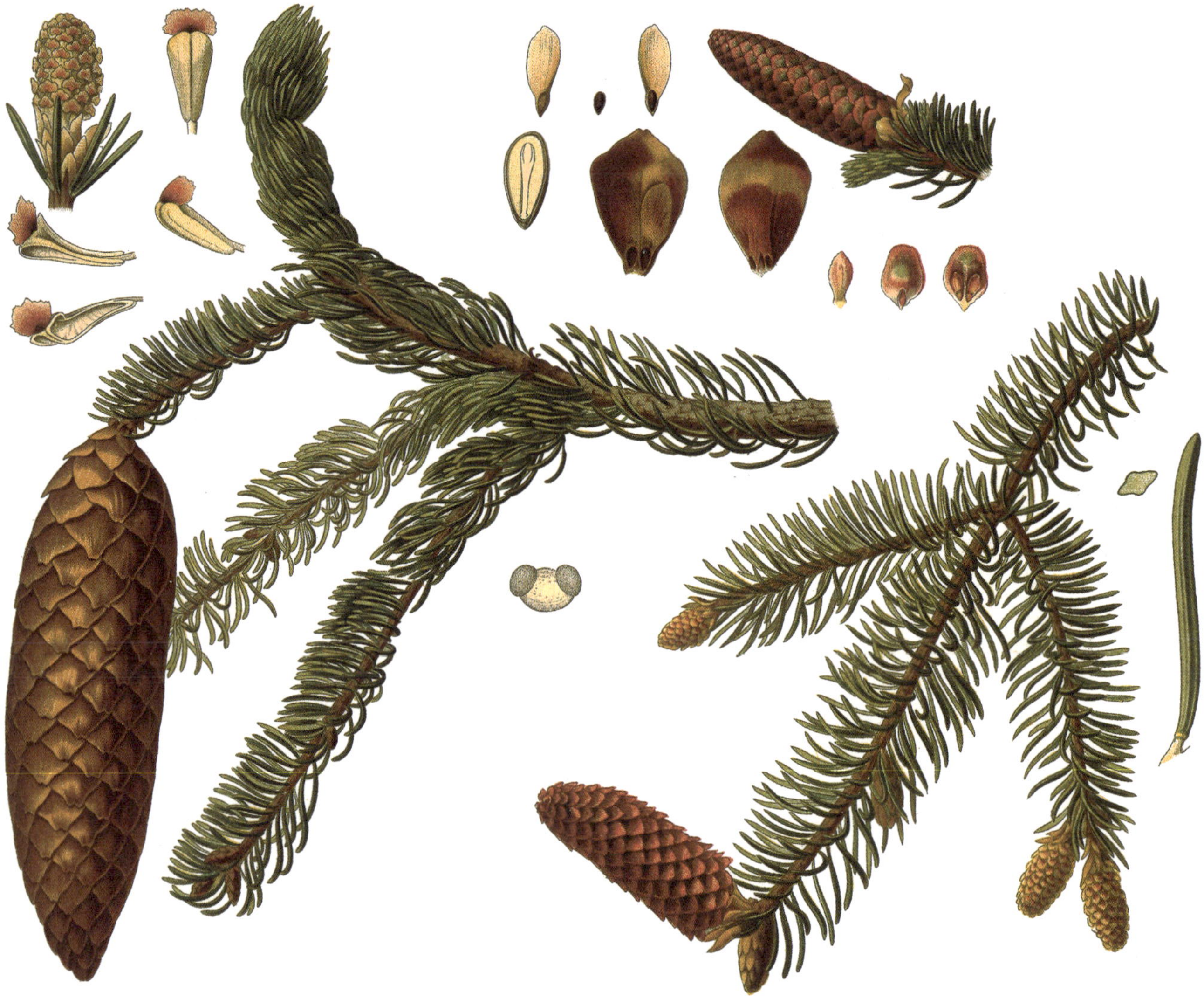

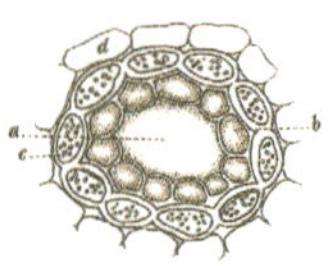

**Fichte**

*(Picea abies)*

Bestes Bauholz, das auch unser Herz ruhiger schlagen lässt. Im Gegensatz zur Tanne hängen bei der Fichte die Zapfen stets nach unten.

Neudeutsch könnte diese Fichtenbotschaft heißen: „Loslassen und netzwerken, anstatt zu kämpfen." Das führt besser ans Ziel. Wer mit seiner Arbeit zuerst einmal anderen etwas Gutes tun will, statt den Mitbewerber zu vernichten, der erntet Lebensfreude, Erfüllung und Gesundheit.

Die Fichte lebt ihr eigenes Leben, anstatt andere zu bekämpfen. Tagtäglich wird uns Menschen alles Mögliche eingeredet, was wir zu tun, zu kaufen, zu erledigen haben. Milliarden gibt die Werbewirtschaft aus, um uns einzutrichtern, wie wir am besten aussehen, was wir besitzen sollen. Ist das unser Leben leben? „Lebe dein Leben. Geh in die Natur, genieße es, fühle sie, folge deiner inneren, wahren Bestimmung – JETZT!" Niemand muss bekämpft, besiegt, beherrscht und unterdrückt werden. So etwas kostet unglaublich viel Energie. Lebenskraft, die viel besser für die Gemeinschaft, für ein gutes Miteinander eingesetzt werden kann. Wer seine Kraft und Energie gut verwendet, erntet Gesundheit und Erfolg ganz von allein.

Das sagt die Fichte dazu.

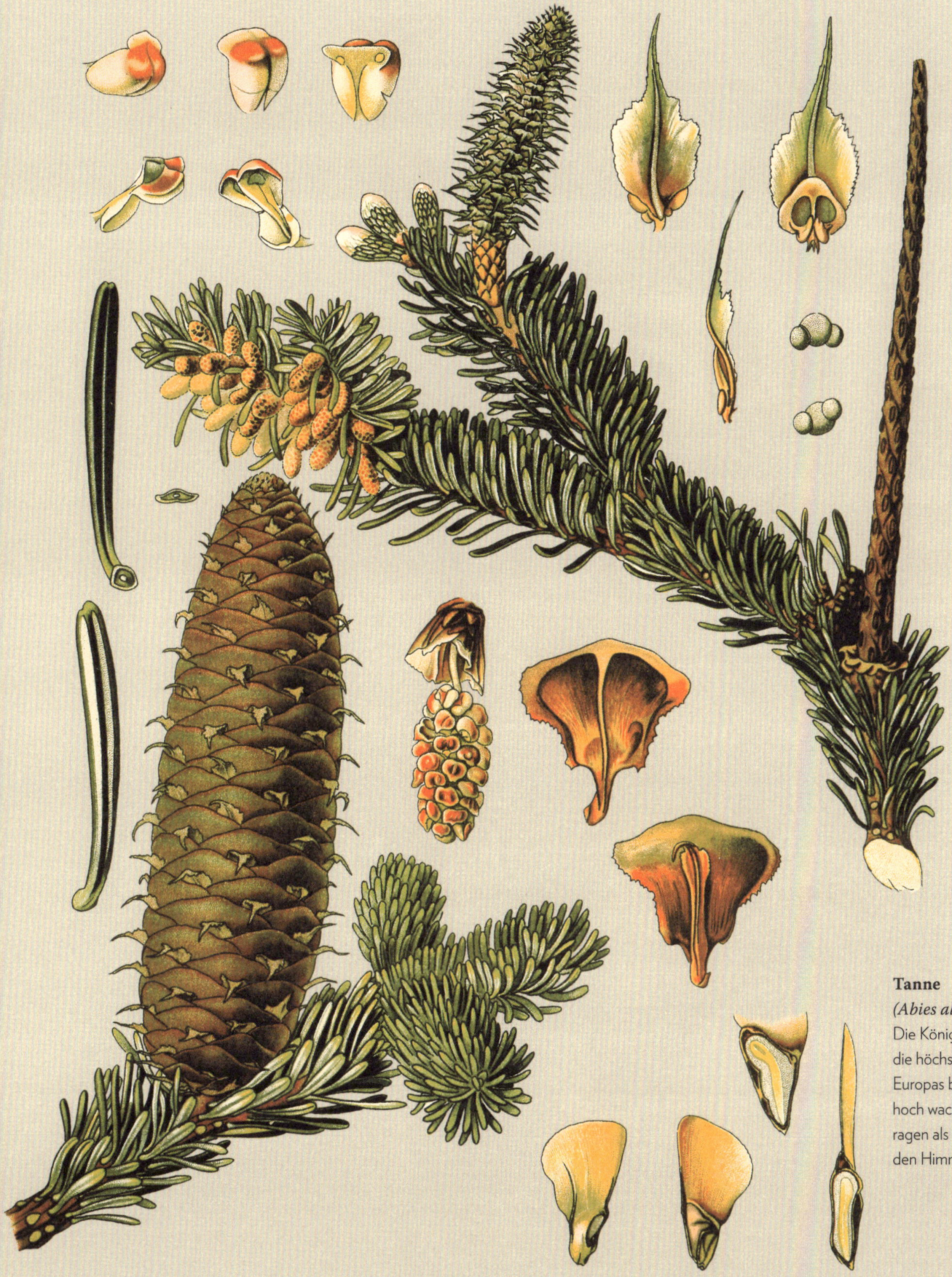

**Tanne**
*(Abies alba)*
Die Königin des Waldes lässt die höchsten Nadelbäume Europas bis über 70 Meter hoch wachsen. Die Zapfen ragen als Kronenspitzen in den Himmel.

# ALLES FLIESST

Gesundheit, urwüchsige Gesundheit, die einem selbst beim kleinsten Waldspaziergang überall entgegenwächst, nutzt noch ein ganz wichtiges Prinzip: „Panta rhei“, zu Deutsch „alles fließt“, wird dem griechischen Philosophen Heraklit zugeschrieben. Im Wald herrscht ein unglaubliches Geben und Nehmen, ein ewiger Fluss als Lebensprinzip.

Wer am heißen Sommertag über die Felder wandert und nach seinem Weg über ausgetrocknete Erde endlich einen Wald erreicht, ist glücklich. Nehmen wir einen Buchenwald. Selbst am heißesten Tag mit sengender Sonnenglut taucht man hier nicht nur in den Schatten der grünen Kronen ein. Nein, die wohltuende Kühle im Reich der Bäume ist viel mehr als nur der Schatten unter einem Sonnenschirm. Das Fehlen der bratenden Sonnenstrahlen bedeutet schon eine Erleichterung, aber hier drinnen scheint die Walze der heißen Luft nicht eindringen zu können. Wie schaffen das die Buchen bloß?

Ihren Stamm umarmen, mit einem Stock auf die glattgraue Rinde klopfen, das allein lässt schon ein besonders hartes, undurchdringbares Holz erahnen. Das stimmt auch, nur der Eindruck von felssteinerstarrtem Material täuscht ganz und gar. Mit dem Elektronenmikroskop betrachtet, zeigt Holz sein wahres Gesicht. Dort drinnen ist nichts glatt, dicht oder eintönig. Vielmehr sehen wir das ausgeklügeltste System von Röhren, Leitungen, Ventilen und Hohlräumen aller Art. Holz in seiner Struktur ist nichts anderes als eine riesige Welt von Zellwänden, Hohlräumen, Rohr- und Ventilkonstruktionen, die mit etwas Holzstoff, dem Lignin, sozusagen als Kitt dazwischen ausgefüllt sind. In meinem Buch „Die geheime Sprache der Bäume“ habe ich die Reise beschrieben, die wir Menschen durch diese geheimnisvolle Welt machen könnten, wenn wir nur klein genug wären, um in die Kapillarleitungen hineinzuwandern.

Hier drinnen in der verborgenen Innenwelt der Bäume sehen wir auch ein Geheimnis für die fantastisch kühle und angenehme Waldluft, selbst am heißen Sommertag. Es herrscht Hochbetrieb in den Wasserleitungen der Bäume. Der nicht enden wollende Strom des Erdbodenwassers wird von den Wurzeln aufgesaugt und durch Millionen feinster Kapillarleitungen nach oben bis in jede Astspitze, hinauf bis zum himmelhöchsten Blatt des Baumes gepumpt. Kapillarkräfte, Steuerventile, alle Kräfte und Ideen der Natur helfen mit, um jedes Blatt des Baumes mit Wasser und Nährstoffen zu versorgen. Unglaublich, eine ausgewachsene Buche verdunstet an einem einzigen Sommertag ungefähr 200 Liter Wasser. Wie schnell sind hier im Buchenwald zehn der graurindigen Bäume abgezählt. Die verdunsten heute schon 2.000 Liter, 100 Buchen rundherum transportieren 20.000 Liter empor und verdunsten diese Menge stetig im dunkelgrünen Blätterdach. Da wird es klar, warum es hier noch kühler, angenehmer ist als im reinen Schatten unterm Sonnenschirm. Wenn Wasser verdunstet, wird dafür Energie verbraucht. Sonnenenergie, die sonst überall die Luft erhitzt und alles Leben erlahmen lässt, wandelt der Wald elegant in Verdunstungskälte um. So schafft er den lebensfreundlichsten Ort, den man sich zur glutheißen Stunde denken kann. Die Bäume nehmen vom Boden, ihrem Ernährer, in vollen Zügen das Wasser und geben es in gleichem Maß der heißen Luft. Sie geben und nehmen bedenkenlos. Der Wasserstrom in ihren Stämmen lässt alle Blätter üppig quellen, der Fluss im Baum ist es aber auch, der alle Schätze des Bodens, Mineralstoffe und Spurenelemente hinaufspült, überall hintransportiert, wo produziert und umgewandelt wird. Das effektivste Logistiksystem hat die Natur so erschaffen. Reine Kapillarkraft intelligent gesteuert, an Blättern und Nadeln durch Verdunstungssog unterstützt, transportiert in den

Wäldern der Erde unvorstellbare Mengen an Wasser und irdischen Versorgungselementen bis in die höchsten Baumkronen hinauf. Hochintelligente Ventilsysteme verhindern das Abreißen des Kapillarstromes. Zusätzlich regeln sie den Verbrauch der kostbaren Feuchtigkeit.

Müssten wir Menschen solche Mengen an Flüssigkeit irgendwohin pumpen und darin Erdreich transportieren, dann wäre das ganz schön kompliziert. Immerhin geht es ja um die ständige Bewegung von Milliarden Tonnen weltweit.

Wir würden wohl Firmen gründen, Lkw-Flotten bereitstellen: Kräne, Pumpwerke, Förderbänder, Kraftwerke zur Energieversorgung, es wäre sicher ein Riesenspektakel mit Verbrennungsmotoren und Energieverbrauch an allen Ecken und Enden. Die Bäume hingegen teilen die Monsteraufgabe auf alle auf. So dezentral wie nur möglich erledigen sie die Arbeit, ohne dass wir es überhaupt wahrnehmen.

Dabei ist der Flüssigkeits- und Materialtransport noch lange nicht alles. Die Atmung des Baumes, der kontinuierliche Luftstrom durch jeden Baum hindurch wird ähnlich beeindruckend erledigt. Könnten wir wieder einmal auf die Größe einer Zelle schrumpfen, um über die Oberfläche eines Buchenblattes zu wandern, wir würden bald an so einer verschließbaren Spaltöffnung des Blattes stehen. Es sind wiederum unzählbare Millionen solcher Öffnungen an allen Blättern einer Baumkrone. Auch hier teilt der Baum seine Arbeit auf viele, viele Blätter mit unzähligen Öffnungen auf.

Am wulstigen Rand so einer Spaltöffnung geht es zu, dass wir als Winzlinge beim Beobachten den Kopf einziehen müssen. Aus der Luft werden $CO_2$-Moleküle eingeatmet, förmlich hineingerissen. Dort drinnen im Blatt wirkt das grüne Chlorophyll. Sonnenkraftbetrieben teilt es das luftige Kohlendioxid-Molekül in ein Kohlenstoffatom C und in den Sauerstoff $O_2$. Der Sauerstoff wird gleich wieder ausgeatmet und bläst uns dort auf der Blattoberfläche wohltuend um die Nase. Die Kohlenstoffatome aber werden innen sorgfältig gesammelt und miteinander sowie mit anderen Molekülen verknüpft. Sie werden in die vielen Kleinstlabore in den winzigen Zellorganen der Baumblätter gebracht. Angereichert mit feinen Spuren aus dem Erdboden, entstehen hier nicht nur die drei Hauptbaustoffe des Holzes, die Zellulose, Hemicellulose und Lignin. Auch unzählige, kompliziert verästelte Moleküle der Kohlenstoff-Chemie werden hergestellt. Immerhin arbeitet der Baum ja auch mit Harzen, Ölen, Duftstoffen und vielen zauberhaften Verbindungen. Wachstum, Jahresringe, Blätter und Nadeln bilden ist noch lange nicht alles, was so ein Baum tagaus, tagein tut. Er benötigt auch Duftmoleküle, um andere Lebewesen des Waldes zu informieren, anzulocken. Heilstoffe zur Selbstheilung, Abwehrstoffe gegen Schadinsekten, Bakterien, Viren und Pilze und viele Dinge mehr werden vom Baum hergestellt und eingesetzt.

Das pulsierende Atmen der Bäume steht in seinem Wunder den Saftströmen um nichts nach. Aus frei in der Luft schwebendem, für uns Menschen unsichtbarem Gas, dem $CO_2$, wird Holz gebaut. Kohlenstoff der Luft greifen sie und formen es zum Holz in all seinem Gepränge. Holz, mit dem sie ihre wundersamen Körper formen, wird irgendwann aber doch wieder dorthin zurückkehren, wo es hergekommen ist. Am Ende ihres Lebens, beim Vermodern ihres Holzes, löst sich aus den Baumkörpern der Jahrhunderte vorher eingeatmete Kohlenstoff. In der Luft verknüpft er sich neuerlich mit Sauerstoff zu $CO_2$. Ein Kreislauf hat sich damit geschlossen, ohne Spuren zu hinterlassen. Ja, man glaubt es kaum, selbst der größte aller Bäume kann nach seinem Fall bald wieder als Gas durch die Lüfte schweben. Dieselbe Menge $CO_2$, die vorher zum Bau des Baumes entnommen wurde, geht dabei wieder zurück. Er kann aber auch überflutet oder begraben seine Materie dunkelschwarz und energiegeladen als Kohle und Erdöl für Jahrmillionen in den tiefen Grund versenken, auf dem er einst so stolz wurzelte.

Was für ein Geheimnis wird da vor unseren Augen verwirklicht. Die Luft saugen sie hungrig ein. Aus Luft formen sie die Bausteine ihres kunstvollen Körpers. Kaum ist der erste zarte Trieb hervorgewachsen, beginnt er auf diese Weise unaufhörlich seinen Röhrenkörper zu bauen. Und jede feinste Kapillare im Stämmchen füllt sich sogleich mit Wasser, dem Nass, das ein Leben lang pulsierend in Bewegung bleiben soll. Das ist ein Baum. Luft wird in ihm zur festen Materie. Das Wasser des Bodens durchströmt seinen Körper sogleich. Sein Baumleben lang zirkuliert das Wasser aus dem Erdreich durch den Leib, der aus der Luft entstanden ist.

Es bereichert ihn, transportiert die Mineralien des Bodens herbei, auf dass sie im Holz selbst weiterwirken, sich mit der Luft zu den sonderbarsten Rezepturen verkochen und schließlich in der Baumrinde eingelagert werden.

Das äußere, sichtbare Bild eines Baumes ist die augenscheinliche Verbindung von Himmel und Erde. Die Wurzeln graben sich durch Humus, Stein und Erde, seine Krone durchpflügt die Lüfte. Dem Stamm kommt die Verbindung der Astarme in der Luft mit den Wurzelarmen im Boden zu.

Wie erstaunlich ähnlich ist doch alles Geschehen im Inneren dieser Bäume. Die Moleküle des Bodenwassers und der Lüfte berühren und reiben sich wie an keinem anderen Ort. In der feinstofflichen Chemie des Baumes begegnen und verbinden sich Luft- und Bodenmoleküle auf innigste Art und Weise.

Aneinander vorbeiströmen, sich in feinsten Verästelungen ein Baumleben lang durchdringen, alle Formen versuchen, alle Spannungen auskosten, nur um danach ganz einfach wieder loszulassen. Luft kommt wieder zurück in den Ozean aller Lüfte, Erde zu Erde und Wasser zu Wasser. So zelebrieren die Baumwesen ihr Leben.

Aus dem Nichts wachsen sie, die turmhohen Bäume. Ein Spiel der Elementarkräfte zeigen sie uns. Boden und Lüfte sollen in ihnen ihr großes Hochzeitsfest feiern. Mit Musik und Tanz in allen Farben. Mit Schmuck und Kleid in allen Formen. Mit süßer Kostbarkeit, mit manchmal bitterem Geschmack. Alles wird probiert, wenn sich die Luft schon einmal mit der Erde, dem Wasser und dem Licht vereint.

Doch wenn das Fest vorüberzieht, die Baumgestalt zu Boden gegangen ist, dauert es nicht mehr lange, bis der letzte Gast den Hochzeitssaal verlassen hat. Immer schon gingen sie

leise und spurlos, leichtfüßig und ohne zu klagen, dorthin zurück, wo sie vielleicht in neuer Form ein anderes Mal zu neuem Feste geladen werden. Wen mag es da noch erstaunen, dass sie uns selbst in der Abschiedsstunde noch fröhlich zuzuzwinkern vermögen.
Baumleben ist Nehmen, Aufsaugen und Einatmen im vollen Zug. Und Ausatmen, Zurückgeben, Weiterschenken mit Leichtigkeit in gleichem Maß. Geben und Nehmen im ewig pulsierenden Rhythmus der Natur in einer schwingenden Welt, die uns Rhythmen zeigt und spiralförmige Abläufe, die zur Erfüllung drängen. Demnach bleibt es eine Welt im Maß des Gebens und Nehmens, die sich stets die Waage halten.

Wer nicht gibt und wer nicht nimmt, stoppt den Fluss des Lebens. Wer meint, er kann nur nehmen, der verstopft in kurzer Zeit. Wer nur gibt, blutet aus und geht auf anderem Weg zugrunde. Wenn unser Lebensfluss versiegt, werden wir dürr und starr. Das ist der Beginn allen Sterbens.

**Rotbuche**
*(Fagus sylvatica)*
Die Mutter des Waldes wird sie genannt, weil ihr Laub der wichtigste Humusbildner ist.

Das stärkste aller Baumbilder für die Lebenskraft ist Geben und Nehmen in Fülle. Keine Angst vor der Fülle, gesundes Geben und Nehmen sorgt von allein für das richtige Maß. Das Nehmen ist stets dadurch begrenzt, dass gleich viel wieder abgegeben wird, das Geben ebenso. Niemand verlangt hier, dass jemand mehr geben soll, als er vorher genommen hat. Jeder freut sich, wenn jemand mehr nimmt, er wird ja dadurch auch mehr abgeben.

Was für eine wuchtige Lebensenergie steht uns Menschen zur Verfügung. Alles fließt! „Panta rhei". Achten wir darauf, dass unser Saft, das Blut, unsere Atmung und unser Nahrungskreislauf pulsierend, fröhlich und gesund in Bewegung bleiben. Auch unser Tun, unser Zusammenleben in der großen Menschenfamilie gelingt nur gut im ausgewogenen Fluss von Geben und Nehmen. Was wir denken, sehnen und tun, hat einen großen Einfluss darauf. Wer andere Menschen beschenkt, mit Zeit, mit Aufmerksamkeit und Zuwendung, mit Liebe, der macht sich selbst bereit für erfüllendes Nehmen. Wie will jemand in Fülle bekommen, wenn er nicht bereit ist, zu geben?

Es ist längst bewiesen: Menschen, die „nur" ein Tier betreuen und pflegen, es glücklich sehen, leben selbst gesünder und länger. Für jemanden liebevoll zu sorgen, ist Geben. Erfüllung, Gesundheit und Glück werden uns dafür zurückgegeben.

Schauen wir auf unsere Natur. Wenn wir uns für saubere Flüsse, gesunde Bäume, artenreiche Böden und eine klare Luft einsetzen, dann leben wir in der geistigen Schwingung, die gesundes Fließen im eigenen Körper am besten erhält.

Geben und Nehmen sind stets eine Hochzeit elementarer Kräfte. Schenken und beschenkt werden, teilen und sein, anstatt zu haben sind der sichtbare Ausdruck für den sprudelnden Fluss gesunder Lebenskräfte. Jeder kann sich selbst zum Hochzeitsfest der Lebenskräfte machen. Machen wir uns gemeinsam auf, gehen wir zum Tanzen, nutzen wir unsere Zeit für dieses Fest aller Feste.

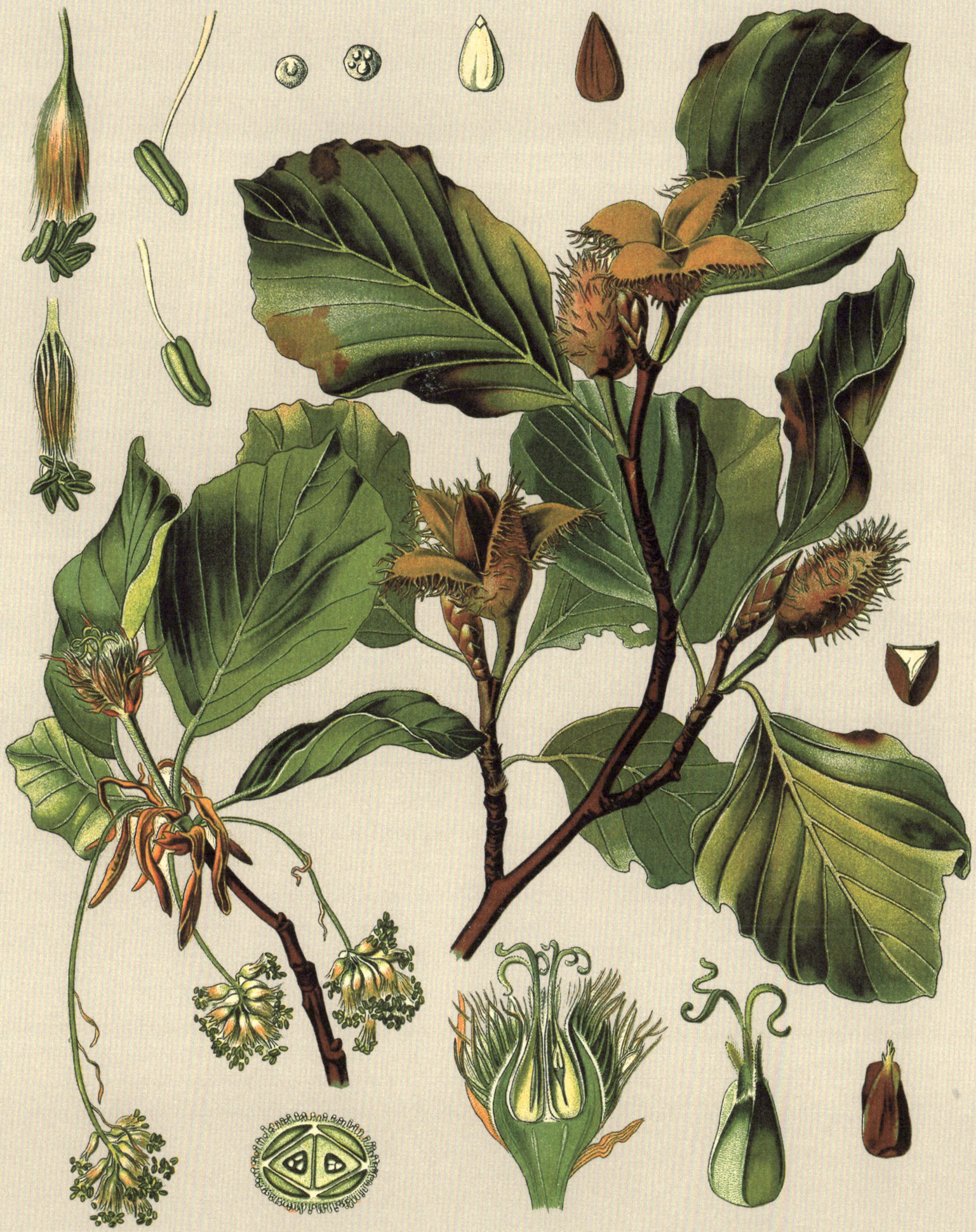

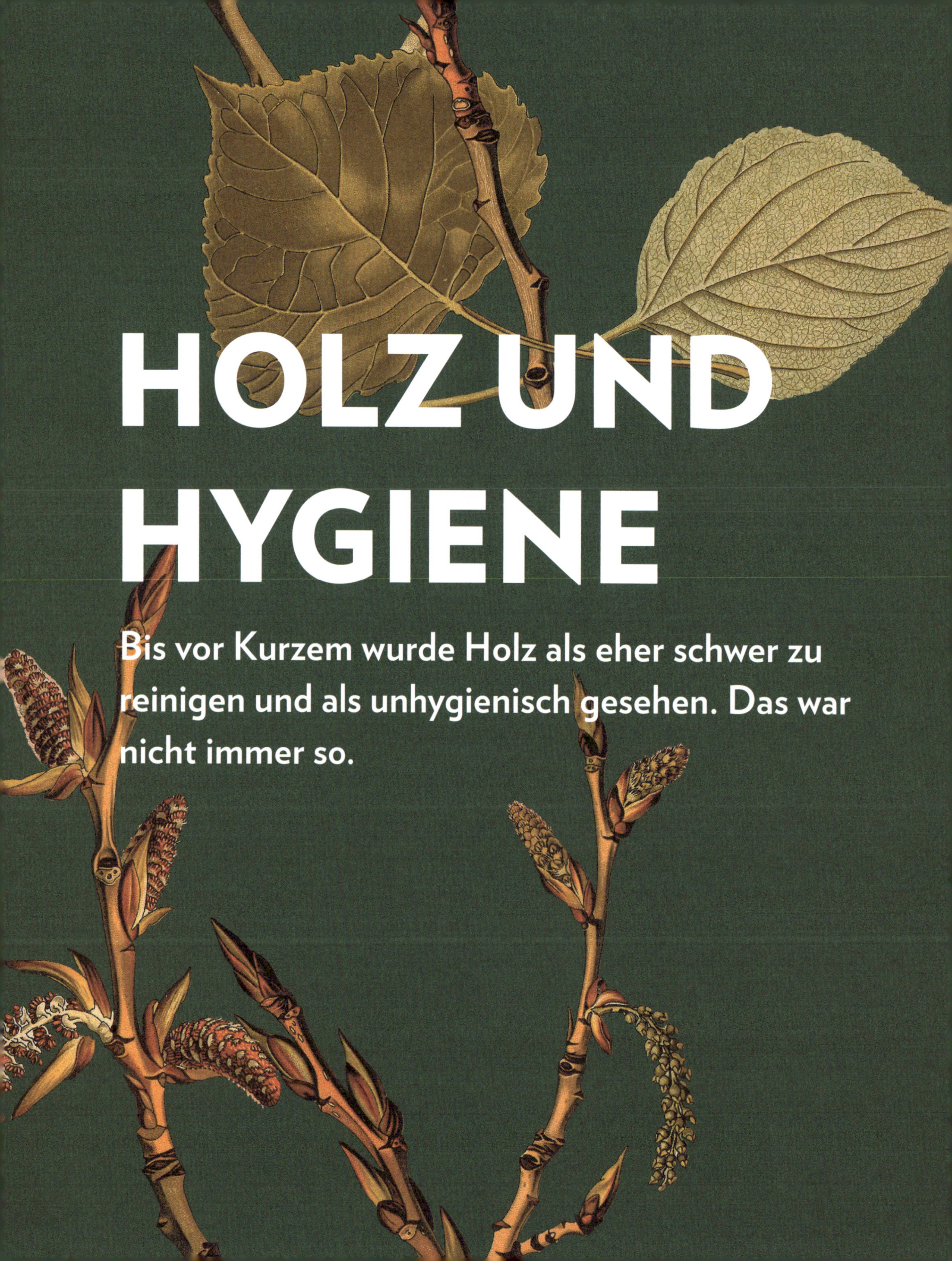

# HOLZ UND HYGIENE

Bis vor Kurzem wurde Holz als eher schwer zu reinigen und als unhygienisch gesehen. Das war nicht immer so.

Gut erinnere ich mich noch an hölzerne Brotschüsseln, Holzbesteck und Holzgefäße zum Formen der Butter, hölzerne Eimer, Holzbretter allgegenwärtig in der Küche, vom kleinen Schneid- bis zum großen Backbrett, auf dem die Mutter mit dem hölzernen „Nudelwalker" ihren Teig auswalzte, kunstvolle Keks- und Kuchenformen zauberte. Holz war von den Lebensmitteln nicht zu trennen. Auf der Alm gab es in der Käserei überall Holz, angefangen vom Rührkübel, in dem aus der kräuterangereicherten Bergmilch die Almbutter gerührt wurde, über große Holzsiebe, Löffel und Rührgeräte bis hin zu mehr oder weniger kunstvollen Formen für die Milchprodukte und Käselaibe, die schlussendlich auf den hölzernen Regalen reiften. Durch Jahrhunderte hindurch wäre kein Mensch auf die Idee gekommen, Holz könnte für Lebensmittel oder einen sonstigen Bereich des Lebens nicht hygienisch genug sein.

Auch die Reinigung all der hölzernen Geräte und Oberflächen war jahrhundertelang gleichermaßen einfach wie wirkungsvoll. Holz wurde oft wieder mit reinem Holz – allerdings in Form von Holzasche – gereinigt.

Die Asche aus dem Ofen, der nur mit Holz beheizt wurde, war der Grundstoff, aus dem zusammen mit Wasser die Aschenlauge aufgekocht und abgesiebt wurde. Wer jetzt Asche mit Ruß verwechselt und an eine schmutzige Brühe denkt, irrt. Die alkalische Holzasche ergibt ein hoch wirksames Reinigungsmittel. Gerüche der Kindheit und Jugendzeit trägt man oft ein Leben lang mit sich. Jenen Duft, den mit Holzasche frisch geschrubbte Holzböden verströmten, kann ich heute noch riechen, wenn ich meine Augen schließe und zurückdenke, wie die Holzknechte im Karwendel vor dem Wintereinbruch ihre gezimmerten Holzhütten verließen. Da wurde alles geputzt, winterfest gemacht und die Holzoberflächen eben duftend mit der reinen Holzasche gereinigt. Diese Holzknechte in den 1980er-Jahren in den abgelegenen Bergtälern waren damit Ausläufer einer verschwindenden Zeit. Längst hatte sonst das „Plastikzeitalter" begonnen. Bereits in den 1960er- und 1970er-Jahren ist Holz immer mehr aus allen Bereichen verschwunden, in denen Hygiene gefordert war.

## OPAS LIEGESTUHL

Eine lustige Geschichte, die an jene Zeit erinnert, als noch beinahe alle Gebrauchsgegenstände aus den umliegenden Bäumen angefertigt wurden, erlebte ich hoch am Berg auf einem Bergbauernhof in St. Veit im Pongau. Als angehender Förster muss man in Österreich nach einer fünfjährigen Theorieausbildung noch zwei Jahre in einem Forstbetrieb als Forstadjunkt arbeiten, bis endlich die Staatsprüfung zum Berufsabschluss abgelegt werden kann. Als derartiger Forstadjunkt war ich mit dem Oberförster des Reviers zum Holzmessen unterwegs. Viele Bauern im Salzburgischen haben seit Jahrhunderten auf die Höfe verbriefte Holzservitute. Das heißt, die Bauern bekommen jährlich vom Förster bestimmte, in den Servitutsurkunden festgelegte Holzmengen zugewiesen, die sie selbst und kostenfrei im Staatswald ernten können. Das Messen und Abrechnen des Servitutsholzes war stets ein gewisses Zeremoniell. Es wurde gefeilscht, um die Klassifizierung der Stämme gehandelt und letztlich der ganze Ablauf im Wald besprochen und organisiert. Schlussendlich war man sich aber fast immer einig und konnte das Tagwerk guter Dinge abschließen. Auch an diesem Tag endete die Arbeit auf dem Hof des Bauern, wo wir zu einer Jause eingeladen waren. So oft war es gar nicht der Fall, in den Seehöhen der obersten Bergbauern Abende zu erleben, an denen man fein im Freien sitzen konnte. Dieses Mal erwischten wir so einen lauen Sommerabend. Auf der Holzbank vor dem Haus servierte die Bäuerin selbst gebackenes Brot. Butter und Käse waren ebenso in der eigenen Landwirtschaft hergestellt. Was für ein Feierabend mit grandiosem Blick über das Salzachtal hinunter zum Tennengebirge und hinauf zu den Hohen Tauern bis zu den Gletschergipfeln vom Großglockner und dem Wiesbachhorn.

Gleich nach uns Waldleuten trafen noch zwei Besucher auf dem Bauernhof ein. Ein älteres holländisches Ehepaar hatte es auf der Wanderung hierher verschlagen. Die Bäuerin versorgte auch die beiden mit ihren Köstlichkeiten. Die Bank inmitten der jahrhundertealten Hofgebäude aus dunkel verwittertem Holz und die Sicht übers Tal, all das verbunden mit der angenehmen Müdigkeit nach einem ausgefüllten Arbeitstag, hüllte uns in einen Augenblick, der uns alles neben der Bergbauernwelt hier oben vergessen ließ.

Eines jedoch beeindruckte die beiden holländischen Gäste ganz besonders. An der Holzblockwand des Stallgebäudes, direkt unter dem weit ausladenden, geschindelten Vordach, hatten die Bauersleute eine seltene Sammlung angelegt. Eine Reihe alter und uralter Arbeitsgeräte, die durch Neuerungen ersetzt worden waren, befanden sich hier. Niemand brachte es übers Herz, die ehrwürdigen Gegenstände wegzuwerfen, obwohl sie nicht mehr benutzt wurden. So erzählten sie dem Betrachter vom Leben auf dem Berghof vor einigen Jahrzehnten und Jahrhunderten. Hölzerne Ziehschlitten und Zugsägen für die händische Waldarbeit, Holzeggen und Feldgerät für Zugtiere hingen hier, Körbe, Butterrührkübel, Tröge und auch einige seltsam anmutende Konstruktionen.

Die beiden Urlaubsgäste begannen Stück für Stück anzuschauen und sich darüber zu unterhalten, wofür diese Dinge wohl gedient hatten. Bei einem Exponat konnten sie sich allerdings keinen Reim machen. Es war so etwas wie eine überbreite Leiter, jedoch nicht mit geraden Stäben, sondern kunstvoll in Trogform gekrümmt und obendrein mit vier einfachen Holzfüßen versehen. Offensichtlich wurde dieses Stück nicht zum Aufstellen wie eine Leiter gebraucht, sondern zum Stehen auf dem Boden, um etwas hinein- oder draufzulegen. Nachdem den beiden nichts dazu einfiel, wurde der Bauer gefragt, was denn das für ein Utensil gewesen ist. Dem fiel nichts Besseres ein, als kurz und trocken zu erklären: „Das war der Liegestuhl vom Opa!“

„Ach nee, der konnte doch nicht auf den harten Latten liegen!“ Die Frau wollte sich das beim besten Willen nicht vorstellen. Aber der Mann versuchte, eine Erklärung zu finden. Opa hatte sicher viel Stroh oder so etwas, um sich ein weiches Lager auf der sonderbaren Konstruktion zu bereiten. Allein unser Schmunzeln und der vergnügte Gesichtsausdruck sind der Dame nicht entgangen. Zum allgemeinen Gelächter wurde der Spaß aufgeklärt.

Bevor Sie, liebe Leserinnen und Leser, weiterlesen, bitte ich Sie, folgenden Hinweis zu beachten. Mein Mitautor Max Moser ist überzeugter Vegetarier und bat mich, für Leserinnen und Leser, die keine blutrünstigen Geschichten hören wollen, einen Hinweis einzufügen, dass es weiter unten an der mit *** bezeichneten Stelle wieder ohne Blut und Schlachtung weitergeht.

Diese Holzkraxn hatte natürlich nichts mit einem Liegestuhl zu tun. Vielmehr war es eine Art Schlachttrog, auf dem das frisch geschlachtete Schwein verarbeitet wurde. Durch die leiterförmige Auflage konnte das Blut gut vom Fleisch abfließen. Auch Waschwasser floss so „hygienisch" vom geschlachteten Tier weg. Eine tatsächlich ungewöhnliche Konstruktion, die meines Wissens auch hier nicht überall üblich war.

Aber die Vorrichtung zeigte, wie sehr solche Höfe als autarke Versorgungseinheiten funktioniert haben. Nicht selten wurden da merkwürdige „Patente" zur Arbeitserleichterung eigenständig entwickelt und angefertigt. Fleisch war eine äußerst seltene Ausnahme auf dem Speiseplan. Das wenige Fleisch, das an Feiertagen gegessen wurde, stammte von eigenen Tieren. Im Vergleich zur heutigen industriellen Fleischproduktion war zum Beispiel den damaligen Schweinen ein nahezu paradiesisches Leben gegönnt. Auslauf, freier Himmel, Erde zum Wühlen, ein vielfältiges Nahrungsangebot, das Glück mit den eigenen Ferkeln, schlussendlich ein viel längeres Leben. Früher hat ja nur ein großes und fettes Schwein als gute Qualität gegolten. Damit war ein langes Schweineleben bis zum Erreichen der stattlichen Größe garantiert. Der tägliche Kontakt mit den Menschen und allem anderen Vieh im warmen Stall bot obendrein ein soziales Umfeld für ein erfülltes und würdevolles Tierleben. All das können heutige „arme Schweine" in Großbetrieben nicht mehr erleben, gehörte damals aber genauso selbstverständlich zum Alltag wie das vollständige Verwerten jeglicher Nahrungsquelle.

Wenn es dann so weit war, dass der Schlachttag heranrückte, mussten sich die Bauern wieder selbst behelfen.

***** (Wiedereinstieg für Vegetarier:)** Handwerkliches Geschick und Kreativität brachten eben Geräte wie besagten Trog hervor. Holz war allein schon durch seine Verfügbarkeit immer das Material erster Wahl. Nicht nur bei der Fleischverarbeitung, bei Milch, Käse, Getreide und jeglicher Lebensmittelverarbeitung und Bevorratung war Holz über Jahrhunderte der kostbare Werkstoff, der alles erleichterte und ermöglichte. Viel mehr noch, die Bäuerinnen und Bauern früher wussten genau über unterschiedliche Wirkung verschiedener Hölzer Bescheid. Die Zirbentruhe als Getreidespeicher, damit keine Würmer ins Getreide kommen, stellte gewissermaßen den Klassiker im alpinen Wissen um Holz als hygienisch wirksamen Faktor dar. Die ätherischen Öle im Holz dieser Kiefernart haben zusätzlich zur verschlossenen, trockenen Lagerung eine schützende Wirkung gegen Ungeziefer, Keime und Pilzsporen beigetragen. So weit die Überlieferung und jahrhundertelange Anwendung.

Bereits in den 1950er- und 1960er-Jahren wurde das Selbstversorgungsprinzip alpiner Höfe mehr und mehr durch den Einkauf im regionalen Handel ersetzt. Dort fanden sich vor allem neue Materialien. Glas, Metall, besonders aber Plastik aus aufblühenden, neuen Industrien versprachen, schneller, billiger und durch die glatte Oberfläche leichter abwaschbar zu sein. Das Argument der glatten Oberfläche war wohl ein Hauptgrund dafür, dass dem Holz nach und nach jede Eignung als guter Werkstoff in hygienisch anspruchsvollen Bereichen aberkannt wurde. Nur in wenigen Spezialbereichen, in denen größtes Augenmerk auf spezielle Entwicklung bestimmter Bakterienstämme, richtige Gär- oder Reifungsabläufe gelegt wurde, konnte sich Holz bis zu einem bestimmten Grad noch halten. Weinfässer etwa, bei denen die Inhaltsstoffe der Eiche aktiv zum Geschmack, Inhalt und zur Reife des Weines beitragen, hölzerne Käsedosen oder Holzregale für erlesene Käsesorten, die dort reifen, sind solche Beispiele.

## EIN ARCHITEKT IST SEINER ZEIT VORAUS

Beinahe zwei Jahrzehnte nach dem Erlebnis mit „Opas Liegestuhl" auf dem Bergbauernhof wurde im selben Ort, drunten im Tal der Ausbau eines Krankenhauses durchgeführt. Der Architekt wollte einen Teil der Fußböden in Holz ausführen. Damit sollte die Atmosphäre, das Raumgefühl im Krankenhaus in den Gängen und einigen Wartebereichen verbessert werden. Mein Vorschlag für die möglichen Holzarten war Eiche oder Lärche. Heute staune ich darüber, weil man erst viel später in wissenschaftlichen Untersuchungen festgestellt hat, dass genau diese beiden Holzarten gemeinsam mit der Kiefer durch ihre Inhaltsstoffe viel hygienischere und antibakteriellere Oberflächen bieten, als jeder Kunststoff- oder Keramikfliesenboden es könnte. Damals gab es die Studien aber leider nicht und der Architekt wurde mit seiner Idee sofort „zurückgepfiffen". Holz in einem Krankenhaus sei aus hygienischen Gründen unmöglich, behauptete man. Holz habe eine raue und poröse Oberfläche, da könnten Keime viel besser einen Unterschlupf und Vermehrungsmöglichkeiten finden als auf glatten Oberflächen. Der Architekt hatte mit seinem Versuch der Raumklimaverbesserung durch Holz im Krankenhaus keine Chance. Lediglich in einigen Büroräumen wurden dann Lärchenholzböden bewilligt. Weil dort kein Patient hinkommt, sei es möglich, vom hohen Hygieneanspruch abzurücken, hieß es.

Heute wissen wir, dass genau das Gegenteil der Fall ist. Durch die Holzböden in den Büroräumen ist dort das Klima für Bakterien und Keime wesentlich ungünstiger als auf jeder glatten Kunststoff-, Lack-, Glas- oder Metalloberfläche, die in den sensiblen Bereichen bedenkenlos, weil als hygienisch eingestuft, eingesetzt wurde. Der Architekt hätte also mit seiner Idee der Holzböden auch im hygienischen Sinn recht gehabt. Durch die damalige Meinung sind dann die tatsächlich hygienischsten Böden in den Büros eingebaut worden. Dort, wo Hygiene viel wichtiger gewesen wäre, liegen heute Kunststoffböden.

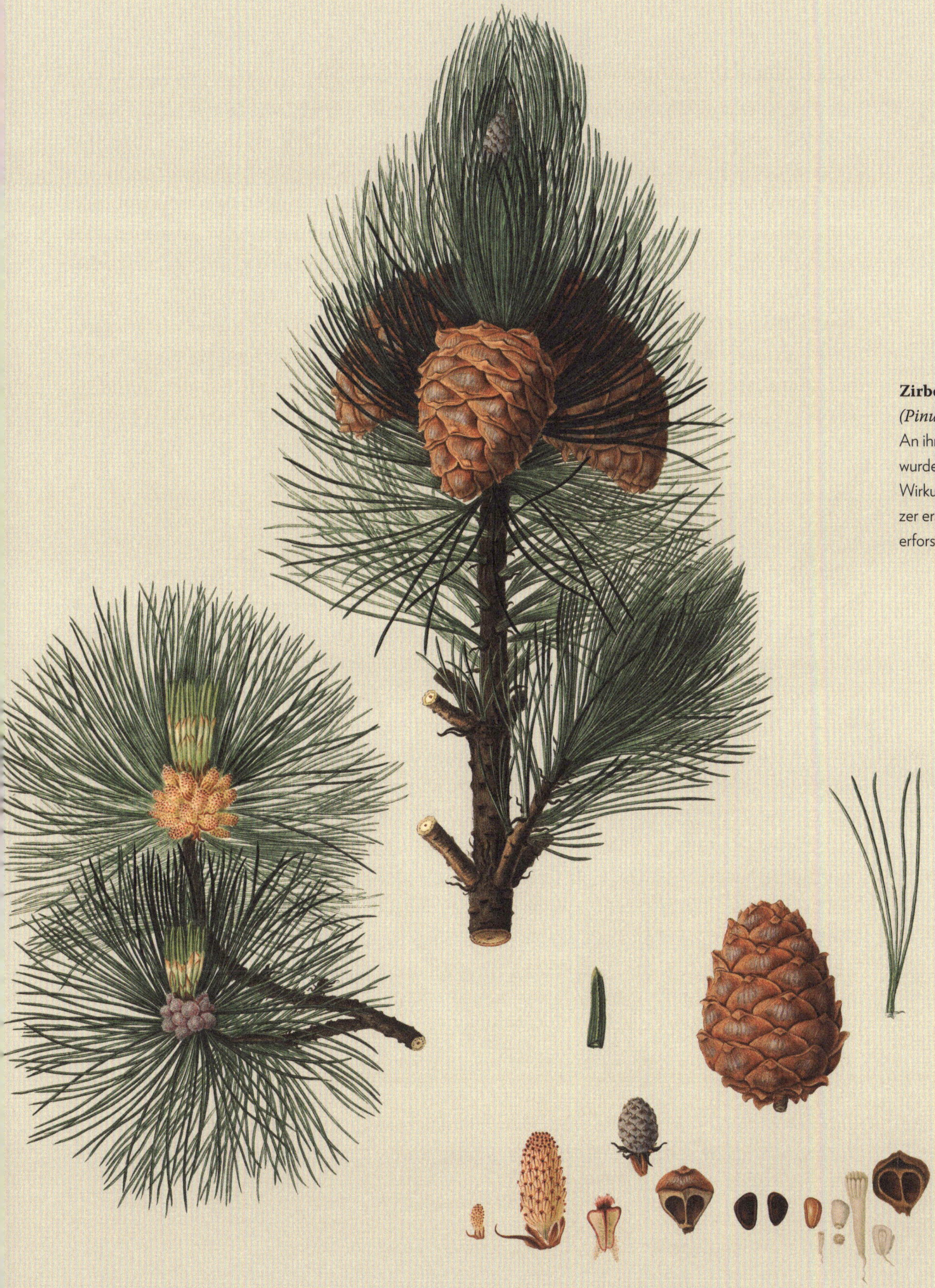

**Zirbe**
*(Pinus cembra)*
An ihrem duftenden Holz wurde die herzberuhigende Wirkung der Nadelhölzer erstmals erkannt und erforscht.

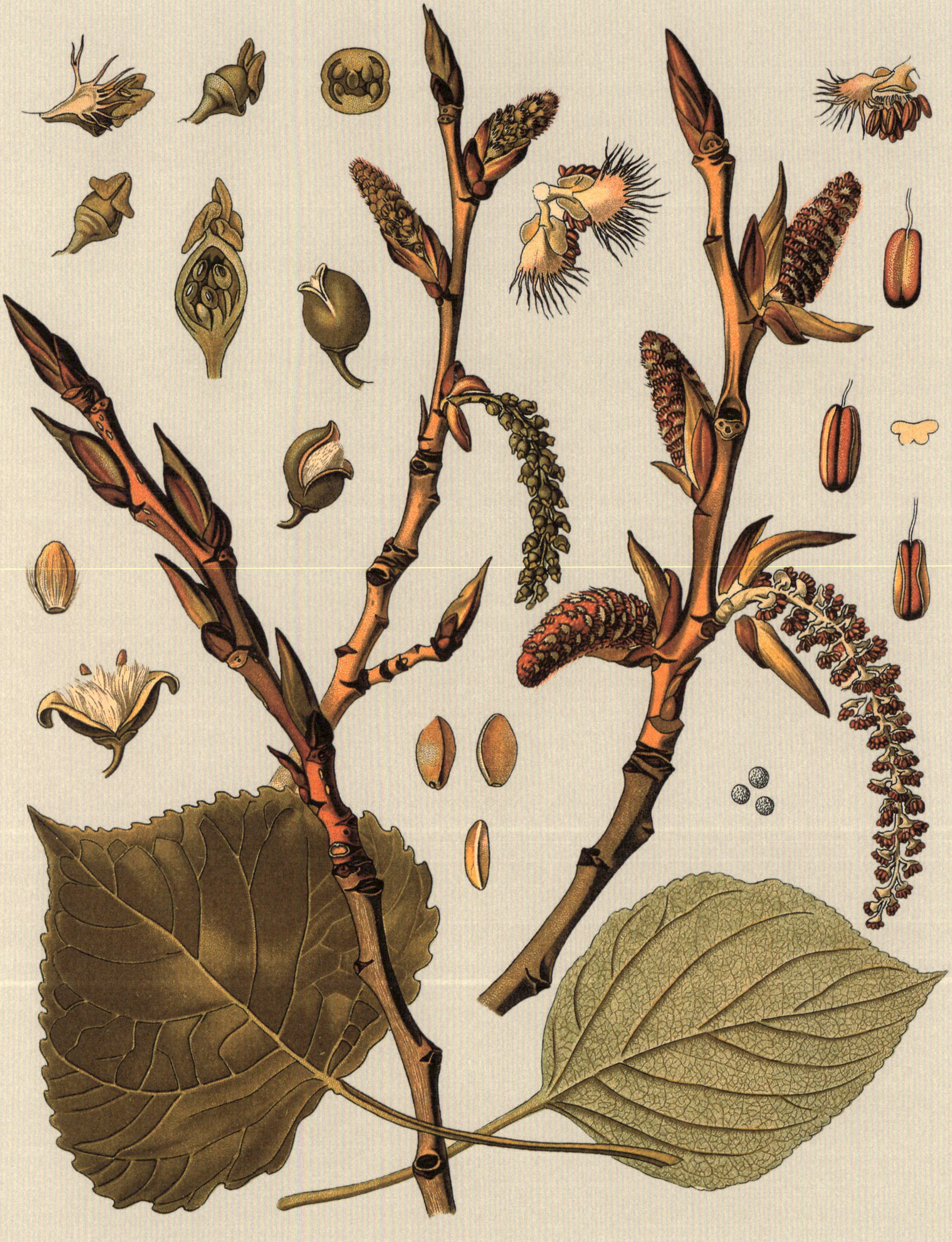

Wissenschaftliche Untersuchungen zur Jahrtausendwende haben eine Wahrheit zutage gebracht, die lange Zeit dem Holz niemand mehr zugetraut hat. Annett Milling hat in ihrer Dissertation 2004 wunderbar die antibakteriellen Wirkungen von Holz beschrieben. Sehen wir uns die erstaunlichen Testergebnisse an.

Auf Glas-, Stahl- und Polyethylen-Oberflächen sowie auf jenen von Fichten-, Ahorn-, Buchen- und Pappelholz wurde jeweils ein Wassertropfen mit denselben Keimproben aufgebracht (Enterokokken und Escherichia coli). Mit der mikrobiologischen Abklatschmethode kann man sehr schön vergleichen, wie sich diese Keime auf den verschiedenen Materialien verhalten, vermehren oder wie sie verschwinden.

Nach zwei Stunden ist die Bakterienzahl auf Glas, Metall und Kunststoff immer noch gleich hoch, während auf Holz bereits ein massiver Rückgang der Bakterien bis zu 25 Prozent zu messen ist.

Nach 24 Stunden sind auf den Holzoberflächen 85 bis 90 Prozent aller Keime und Bakterien verschwunden. Nach 48 Stunden hat sich das Holz von den aufgebrachten Keimen gesäubert beziehungsweise sind diese praktisch verschwunden. Glas benötigt doppelt so lange, zirka 100 Stunden, um diesen Zustand zu erreichen, Kunststoff vier Mal so lange wie Holz, also rund 200 Stunden.

Dieser Versuch ist sehr aufschlussreich, weil er der täglichen Situation in einer Küche, in einem Krankenhaus, in der Schule oder im öffentlichen Raum sehr nahe kommt. Ein mit Keimen kontaminierter Tropfen fällt auf eine Oberfläche und bleibt dort liegen. Viel später berührt jemand unabsichtlich diese Stelle, Keime finden ein neues Zuhause und entwickeln sich da weiter. Holz ist in diesem Fall das Material, welches das beste bakterienhemmende Verhalten zeigt.

Wie ist das möglich? Unter dem Mikroskop betrachtet, hat Holz ja tatsächlich eine viel porösere, zerklüftete und strukturierte Oberfläche. Genau dieser vermeintliche Nachteil gegenüber total glatt poliertem Kunststoff, Glas oder Metall ist aber der große Vorzug von Holz. Der Zellverband des Holzes hat immer das Bestreben, in einer relativ trockenen Ausgleichsfeuchte zur jeweiligen Luftfeuchte zu bleiben. Ein Wassertropfen an einem Punkt des Holzes wird daher sehr rasch ins Innere weggesaugt und aufgetrocknet. Das Wasser wird in immer weiter entfernte Zellschichten verteilt, zwischengespeichert und zum Teil auch wieder an die Luft zurückverdunstet. Wasser und Feuchtigkeit sind aber für alle Keime die wichtigste Lebensgrundlage. Auf trockenem Holz, wenn es auch noch so mikroskopisch porös ist, gibt es für Bakterien kein Fortkommen. Holz trocknet Bakterien und Keime am erfolgreichsten aus! Das ist die erste intelligente Strategie der Natur.

**Schwarzpappel**
*(Populus nigra)*
Sogar das kostengünstige Pappelholz ist hygienischer als Plastik und Fliesenfugen.

Diesen Hygienetrick können Glas, Metall und Kunststoff nicht anwenden. Das Wasser kann nicht rasch ins Innere weggesaugt werden. Es gibt nur den viel langsameren Weg der Verdunstung. Interessanterweise bilden sich dadurch an den Verdunstungsrändern für die

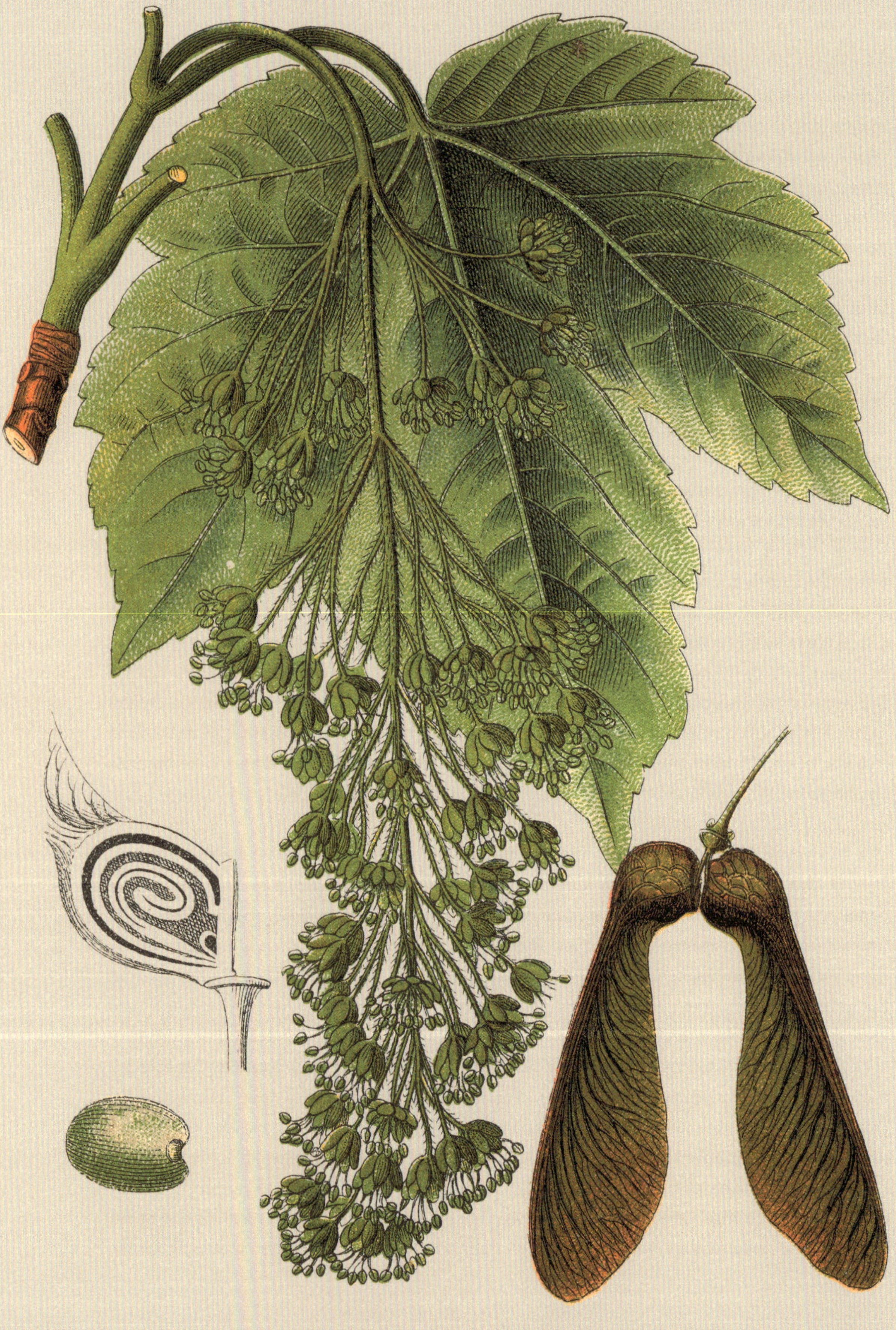

Keime günstige Lebensbedingungen, ein Mikroklima mit einer dünnen Nährlösungsschicht, in dem sich Bakterien wohlfühlen.
Und noch etwas: Wird Kunststoff porös, durch Messerschnitte auf einem Plastikbrett, durch Aufrauungen aller Art, so wird es richtig unhygienisch. Weil Plastik im Unterschied zu Holz keine Saugwirkung entfaltet, bleibt das Wasser auf porösem, gebrauchtem Kunststoff noch länger und die Vermehrung von Bakterien wird noch mehr begünstigt.

Das allein wirft jahrzehntelange Hygienevorurteile gegen Holz über den Haufen. Aber es kommt noch besser, die Bäume können noch eins drauflegen. Mit einer zusätzlichen zweiten Strategie bekämpfen sie aktiv Bakterien, Pilze und Viren.

# DIE ENTDECKUNG DER HOLZHYGIENE

Nach diesem Vergleich von Plastik, Glas und Metall mit Buche, Pappel, Fichte und Ahorn wurde weiter untersucht, ob das Wegsaugen von Wasser die einzige Abwehr des Holzes gegen Keime ist. Das organische Material Holz ist ja nicht einförmig und einfältig vom Menschen synthetisch gekocht, sondern vielfältig durch die Natur mit unzähligen Inhaltsstoffen je nach Baumart verschieden ausgestattet. Die Frage war daher: Gibt es auch zusätzlich vom Holz durch chemisch wirksame Inhaltsstoffe ausgehende antibakterielle Wirkungen?

Die Antwort ist eindeutig. Ja, das gibt es. Herausragend können das drei Baumarten: die Nadelhölzer Kiefer und Lärche mit ihren Tanninen sowie die Eiche mit der Gerbsäure. Zusätzlich zur Austrocknung der Nahrungsgrundlage werden Keime auch noch aktiv bekämpft. Die Botschaft an alle Keime, Krankheitserreger und Bakterien müsste daher heißen: „Meidet Holz und sucht euch Plastik, um länger zu leben!"

**Bergahorn**
*(Acer pseudoplatanus)*
Hart, blühend weiß und so feinporig, dass sogar Rotweinflecken von allein weggehen. Kein Wunder, dass Tischplatten und Arbeitsflächen aus Ahorn so beliebt sind.

Im Vergleich zu Buche, Ahorn und Fichte der ersten Versuche zeigten Kiefernkernholz, Lärche und Eichenkernholz noch kürzere Überlebensraten für Bakterien. Kein Zufall, dass genau das auch die besonders witterungsbeständigen und dauerhaften Hölzer sind. Gerb- und Extraktstoffe wie Tannine wirken konservierend und desinfizierend.

Diese Forschungsergebnisse sind eindeutig und weisen Holz als bevorzugten Baustoff für Bereiche aus, für die Hygiene wichtig ist. Nun bleibt nur noch die Frage nach Pflege und Gebrauchstauglichkeit offen.

Zuerst wurde in verschiedenen Studien untersucht, ob es einen Unterschied macht, ob die Holzoberflächen gehobelt, geschliffen, neu, aufgeraut oder gebraucht sind. Auch diese Ergebnisse überraschten. Hinsichtlich Hygiene und antibakterieller Wirkung macht die mechanische Oberflächenbehandlung so gut wie keinen Unterschied. Gemessene Verschiedenheiten liegen im vernachlässigbaren Bereich.

Nur eine einzige Oberfläche wies etwas schlechtere Ergebnisse auf, nämlich das Stirnholz, also Holzoberflächen, welche quer zum stehenden Stamm geschnitten wurden und den direkten Blick auf die Jahresringe zeigen. Hier sind alle Kapillaren und Rohrleitungen des Baumes quer aufgeschnitten. Das bringt offenbar auf Flächen mit hohem hygienischen Anspruch einen Nachteil. Keime können tiefer eindringen und hier länger überleben. Das klassische Schneidbrett ist also sehr gut, während die bekannten Hirnholzblöcke, wie sie früher in Fleischhauereien oft Anwendung fanden, besser gegen normal in Längsrichtung des Stammes geschnittene Bretter ausgetauscht werden sollen. Dasselbe gilt für sogenannte Stöckel- oder Hirnholzböden in Bereichen mit hohen Ansprüchen an Keimfreiheit. An solchen Orten ist der altgewohnte Dielen- oder Bretterboden die beste Lösung.

Auch die Untersuchung verschiedener Oberflächenbehandlungen und Anstriche am Holz bestätigt die unübertreffbare Genialität der Natur. Je dichter und „unnatürlicher" ein Anstrich ist, desto mehr verschlechtert sich die antibakterielle Wirkung in Richtung Plastik. Versiegelungen und Lacke sollten daher möglichst vermieden werden. Wer Holz versiegelt oder lackiert, der schafft eine messbar unhygienischere Fläche. Aber auch Fette und Öle schränken die keimtötenden Strategien des Holzes ein. Am besten wirkt bei allen Tests eindeutig die unbehandelte Holzoberfläche, gleichgültig, ob sie ganz glatt gehobelt oder geschliffen oder etwas rauer ist.

Die Pflege unbehandelter Holzoberflächen gelingt leicht mit Seifenlauge, Essig- oder eben Desinfektionslösungen. Bei starker Verschmutzung kann kleinflächig mit der Hand oder großflächig maschinell nachgeschliffen werden. Gängige Einscheiben-Poliermaschinen eignen sich sehr gut dafür. Bei ganz starker Verschmutzung können spezielle Schleifgitter verwendet werden.

Laugen als Holzboden-Behandlung sind in manchen Regionen Skandinaviens Standard im sozialen Wohnbau. Auch in Mitteleuropa gibt es immer mehr Beispiele von Holzböden in Schulen, Internaten, Hotels und Büros. Gelaugte Holzböden erbrachten sehr zufriedenstellende Erfahrungen des Reinigungspersonals.

Vergleichende Untersuchungen zur Reinigung und Desinfektion von Holz, Glas, Fliesen und Kunststoffoberflächen bestätigen dieses Bild.* Um das herauszufinden, wurden die Oberflächen wieder gleich mit Keimen „geimpft", mit Reinigungs- und Desinfektionsmitteln gereinigt und nach kurzen Zeitintervallen von 5, 10, 15 und 20 Minuten überlebende Bakterien gemessen. Die besten Ergebnisse lieferten dabei die „antibakteriell" hoch wirksamen Hölzer, hier vertreten durch Kiefern-Kernholz, das bereits nach 10 Minuten praktisch keimfrei war. Fliesen und Kunststoffe hingegen wiesen nach 30 Minuten immer noch deutlich messbare Keimzahlen auf. Als schwierigster Ort, trotz Desinfektionsmitteleinsatz, Hygiene zu bewahren, erwiesen sich dabei die Fugen der Fliesen und eben die Kunststoffoberflächen. Beim Kunststoff wurden durch Rauheiten, feine Schnitte etc. die Ergebnisse noch zusätzlich verschlechtert.

Zusammenfassend kann auch aus wissenschaftlicher Sicht gesagt werden, dass Holzoberflächen im Innenausbau von Räumen mit gehobenen hygienischen Anforderungen im Ver-

---

*Vgl. Stefan Gebken 2004

gleich zu bisher verwendeten Materialien wie Kunststoff, Fliesen, Glas und Metall mindestens gleichwertig oder sogar überlegen sind. Die durch ihre Inhaltsstoffe besonders antibakteriell wirksamen Hölzer Kiefernkernholz, Lärche und Eiche können darüber hinaus sogar Reinigungs- und Desinfektionsmittel einsparen beziehungsweise Reinigungsintervalle verlängern und gegebenenfalls reduzieren. So weit die wissenschaftliche Formulierung.

Im Rückblick auf die Erfahrungen und Gepflogenheiten unserer Vorfahren könnten wir sagen, dass „Opas Liegestuhl“ und all die anderen hölzernen Gerätschaften, die wir gegenwärtig bestenfalls noch in Museen bewundern können, im Vergleich zu unserer heutigen Plastikausrüstung zum Teil wesentlich hygienischer waren. Bis vor Kurzem galt ein alter Holzboden oder ein hölzernes Wandtäfer in einem Pflegeheim, einer Schule, einem Krankenhaus oder sonst wo im öffentlichen Raum als eher rückständig, hygienisch bedenklich und allenfalls schwer zu pflegen. Kunststoffen, Holzimitaten oder Fliesen mit der Fugenproblematik wurde mehr vertraut als dem wunderbaren Zellverband unserer Bäume mit ihrem hochintelligenten Mix an wirksamen Inhaltsstoffen. Wie gut, dass es jetzt wissenschaftliche Arbeiten zu Holz und Hygiene gibt. Immerhin ist Holz ein Material, das uns ja zusätzlich so viel schenkt – vom nachwachsenden Stoffkreislauf über das Wohlfühlen, dem einzigartigen Energieeinsparpotenzial bei der Produktion und im Betrieb bis hin zur guten Wirkung auf unsere Seele und Gesundheit. Alte und neue Naturheiler gewinnen die Baumkraft durch das Harz, durch Mistelextrakte, Auszüge und vieles mehr.

Wer Hygiene sucht, muss keine Umwege gehen. Hier wirkt das Holz direkt. Wir müssen uns lediglich für die Bäume entscheiden und uns, wo es nur geht, mit Holz umgeben.

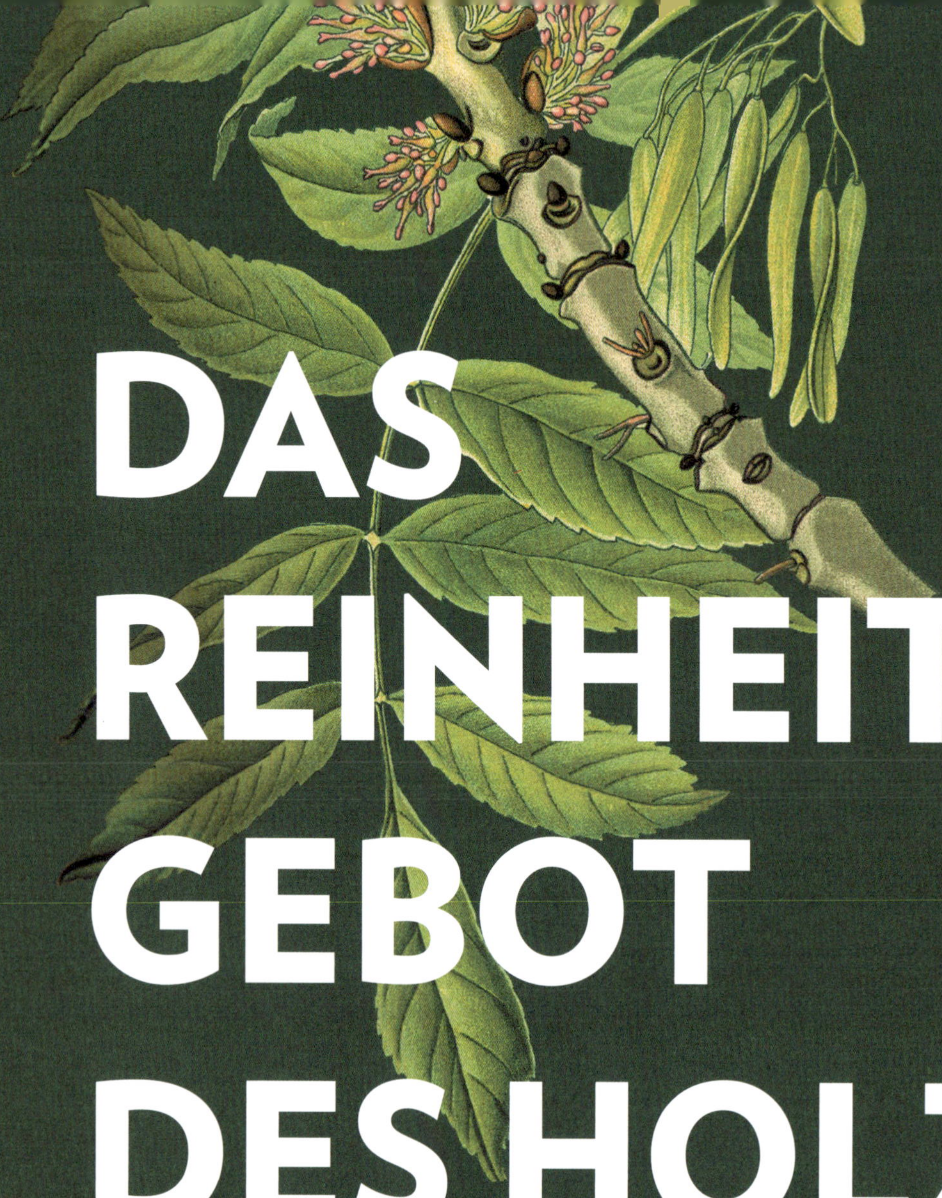

# DAS REINHEITS-GEBOT DES HOLZES

**Zuerst war es eine ganz normale Baubesprechung. Besser gesagt, ein vorbereitendes Gespräch für einen geplanten Holzbau.**

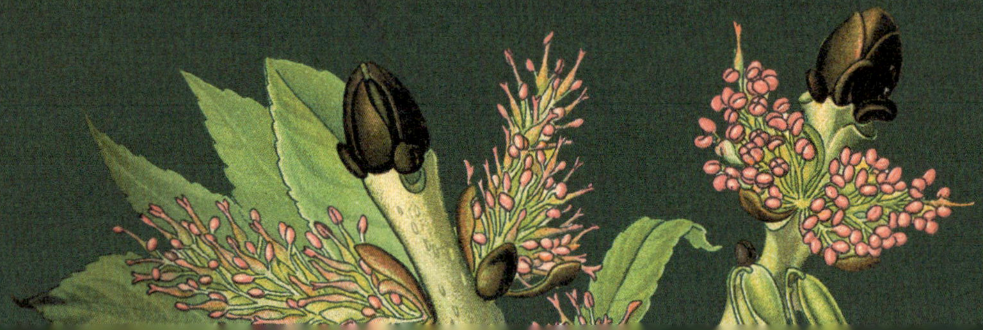

Die Bauherrschaft allerdings war hier keine private Familie, sondern der Verband der Biobauern, der ein neues Verwaltungsgebäude mit Seminarräumen und Platz für den wöchentlichen Bauernmarkt benötigte. Die Biobauern, vertreten durch den Obmann des Vereines und durch den Geschäftsführer, wollten einen Bau, der ihre Anliegen und Philosophie ausdrückt. Holz als nachwachsender und nachhaltiger Baustoff wurde deshalb favorisiert.

Zum Zeitpunkt dieser Besprechung war der Architektenwettbewerb bereits abgeschlossen und der ausgewählte Plan lag auf dem Tisch. In der Runde am selben Tisch saßen der Architekt mit einem leitenden Mitarbeiter, Holztechniker des Holzbauunternehmens sowie der Leiter der Baugesellschaft.

Ziel der Besprechung war es, wichtige Details der Ausführung gemeinsam zu klären, die Einhaltung der vorgegebenen Kosten zu prüfen.

Das Gespräch nahm einen beinahe drehbuchartigen, klassischen Verlauf. Die Bauherren äußerten ihre Wünsche, die Vertreter der Baufirma erklärten höflich, dass sie alle Wünsche gut verstehen, aber unbedingt den vertraglich fixierten Preis einhalten müssen und deshalb keine nachträglichen Verbesserungen möglich sind. Der Architekt verteidigte seine schwebenden Auskragungen, während der Holzbauer erklärte, dass hier mit einer Säule viel Geld gespart werden könnte.

„Wunderbar", freuten sich die Bauherren, „dann können wir doch noch einen biologisch einwandfreien Bau verwirklichen, so wie es zur Arbeit unserer Mitglieder in ihren Biolandwirtschaften passt. Wir wollen nachwachsende Rohstoffe, keine Chemikalien und keinen Leim im Holz!"

Irgendwann fiel der Satz, der zum Schreiben dieses Kapitels geführt hat. Genervt von den ewigen Biowünschen und der Skepsis der Bauherren gegenüber der Bauchemie, meinte der Architekt: „Ich weiß nicht, was Sie immer mit Bio und leimfreiem Holzbau haben. Reden Sie doch einmal mit den Herstellern von verleimtem Brettsperrholz. Da wurde in den letzten Jahren unglaublich viel geforscht. Das ganze Formaldehyd ist weg. Die heutigen PU-Leime (Polyurethan-Leime) sind vollständig harmlos!"

Was der Architekt hier aussprach, war keine Einzelmeinung. Die Marketingabteilungen der Chemieindustrie predigen unermüdlich diese Botschaft. Exkursionen, teure Werbekampagnen für Architekten, Entscheidungsträger im Holzbau, für Schulen, Universitäten und Journalisten werden finanziert. Es war dem Mann wirklich nicht übel zu nehmen, dass er daran glaubte.

Bis vor wenigen Jahrzehnten war es aber noch ganz anders. Bei der Errichtung aller historischen Holzbauten, alter Bauern- und Wirtshäuser, Klöster, Schlösser und Burgen – überall, wo wir heute die Kunst alter Holzbaumeister bewundern und uns in diesen Häusern so unerklärbar wohlfühlen – herrschte hinsichtlich Bauchemie ein striktes Reinheitsgebot. Chemische Hilfsmittel, um Baumaterialien zu verändern, standen schlicht nicht zur Verfügung. Verwendet wurde also nur reines Holz. Und wenn es schon mit anderen Materialien kombiniert wurde, dann blieb man wieder bei reinen Naturmaterialien – Kalk, Lehm, Stroh und Stein, zum Beispiel. Nicht nur die Bierbrauer, auch die Holzbauer erreichten die beste Qualität durch das Reinheitsgebot. Chemisch beziehungsweise synthetisch hergestellte Hilfs- und Zusatzstoffe standen erst viel später zur Verfügung.

Sind nun die Bedenken der Biobauern begründet oder hat der Architekt recht? Sehen wir uns die Fakten an. Wie harmlos ist der Leim im Holz wirklich? Wie viel davon ist da überhaupt enthalten?

Wir wollten fair und wissenschaftlich korrekt recherchieren und nicht irgendwelchen Angsttheorien folgen. Deshalb haben wir zuallererst beim marktführenden Hersteller für PU-Leime für die Brettsperrholzindustrie nachgefragt. Eigentlich hatten wir erwartet, hier irgendwelche Erklärungen vom Fehlen anderer Giftstoffe oder Beschwichtigungen zu bekommen, die wir von unabhängigen und anerkannten Wissenschaftlern weiter prüfen lassen. Doch es kam anders. Ich erhielt das Sicherheitsdatenblatt des Leimes. Zwölf Seiten lang, mit unmissverständlichen Aussagen, bereits auf der Titelseite: Der PU-Klebstoff steht im Verdacht auf krebserzeugende Wirkung, er reizt die Augen und Schleimhäute. Dämpfe beim Aushärten dürfen/sollen nicht eingeatmet werden. Es besteht die Gefahr ernster Gesundheitsschäden bei längerem Einatmen. Hautreizende Wirkung, wie das Auslösen von Allergien, wird dem Leim ebenfalls bescheinigt. Und zum guten Schluss noch eine knappe Bemerkung zur Entsorgung oder zu Möglichkeiten der Rückführbarkeit dieses Produktes: „Dieser Leim ist biologisch nicht leicht abbaubar!“

Ob der Zeitraum des „schweren“ biologischen Abbaues des Leimanteiles im Holz 50, 100, 1.000 oder 10.000 Jahre ist, wird nicht näher ausgeführt. Es wird auch nicht erläutert, in welche Bestandteile die Molekülstrukturen des Leimes nach langen Zeiträumen zerfallen würden und wo im biologischen Kreislauf eventuelle Giftstoffe wieder auftauchen könnten. Vom Trinkwasser bis zur Muttermilch gibt es ja genügend Beispiele, wie zäh sich Giftstoffe in der Nahrungsmittelkette halten, wenn sie erst einmal freigesetzt wurden. Hinter dem Wort „freisetzen“ können sich viele Wege verbergen. Das können Abriebe durch den täglichen Gebrauch sein, oder unsachgemäße Verbrennung im Hausofen, oder das Vermodern und Übergehen in die Erde, die zufällig später als Gartenerde irgendwo auftaucht.

Wenn der Hersteller selbst über sein Produkt schreibt: steht im Verdacht auf krebserregende Wirkung, kann Allergien auslösen, Haut, Augen, Schleimhäute und Atemwege schädigen, dann braucht es zur Einschätzung der Wirkung auf die Gesundheit der Menschen keinen Arzt und keinen Wissenschaftler mehr. Hier kann jeder selbst seine Schlüsse ziehen. Informationen über die Gefährlichkeit von Abrieben der ausgetrockneten Leimsubstanz fehlen auf dem Datenblatt.

Uns interessierte jetzt nur noch die Menge an Leim, die in so einem durchschnittlichen Einfamilienhaus, gebaut aus verklebtem Brettsperrholz, steckt. Auch diese Recherche ist einfacher als erwartet. Es genügt, die Internetseiten einzelner Brettsperrholzhersteller anzusehen. Hier ist zwar nichts vom Sicherheitsdatenblatt des PU-Leimes zu lesen. Vielmehr wird der Leim mancherorts tatsächlich als völlig harmlos, weil formaldehydfrei, angepriesen. Von der chemischen Familie der Isocyanat-Klebstoffe laut Sicherheitsdatenblatt und von deren Wirkung ist keine Rede. Aber bezüglich Menge gibt es zumindest bei einigen Herstellern offene Informationen. Im fertig verarbeiteten Brettsperrholz sind pro Leimfuge und Quadratmeter zirka 0,08 Kilogramm Trockenmasse an Leim vorhanden. Wenn die Lamellenstärke der Brettlagen 30 Millimeter beträgt, gibt das 33 Leimfugen je Kubikmeter, also rund zwei bis drei Kilogramm ausgetrocknete Leimmasse in einem Kubikmeter Brettsperrholz.

Das bedeutet, in einem Haus aus Brettsperrholz werden die Bewohner ganzflächig von mehreren Leimfugenschichten sackähnlich umhüllt. Die Leimmenge ergibt sich je nach Leimholz- und Lamellendicke. Obwohl die Fugen hauchdünn sind, kann die Leimmenge für ein durchschnittliches Einfamilienhaus mehrere hundert Kilogramm erreichen. Eine lebenslange Hypothek, Emissions- und Abriebquelle sowie schlussendlich ein ungelöstes Entsorgungsproblem für alle Bauherren, die so ein Haus errichten und bewohnen.

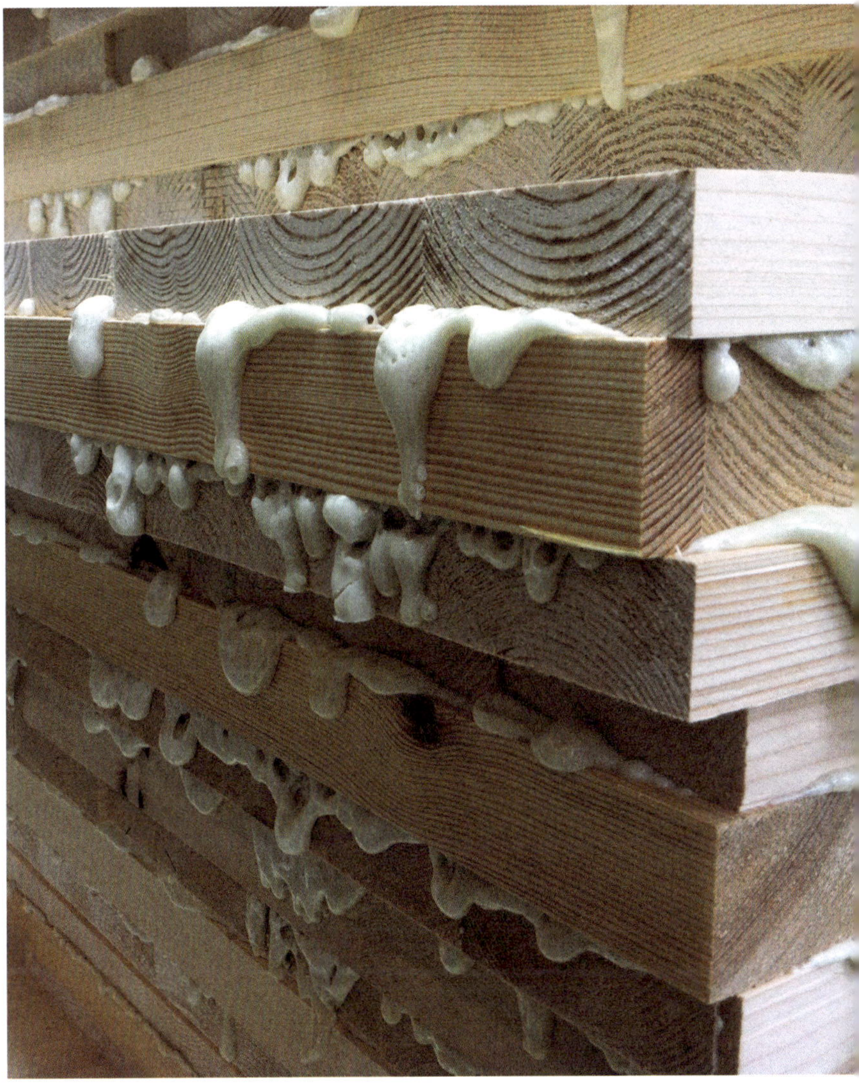

Leimholzplatten bei der Produktion. Die wunderbaren Holzeigenschaften werden durch die giftige Chemie schwer beeinträchtigt.

In einem Papier von Greenpeace (www.greenpeace.org/austria/de/marktcheck/themen/bewusst-einkaufen/konsum/chemikalien-kunststoffe/kunststoffe/) wird darauf hingewiesen, dass Polyurethane unter Chloreinsatz produziert werden und damit einen beträchtlichen Teil des weltweit produzierten Chlors verschlingen. In der Giftigkeitspyramide der Kunststoffe werden sie ganz oben, gleich nach dem PVC genannt, das den Gipfel der Pyramide bildet: Polyurethan (PU). Wörtlich heißt es darin:

„Polyurethan (PU) ist wie PVC ein Chlor-Kunststoff! Er wird hauptsächlich in Produkten zur Isolierung und in weichen und[/]oder geschäumten Produkten wie Teppichunterlagen (!) eingesetzt. Die Herstellung von PU verschlingt etwa 11% des weltweit produzierten Chlors. Mittlerweile wurden verschiedene Technologien für die chlorfreie PU-Produktion entwickelt (Prognos 1994). Diese Alternativverfahren stellen in gewisser Weise eine ökologische Verbes-

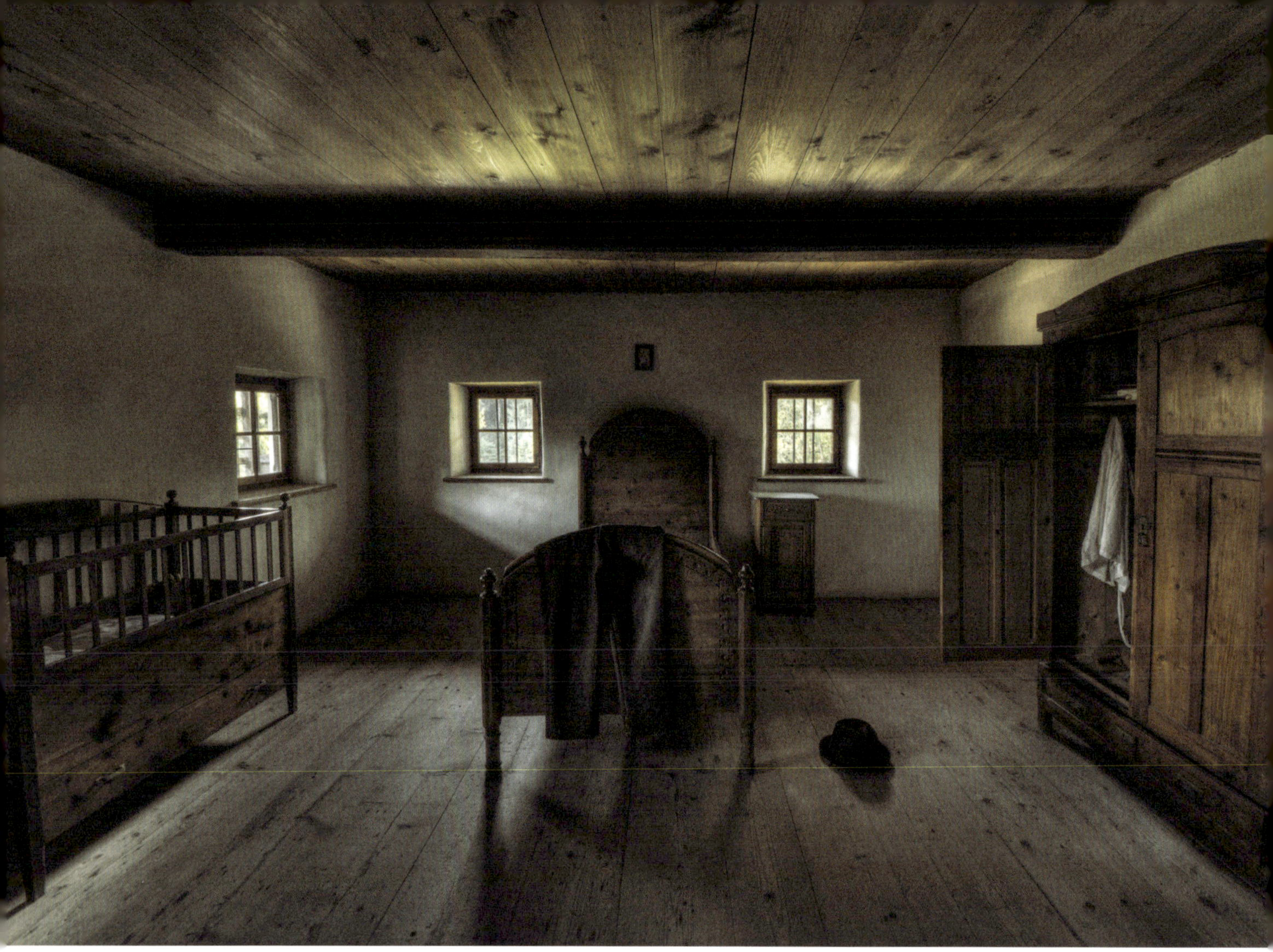

Altes Bauernschlafzimmer, im Freilichtmuseum „Museum Tiroler Bauernhöfe" in Kramsach im Bezirk Kufstein, Nordtirol. Baustoffe wurden früher so verarbeitet, wie sie in der Natur vorkamen.

serung dar, schädigen jedoch durch den Einsatz gefährlicher Isocyanate noch immer Mensch und Umwelt. So wurde die Produktion von PU … mit Gesundheitsschäden der Arbeiter in Zusammenhang gebracht, u. a. mit dem sogenannten ‚Isocyanat-Asthma', einer lebensbedrohenden Krankheit (DTI 1993). Auch die Entsorgung ist problematisch, bei der Verbrennung von PU werden zahlreiche gefährliche Chemikalien wie Isocyanate, Blausäure und Dioxine freigesetzt, selbst in Deponien wirkt er giftig, er zersetzt sich in klimaschädliche Stoffe."

Polyurethan wird auch in großen Mengen als PU-Schaum verarbeitet. Der Klebstoff im Brettsperrholz kommt aus derselben chemischen Familie wie der Schaum aus der Dose. Würde man den Kleber, der im Holz versteckt ist, gleichermaßen aufschäumen, so bekäme man ein sichtbares Bild, welche Menge der beschriebenen Chemie da, im Leimholz verborgen, verarbeitet ist. Wie sieht es also aus, wenn man den im Holz enthaltenen PU-Leim aufschäumen würde? Wie dick wäre die Kunststoffschaumhülle, die das Holzhaus dann umschließt?

Über diese Relation haben auch unsere Techniker gestaunt. Im verleimten Brettsperrholzhaus ist so viel PU-Leim enthalten, dass zum Beispiel bei einer Wandstärke von 20 Zentimetern Leimholz das Aufschäumen des Leimes eine zirka 10 Zentimeter dicke PU-Schaumhülle rund um das ganze Haus ergeben würde. Der Leim im Holz ergäbe aufgeschäumt eine kontaminierte, die Gesundheits- und Ökobilanz belastende Schicht rund um das ganze Haus, die noch einmal etwa halb so dick ist wie das verklebte Holz selbst. Neben dem Giftproblem wird zudem die Atmungsfähigkeit des Holzes stark eingeschränkt. Der My-Wert – der technische Wert für die Atmungsfähigkeit, die Luftdiffussionsfähigkeit eines Materials – des Leimholzes ist deutlich schlechter als der My-Wert von Vollholz nach dem Reinheitsgebot. Das ist leicht verständlich, wenn man bedenkt, dass jede einzelne Leimfuge die natürliche Atmungsfähigkeit von Vollholz bremst. Auch wenn der Klebstoff nicht ganz dicht ist, kommt durch die vielen Leimschichten ein atmungsbremsender „Plastiksackeffekt" zum Tragen.

Zum Schluss unserer Leimholzrecherche hat noch interessiert zu erfahren, wie es bei der Entsorgung zugeht. Immerhin ist diese beachtliche Menge biologisch „schwer" abbaubaren Leimes ja untrennbar mit dem Holz verbunden.

Viele namhafte Hersteller von Brettsperrholz produzieren im Ganztafelsystem. Das heißt, um schneller produzieren zu können, werden Fenster, Türen und Öffnungen nicht ausgespart, sondern ganze, geschlossene Wand-, Dach- und Deckenplatten erzeugt. Erst hinterher werden dann Fenster, Türen etc. ausgeschnitten. Das ergibt natürlich bereits in der Produktion riesige Abfallberge. Durch Zufall bekam ich genau zu der Zeit, in der wir uns mit diesen Fragen beschäftigten, selbst fotografierte Bilder von der Entsorgung dieses Abfalls in einer bekannten Brettsperrholzfabrik. Die Abschnitte werden großteils zu einem lokalen Holzhändler gefahren. Dieser erzeugt daraus Hackgut, das an örtliche Abnehmer, Heizwerk, Bauern und Privathäuser mit Hackgutheizung verkauft wird. Das Hackgut ist beliebt, weil das Ausgangsmaterial kammertrockenes Brettsperrholz, also ideal trocken zum Verheizen ist. Den enthaltenen Leim kann man ja nicht sehen. Diese Hackschnitzel werden in ganz normalen Öfen ohne Filter bei Temperaturen zwischen 600 und 1.000° Celsius verbrannt.

Was dabei geschieht, erklärt ein Papier auf der Webseite des Bayerischen Landesamtes für Umweltschutz (Beurteilung von Kunststoffbränden: www.lfu.bayern.de/luft/doc/kunststoffbraende.pdf). Beim Verbrennen von Polyurethanen entstehen unter anderem Amine, Isocyanate, Nitrile und Formaldehyd. Isocyanate sind stark giftig und, wie einige der anderen genannten Stoffe auch, krebsfördernd.

Dramatische und traurige Berühmtheit erlangte die chemische Isocyanat-Familie, als im Jahr 1984 im indischen Ort Bhopal aus der Chemiefabrik der Union Carbide Corporation aus einem defekten Tank bis zu 40 Tonnen Methylisocyanate entwichen. Rund 3.000 Menschen wurden getötet. Mehrere hunderttausend Personen erlitten schwere Verletzungen wie Augen- und Schleimhautschäden. Isocyanate schädigen durch eine Reaktion mit NH2 und OH-Gruppen die Zellmembran menschlicher Zellen. Isocyanat-Asthma ist eine klassische Vergiftungsfolge der toxischen Stoffe.

Das alles sind wissenschaftlich bekannte und unwidersprochene Fakten. Trotzdem werden Isocyanat-Klebstoffe, die das moderne Brettsperrholz verleimen, als Innovation des Holzbaues gefeiert. Das geschieht mit dem absurden Argument, dass diese Kleber nun endlich formaldehydfrei sind. Das ist Zynismus in höchstem Ausmaß. Das Gift Formaldehyd wird durch das neue Gift aus der Isocyanat-Familie ersetzt und als Fortschritt verkauft, weil jetzt Formaldehyd nicht mehr enthalten ist.

Das seltsame Argument der Chemieindustrie, dass diese Kleber harmlos seien, sobald sie austrocknen, geht ebenfalls an der Praxis vorbei. Was geschieht, wenn wir feine Abriebe einatmen? Was passiert, wenn bedenkenlos Abfälle voller Leim verbrannt werden und plötzlich „Bhopal-Gifte" aus den Kaminen schmucker Häuser auf dem Land herausrauchen, Ruß und Staub auf Gärten und Felder der Menschen niederrieseln?

Was geschieht mit dem wunderbaren Material Holz, wenn es plötzlich untrennbar mit giftigem Klebstoff verbunden ist? Selbst wenn das verleimte Holz in speziellen, gefilterten Verbrennungsöfen für Sondermüll „entsorgt" wird, bleibt als ungelöste Hypothek die kontaminierte Asche übrig. Wie das Beispiel mit dem Holzhändler zeigt, landet in der Praxis ohnedies immer ein Teil in ungefilterten Öfen.

Warum sollten wir uns selbst, unser Leben, unseren Schlaf solchen Belastungen aussetzen, wenn der giftige Kleber auf einfache Weise durch mechanische Verdübelungen ersetzt werden kann?

Tausendfach und in allen Erdteilen sind leimfreie Massivholzbauten erprobt. Trotzdem ist für die Menschen oft nur das gefährlich, was als Gefahr sichtbar ist. Die dünne Leimfuge im Holz ist kaum sichtbar. Das Sicherheitsdatenblatt wird, wie vom Gesetzgeber verlangt, aufgelegt, aber nur selten gelesen. Am Ende führt uns die vermeintliche Hilfe aus der Küche der Erdölchemie in eine ökologische Sackgasse und zudem viele Menschen in gesundheitliche Probleme.

Das ist die Geschichte eines Leimes in einem verleimten Holzprodukt, dem Brettsperrholz, auch BSP genannt. Diese Geschichte könnte ähnlich von giftigen Holzschutzmitteln erzählt werden, die hierzulande Gott sei Dank immer seltener auf das Holz gepinselt werden. Oder von verleimten Holzwerkstoffplatten, oder, oder …

Eine Generation vor uns hat es noch geschafft, Häuser, Möbel und technische Bauwerke nach dem Reinheitsgebot chemiefrei zu bauen. Es gibt heute wieder den Massivholzbau, mechanisch verdübelt, reines Holz als Bauhülle in modernster Architektur. Weit über tausend Holzbauten, vom kleinen Wochenendhäuschen bis zum siebengeschossigen Großhotel, vom Krankenhaus bis zur Universität, stehen in 33 Ländern der Erde. Konsequent nach dem Reinheitsgebot wurden alle chemischen Verklebungen durch mechanische Steck- und Dübelverbindungen ersetzt.

Niemand kann sagen, das Reinheitsgebot des Holzes sei eine ökologische Utopie und nicht machbar. Im Gegenteil, reines Holz bringt den Bauern im Wald höhere Wertschöpfung, den Arbeitern im Werk gesündere Arbeitsplätze ohne Giftgase, den Baufirmen Bauten ohne Reklamationen sowie einen Innovationssprung und den Menschen gesündere Häuser, tieferen Schlaf und Erholung sowie Einsparung bei Heizung, Kühlung und Betrieb ihrer Häuser.

Nicht nur der Bierbrauer braut nach dem Reinheitsgebot das beste Bier. Auch der Häuselbauer holt sich so den ganzen Nutzen und Zauber des Baumes in sein Leben hinein. Warum sollen wir auf diesen Segen des Naturbaustoffes Holz verzichten?

Die Frage, warum Menschen trotzdem den Umweg der giftigen Bauchemie gehen, bleibt unbeantwortet. Unwissen, ein Gift, dessen Wirkung erst langfristig sichtbar wird, vielleicht mancherorts Profitgier und Machtstreben zentral agierender Konzerne sind Motive, die zu Fehlhandlungen führen. Vernünftige Gründe, auf das Reinheitsgebot des Holzes zu verzichten, gibt es aber keine. ❧

# INS HOLZ GEHEN

Eine der schönsten Eigenschaften von Fichte, Lärche, Zirbe und ihren benadelten Baumgeschwistern ist der wunderbare Geruch. Jedes Sägewerk, jede Tischlerei oder Zimmerei, in der Massivholz verarbeitet wird, empfängt den Besucher gleich mit einem zutiefst angenehmen, ja beruhigenden Duft.

Wohl kein Werkstoff verfügt über einen ähnlichen Geruch, der bei allen Menschen so positiv aufgenommen wird. Kenner können die verschiedenen Nadelbäume sogar am Geruch auseinanderhalten. Dies vor allem dann, wenn das Holz im Sägewerk frisch geschnitten wird. Dem Laien sind diese Düfte als Harzgeruch der Nadelwälder bekannt.

Im alltäglichen Leben begegnen wir neben dem direkten Holzkontakt diesen Gerüchen vielleicht noch in der Sauna bei einem Latschenkiefernölaufguss oder bei der Verwendung von Lärchenfranzbranntwein und ähnlichen Rezepturen. Versuchen Sie künftig, Harzdüfte ganz bewusst einzuatmen, zu spüren und darauf zu achten, von welcher Holzart dieser Geruch kommt. Bald werden Sie die Unterschiede und persönlichen Färbungen der einzelnen Bäume erriechen und auseinanderhalten können. Besonders ausgeprägt und eigentümlich duftet dabei das Zirbenholz, in der Schweiz Arvenholz genannt.

Zirbenholzschalungen, -kästen und -stuben eignen sich besonders zur Geruchserkennung dieses herrlichen Holzes. Harzig, aber süßlicher als die anderen Nadelhölzer erkennt man es sofort, wenn man den Zirbenduft ein einziges Mal bewusst erlebt hat. In diesem Buch ist schon viel über Harz, das Gold der Bäume, berichtet worden. Es erstaunt aber auch aus wissenschaftlicher Sicht, wie komplex die Zusammensetzung der Baumharze in Wirklichkeit ist und wie vielfältig ihre Wirkung im menschlichen Organismus. In den meisten Nadelhölzern findet man im Holz reichlich Harze zum Schutz vor Schädlingen und Verletzungen. Wird die Rinde des Baumes verletzt oder angenagt, so produziert dieser sofort Harz, das in speziellen Harzzellen erzeugt und in weit verzweigten Harzgängen gespeichert wird. Oft werden auch innere Verletzungen und Mikrorisse mit Harzgallen und Einschlüssen gefüllt. Besonders bei der Fichte und Lärche ist das zu beobachten, während umgekehrt Tannen harzfrei wirken, weil sie ihre Harze äußerst fein verteilt anwenden und niemals Harzflüsse oder beim Holz Harzausblühungen vorkommen. Auch das Alter eines Baumes hat Einfluss auf seine Harzströme. Beim Sammeln von Zirbenharz bevorzuge ich immer mittelalte Wälder und Bäume, die so bis 200 Jahre alt sind. In Zirbenwäldern mit 500 bis 1.000 Jahren findet man wesentlich weniger Harz. Bei gleicher Verletzung harzen uralte Zirben deutlich weniger als entsprechend jüngere, die im Sinne des Wortes noch voll im Saft stehen. Beim Gewinnen von Lärchenharz machen wir uns die Eigenschaft der Lärche zunutze, innere Hohlräume oder Verletzungen mit Harz auszufüllen. Die Methode ist im Unterkapitel „Harz sammeln“ (vgl. S. 30) beschrieben.

Wenn man Baumharz erhitzt, so entweichen zunächst die leicht flüchtigen, kleinmolekularen Anteile des Harzes, die sogenannten ätherischen Öle oder Terpentine. Sie machen etwa ein Fünftel der Harzmenge aus. Diese ätherischen Öle sind begehrte Grundstoffe für Parfum, hochwertige Holzbehandlungs- und Arzneimittel. Übrig bleiben die schwerer flüchtigen, festeren und großmolekularen Anteile. Jene festen Anteile werden als Kolophonium bezeichnet und in geklärter Form zum Beispiel zum Einstreichen des Geigenbogens verwendet. Damit die leichte Klebrigkeit des Kolophoniums die Geigensaite zum Schwingen bringt, streicht man mit dem Bogen darüber. Sie stellen auch wertvolle Rohstoffe zum Haltbarmachen von Nahrungsmitteln dar. Die ätherischen Öle bilden fettige Substanzen, die im Gegensatz zu fetten Ölen wie Oliven- oder Sonnenblumenöl leicht flüchtig sind. Das heißt, sie verdunsten in kurzer Zeit bei Zimmertemperaturen an der Luft. Ätherische Öle werden von tausenden Pflanzenarten mithilfe des Sonnenlichts erzeugt und rufen den Duft von Blüten, Gewürzen, Heilpflanzen, aromatischen Früchten und eben Nadelbäumen hervor. Besonders zur Zeit des Sonnenhochstandes (Mittag, Sommersonnenwende) sind diese ätherischen Öle in hoher Konzentration in den Trägerpflanzen enthalten. Über die Nase riechen wir die ätherischen Öle, und da unser Geruchssinn mit sehr alten Schichten des Gehirns in Verbindung steht, lösen Gerüche Emotionen aus und wirken auf unser vegetatives Nervensystem wie auch auf unsere Körperhormone.

Die Riechrezeptoren in der Nase sind direkt mit dem sogenannten Limbischen System und dem evolutionsgeschichtlich ältesten Teil des Gehirns verbunden. Das Limbische System ist das Kontrollzentrum für Gefühle. Ohne dass wir uns dessen bewusst sind, kommunizieren wir Menschen untereinander oft über Gerüche (Pheromone), die unsere Gefühle steuern. „Ich kann diese Person nicht riechen!" oder „Du riechst so gut" lauten Aussagen, die auf reale zwischenmenschliche Wirkungen hinweisen. Angst, sexuelle Zugänglichkeit wie auch sexuelle Ablehnung, aber auch Dominanz und weitere Verhaltensweisen werden zwischen Menschen oft erschnuppert, ohne ein Wort darüber zu verlieren. Dazu gibt es eine Reihe von Studien, die während der letzten Jahre in verschiedenen Wissenschaftsjournalen publiziert wurden.

**Latschenkiefer**
*(Pinus mugo)*
Latschenkiefernöl ist nur eines von vielen ätherischen Ölen, die aus den Bäumen gewonnen werden. Es sorgt für Waldesduft in jeder Wohnung.

Es ist auch Stand des Wissens in der Biologie, dass Pflanzen umfangreich über Geruchsstoffe untereinander kommunizieren. Wie bereits beschrieben, werden auf diese Weise Gefahren mitgeteilt, gemeinsame Abwehr gegen heranrückende Borkenkäfer wird von Bäumen solcherart organisiert.

Weniger bekannt ist die Tatsache, dass Botschaften der Pflanzen über Geruchsstoffe unsere Riechorgane, von dort unser Limbisches System und damit direkt unsere Gefühle beeinflussen können. Gefühle wiederum beeinflussen in wesentlichem Maß unsere Gesundheit, unser Immunsystem und medizinisch messbare Körperwerte. Angst lässt das Herz schneller klopfen und mobilisiert Kampf- oder Fluchthormone. Das Gefühl der Geborgenheit bewirkt das Gegenteil usw. Ob wir diesen Vorgang Kommunikation, Übertragung von Botschaften, positive Schwingungsübertragung, Heilung, Stärkung oder sonst wie nennen, kann jeder selbst entscheiden. Wesentlich ist das Erkennen direkter Beeinflussung unseres Organismus durch Geruchsmoleküle der Bäume. Ätherische Öle werden aber auch über die Haut und besonders über die Lungen erstaunlich schnell in unseren Körper aufgenommen, vom Blut verteilt und wirken auf unsere Körperzellen auch direkt. Ätherische Öle kommen also über zwei Wege in unseren Körper. Der unmittelbare Pfad ist das Einatmen und Aktivieren unseres Geruchssinnes. Der zweite Weg führt über die Haut und Lungen direkt in das Blut und in die Körperzellen.

Als wir begannen, uns eingehend mit den Inhaltsstoffen und Wirkungen der ätherischen Öle von Nadelhölzern zu beschäftigen, hatten wir noch keine Ahnung, wie erstaunlich komplex

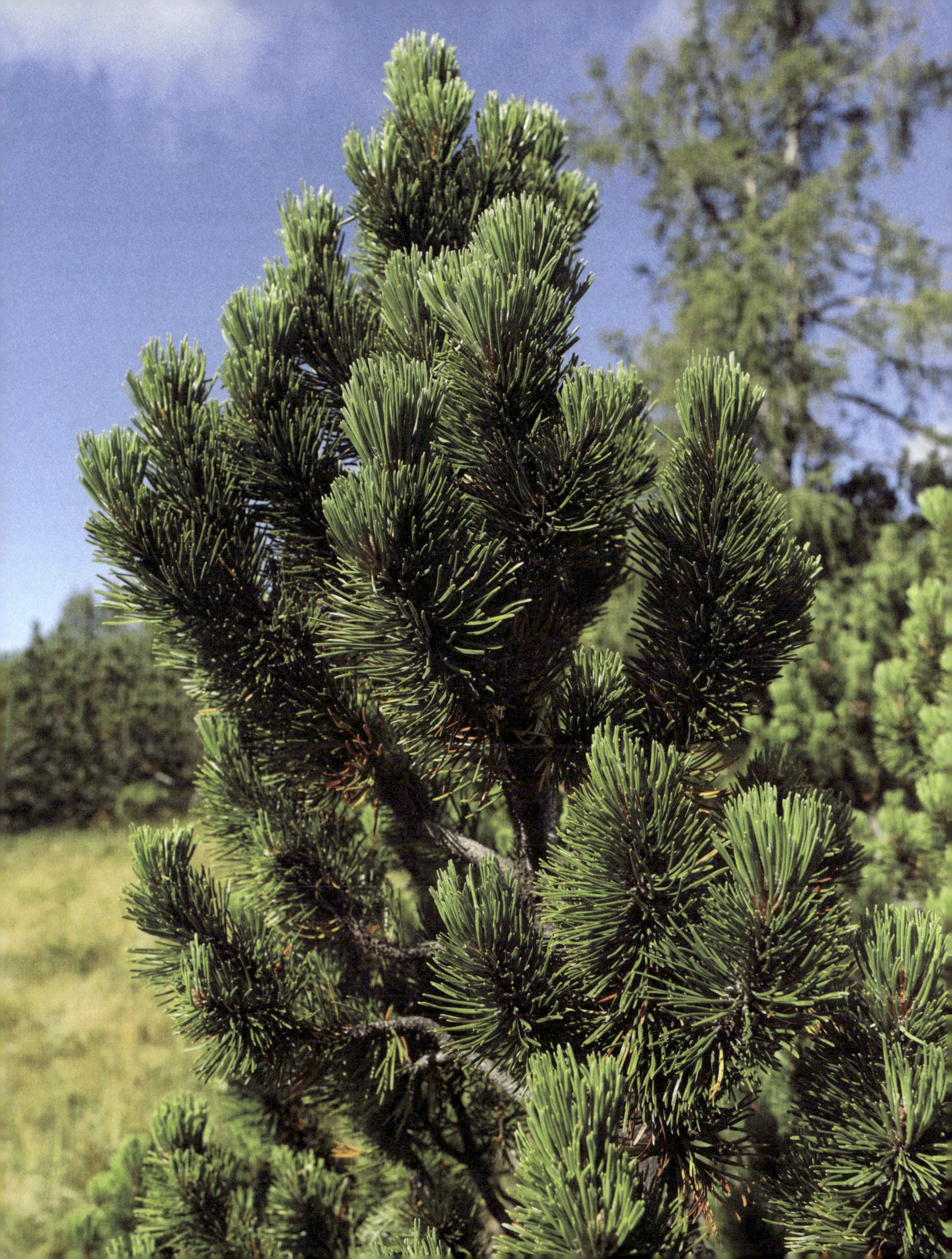

ihre Zusammensetzung und Wechselwirkung sind. Ätherisches Öl, das der duftgebende Stoff auch des Zirbenholzes ist, besteht laut Lehrbüchern der Pflanzenchemie vorwiegend aus Alpha- und Beta-Pinenen. Diese beiden Grundstoffe sind jedoch in vielen Nadelhölzern enthalten, die jeweils ganz andere Geruchsmerkmale aufweisen. Sie können also nicht allein für den Zirbengeruch zuständig sein. Wer die Literatur gründlicher durchsucht, entdeckt bald, dass es tatsächlich über 900 Monoterpene gibt. Zur größeren Gruppe der Terpene gehören Alpha- und Beta-Pinene und etwa 22.000 weitere ähnliche Inhaltsstoffe, die in den ätherischen Ölen auftreten. Wie an anderer Stelle geschildert, enthalten natürliche ätherische Öle eine enorme Zahl an Einzelkomponenten, während sogenannte „naturidentische" (eigentlich künstliche) ätherische Öle nur eine sehr geringe Auswahl davon beinhalten, da ja die Imitation billiger sein soll als das Original. Unnachahmbare, feinststoffliche Vielfalt ist das Markenzeichen der Natur.

Diese Zahl, Hunderte verschiedener Inhaltsstoffe in nur einem Tropfen Harz oder ätherischem Baumöl, zeigt uns Menschen beeindruckend den Wert von natürlich gewachsenem Material. Es hat wenig Sinn zu versuchen, diese unglaubliche Vielfalt synthetisch zu kopieren. Vergessen wir nicht: Die Natur spielt im Holz ein Duftkonzert mit einem Orchester von hunderten Musikern. Die Botschaft dieses Orchesters erreicht unsere uralten Gehirnschichten. Dadurch werden nicht nur positive, stärkende, gesund machende Emotionen ausgelöst. Auch unmittelbare, medizinisch messbare Körperreaktionen und Stärkungen bekommen wir geschenkt, wenn wir uns mit dem Original, direkt aus der Natur, umgeben.

## SCHÜTZENDE WIRKUNG

Sowohl Alpha- als auch Beta-Pinene zeigen eine starke bakterien-, pilz- und insektenhemmende Wirkung, die auch eine wesentliche Aufgabe des Baumharzes in der Natur ist. Durch die flüchtigen Anteile des Harzes soll der Baum vor Schädlingen geschützt werden, die im Wald vor allem in Form von Insekten, Pilzen und Bakterien auftreten. Immerhin, bis vor Kurzem galten ca. 5.000-jährige Kiefern in nordamerikanischen Trockengebieten als älteste Bäume der Erde. Nun wurden in Nordschweden durch Wissenschaftler der Umeå-Universität Fichten entdeckt, deren älteste Teile mit Radiokarbon-Methoden auf zirka 9.950 Jahre bestimmt wurden. In Gebieten mit langsamem Wachstum sind es immer harzhaltige Baumarten, die derart erstaunliche Lebenszeiten erreichen. Pinene im Baumharz schaffen es dabei sogar, zwischen schädlichen und nützlichen Bakterien (Letztere sind zum Glück viel häufiger) zu unterscheiden. Nur die schädlichen werden stark gehemmt, nützliche Bakterien nur wenig, was auch für die menschliche Darmflora günstig ist. Dort helfen uns tausende freundliche Bakterienstämme, von den Mikrobiologen heute „alte Freunde" genannt, die Nahrung zu verdauen, Vitamine herzustellen und unsere Gesundheit zu erhalten.

Eine weitere Wirkung der Alpha- und Beta-Pinene ist ihre krebshemmende Eigenschaft. Das klingt zunächst überraschend und wie eine Anzeige für ein Wundermittel, aber diese spezielle Eigenschaft wird verständlich, wenn man bedenkt, dass auch im Pflanzenreich Krebs unerwünscht ist und es durchaus Bäume gibt, die einer Krebserkrankung – einer Wucherung des Gewebes – zum Opfer fallen. So schützt das Terpentinöl die Zirbe, Fichte und Lärche davor, an Krebs zu erkranken. Diese krebshemmende Wirkung kann möglicherweise auch für den Menschen genutzt werden, was man mit Wirkstoffen der Eibe bereits macht. So weisen die erwähnten Misteltherapien oder die von der Schulmedizin verwendeten Eibeninhaltsstoffe darauf hin, welche therapeutischen Möglichkeiten sich auch in einheimischen Wäldern finden lassen.

## BIOLOGISCHE WIRKUNG

Zu der bereits im Ausgangsprodukt komplexen Zusammensetzung ätherischer Öle in Baumharzen kommt dann noch dazu, dass sie sich an der Luft mit dem Sauerstoff verbinden und wiederum neue Stoffgruppen bilden, die zusätzliche biologische Wirkungen aufweisen. Trotz dieser hohen Komplexität liegen einige Studien vor, die die Wirkung von ätherischen Baumölen auf den menschlichen Organismus oder zumindest auf gezüchtete Zellen oder Tiere untersucht haben. Sie finden aufregende Wirkungen.

## STRESSLÖSUNG

In unserem Körper gibt es ein System, das für Erholung und Regeneration zuständig ist. Die Steuerung dafür geschieht im sogenannten vegetativen Nervensystem. Dort stehen einander zwei Gruppen von Nerven gegenüber: der entspannende Parasympathikus (von der Medizin auch kurz „Vagus“ genannt, nach seinem größten Nerv) sowie das aktivierende und antreibende sympathische Nervensystem. Sehen wir uns zuerst die Entspannung an.

Wie gelingt es dem Vagusnerv, uns nach einem hektischen Tag ruhig schlafen zu lassen? Der Vagus, der für Heilung und Regeneration so wichtig ist und unseren ganzen Körper durchzieht, erzeugt ein Beruhigungsmittel. Sobald die Zeit der Entspannung gekommen ist, schüttet er einen Stoff aus, der uns hilft, loszulassen und auszuruhen. Acetylcholin heißt dieses Zaubermittel, mit dem unser inneres Beruhigungssystem, der Vagus, Hektik und Stress aus uns entfernt. Wie so oft bei natürlichen Wirkstoffen ist dieses Mittel in normaler Dosis nebenwirkungsfrei und es macht auch nicht abhängig wie ein synthetisches Schlafmittel. Entspannung bedeutet Ausruhen, Kraft schöpfen, Erneuerung und das Gewinnen von Lebensenergie, das Herz schlägt nun langsamer, kann sich besser erholen und ist vor einem Herzinfarkt geschützt. Das ist für uns Menschen absolut lebensnotwendig. Umgekehrt brauchen wir aber auch ein System der Aktivierung. Nur schlafen und lasch herumhängen würde ja in die Depression führen. Oder denken wir an Gefahrensituationen. Da wäre es fatal, wenn unser Körper weiterhin mit Acetylcholin überschüttet, völlig entspannt und inaktiv bleibt. Damit das nicht passiert, wenn es darauf ankommt, gibt es ein Enzym, die sogenannte Acetylcholinesterase, die den Entspannungsstoff unmittelbar abbaut und unwirksam macht. In kürzester Zeit kann uns dann der Sympathikus wieder aktivieren, angriffs-, flucht- und einsatzbereit machen. Im gesunden Organismus gelingt der Wechsel zwischen Spannung und Entspannung jederzeit und rhythmisch. Die beiden Wirkstoffe werden vom vegetativen Nervensystem zur richtigen Zeit in der richtigen Dosierung bereitgestellt. Medizinisch wird vom richtigen Gleichgewicht im vegetativen Nervensystem zwischen Vagus (Entspannung) und Sympathikus (Leistung, Anspannung) gesprochen.

Leider ist es eine immer häufigere Krankheit unserer modernen Stressgesellschaft, dass dieses Gleichgewicht gestört ist. Wenn zu wenig beruhigender Vagusstoff vorhanden ist, treibt uns der nun überwiegende Sympathikus in den gefürchteten Dauerstress mit Schlaflosigkeit, Hyperaktivität und am Ende ins Burn-out und in viele andere Zivilisationskrankheiten. Das Fehlen gesunder Rhythmen in unserem modernen Leben mit Dauerbeleuchtung, Dauerklimatisierung, Dauerbeschallung und medialer Berieselung sowie Dauerbelastungen sind wesentliche zeitbedingte Ursachen für krank machenden Stress.

Nun zeigen Studien, dass Pinene die stressauslösende Acetylcholinesterase wirkungsvoll hemmen und den beruhigenden Vagusstoff vor der zu schnellen Zerstörung schützen. Einfacher ausgedrückt heißt das, die im Nadelholz enthaltenen ätherischen Öle schützen vor Stress und lassen uns besser schlafen. Die nachfolgenden Forschungsergebnisse belegen das eindrucksvoll. Tatsächlich sind sogar für isolierte Alpha- und Beta-Pinene auch in anderen wissenschaftlichen Studien beruhigende und krampflösende Wirkungen nachgewiesen, wenn auch nicht in dem Ausmaß, das man bei komplexen ätherischen Ölen findet.

## ENTZÜNDUNGSHEMMUNG

Chronische Entzündungsherde im Organismus sind der Ausgangspunkt für eine Fülle von Erkrankungen: Entzündete Organe verlieren wichtige Funktionen, entzündete Gelenke werden schmerzhaft und funktionsgestört, Arterienverkalkung entsteht, wo Gefäße chronisch entzündet sind, ebenso werden fast alle Zivilisationserkrankungen durch schleichende Entzündungen vorbereitet. Vor wenigen Jahren erst hat man entdeckt, dass Entzündungen durch das vegetative Nervensystem gesteuert werden und die Vagusfunktion besonders wichtig für den Stopp chronischer Entzündungen ist. Tatsächlich haben Untersuchungen gezeigt, dass Baumharzinhaltsstoffe stark entzündungshemmende Wirkung aufweisen. Interessanterweise wirken diese Stoffe vor allem dann entzündungshemmend, wenn sie sich mit dem Luftsauerstoff verbinden, und noch besser als in ihrer ursprünglichen Form. Man kann davon ausgehen, dass zum Beispiel der Duft des Zirbenholzes, der durch Verbindung der Zirbenholzöle mit dem Luftsauerstoff entsteht, eine besonders entspannende und entzündungshemmende

Wirkung hat. Ersteres wurde in den Zirbenholzstudien (vgl. S. 134 ff.) eindrucksvoll nachgewiesen. Vor dem Hintergrund solcher Studien wird plötzlich klar, warum wir uns im Duft des Fichtensägewerkes, im Geruch der Lärchenzimmerei oder eben in der Zirbensauna so restlos wohlfühlen.

## DIABETES

Diabetes entsteht durch die Zerstörung von Betazellen in den Langerhansschen Inseln der Bauchspeicheldrüse. Diese Zellen erzeugen normalerweise das für den Körper so wichtige Insulin, das den Blutzuckergehalt reguliert und uns vor zu viel Zucker im Blut schützt. Nun hat man gerade bei Anwendung von Pflanzen, die Alpha-Pinene enthalten, eine erstaunliche Regeneration der Betazellen in den Langerhansschen Inseln beobachtet und sogar zeigen können, dass der Gehalt von verzuckertem Hämoglobin – ein Indikator für langfristig erhöhten Blutzuckergehalt – durch Alpha-Pinenhaltige Arzneimittel vermindert wurde. Auch für die Behandlung oder Prävention der Zuckerkrankheit können diese ätherischen Öle also günstig sein.

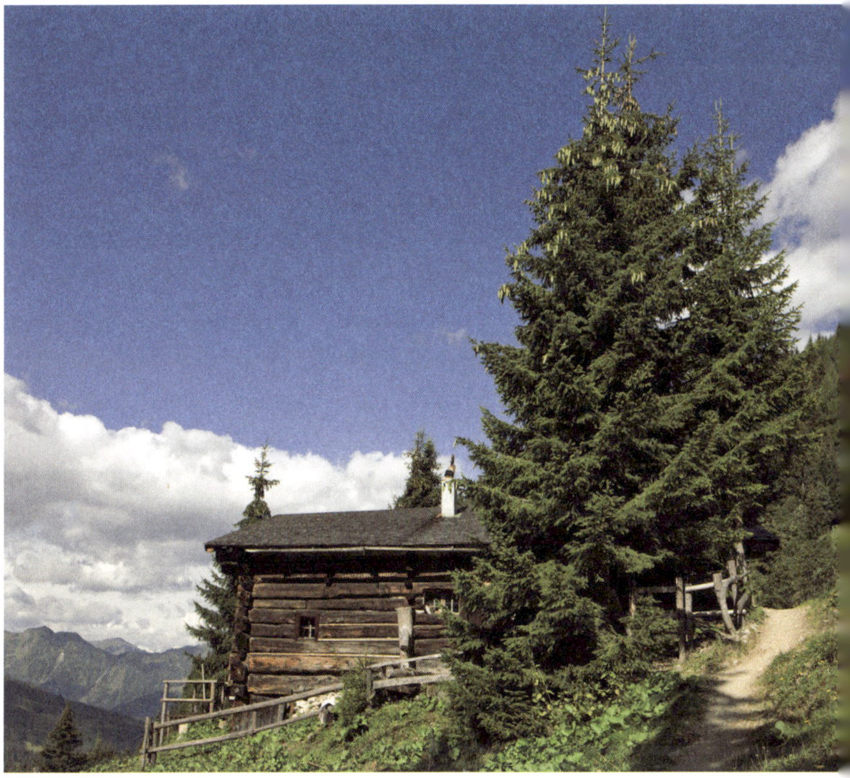

Almhütte im Großarltal, Salzburger Land.

Ich hatte einen Nachbarn, der als schwerer Diabetiker in die Pension ging. Franz, so hieß er, war als ein wenig kauzig bekannt. Gleich nach der Pensionierung wurde er diesem Ruf gerecht. Er verkündete seiner erstaunten Familie, dass er den Rest seines Lebens im Wald und auf den Bergen verbringen wird, weil er da unten im Tal sowieso nur krank bleibt. Tatsächlich mietete er sich im Großarltal in eine Almhütte ein. Sommers wie winters lebte er ganz allein dort oben.

Mehrmals habe ich den Franz dort oben besucht und seine originellen Ideen bewundert. Sein Bett zimmerte er in eine grobe Holzkiste auf Rädern. In der Almhütte gab es nämlich einen nicht mehr benutzten Schweinestall mit einer großen Öffnung in der Wand, in der die Tiere aus- und eingehen konnten.

Genau dort positionierte Franz sein Bett. Wenn es eine trockene Nacht gab, schob er sein Bett ins Freie und schlief eingesäumt von den rauschenden Fichtenkronen unter dem Sternenhimmel.

Zum Waschen stellte er sich mit nacktem Oberkörper selbst bei Eis und Schnee an den immer fließenden Brunnentrog ins Freie. In der Hütte selbst war es stets wunderbar warm. Neben Köstlichkeiten, die er im Wald sammelte, gab es eine unglaubliche Fülle an geistiger Nahrung. Franz hatte unzählige Kartons voller Bücher auf die Alm geschleppt. Das war sein Ersatz für die hier abwesenden modernen Medien.

In dieser Holzhütte, umgeben von den obersten Bäumen an der Waldgrenze, lebte Franz nicht nur beschaulich, sondern sicher auch in einer von Alpha-Pinenen angereicherten Luft. Kurzum, nach dem ersten halben Jahr hörte er auf, Insulin zu spritzen, weil er sah, dass sein Körper diese Hilfe nicht mehr benötigte. Die Zuckerkrankheit beeinträchtigte sein Leben nicht mehr. Für Franz war die Frage, ob er jetzt geheilt oder noch zuckerkrank ist, unerheblich. Die Symptome waren weg, das genügte ihm. Er blühte tatsächlich auf und allen erstaunten Kommentaren seiner Mitmenschen im Tale zum Trotz, hatte er für seine Gesundheit offenbar den besten Weg gefunden. Für ihn war es eine gesicherte Tatsache, dass ihn der Wald und die Natur geheilt hatten.

## OSTEOPOROSE

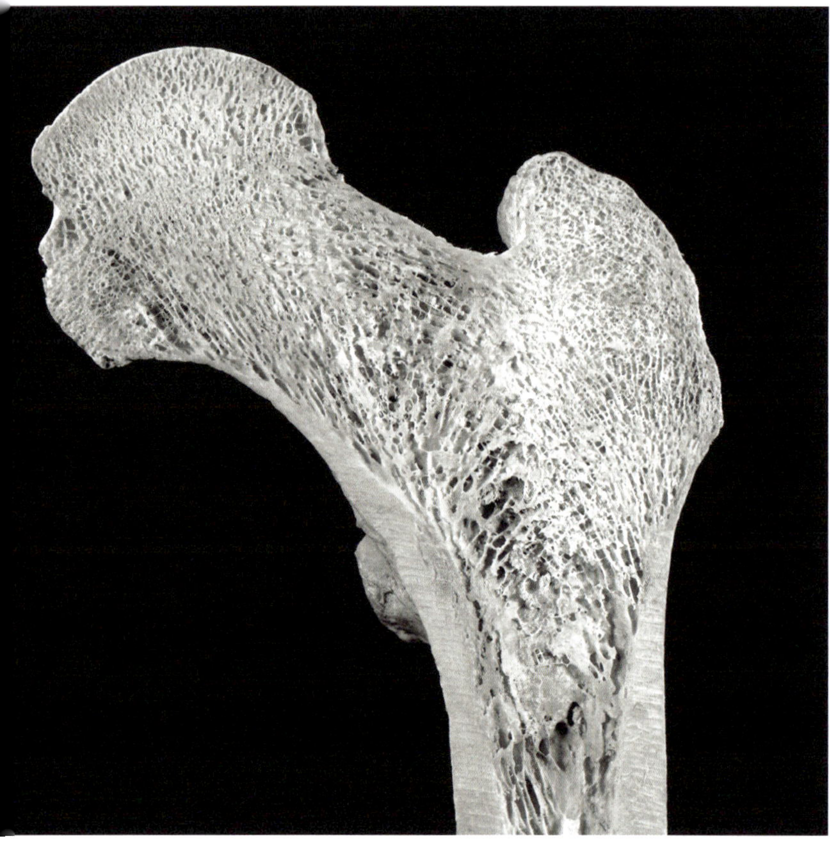

Knochensubstanz wird von speziellen Zellen entlang von Spannungslinien im Knochen aufgebaut.

In unseren Knochengeweben sind dauernd Zellen tätig, die Knochen auflösen – sogenannte Osteoklasten. Kurz danach wird das Knochengewebe von anderen Zellen – Osteoblasten – wieder aufgebaut. Dadurch schützt unser Körper sich davor, dass irgendwo unnützer, schwerer Knochen bestehen bleibt, den wir mit uns sonst lebenslang herumschleppen müssten. Nur dort, wo er wirklich benötigt wird, wo Kraft wirkt und Spannungen im Knochen erzeugt werden, bauen die Osteoblasten neuen Knochen auf. Dadurch entsteht der wunderbare Bau der Knochentrabekel, die wie die Gewölbe einer gotischen Kirche im Inneren unseres Knochens die Linien der Belastung sichtbar machen.

Wie unser gesamter Organismus wird unser Knochen ständig aufgelöst und wieder neu aufgebaut – wir bleiben niemals die Gleichen, wir verändern uns stetig, selbst im steinernen Teil unseres Körpers.

Wie wichtig der ständige Umbau und die Erneuerung unseres ganzen Knochenskelettes sind, zeigt sich im Fall eines Knochenbruches. Noch vor wenigen Jahren wurden in der Unfallmedizin Brüche wesentlich ungenauer eingerichtet, als das heute – großteils – der Fall ist. Das klingt bedrohlich, war für den Körper aber halb so schlimm. Die Bruchstelle eines schlecht eingerichteten Knochens zeigt zunächst die überstehenden Knochenränder. Im Heilungsprozess bildet sich der Kallus (das Knochenbildungsgewebe) rundherum. In Monaten und Jahren danach wird dort, wo Knochengewebe unnütz und jetzt unbelastet herausragt, stetig abgebaut. An der gegenüberliegenden Seite, wo durch die unvollkommene Einrichtung der gebrochenen Stelle Stützmaterial fehlt, wird konsequent neuer Knochen aufgebaut. Die ständige Knochenselbsterneuerung kann auf diesem Weg viele Fehlstellungen nach Brüchen wieder gerade auswachsen lassen.

Wenn der Mensch älter wird, kann es zu einem Ungleichgewicht zwischen den knochenabbauenden und knochenaufbauenden Zellen kommen. Durch zu wenig Bewegung, durch Stress, durch die hormonelle Umstellung im Alter beginnen die knochenabbauenden Zellen zu überwiegen und es tritt Osteoporose auf, die Auflösung des Knochens. Oberschenkelhalsbrüche und andere schwere Knochenbrüche sind daher im höheren Alter sehr häufig und oft auch Todesursache durch die Blut- und Fettgerinnsel, die dabei entstehen und durch den Blutkreislauf in die Lunge gelangen können. Ein wichtiger Teil der Gesundheitsvorsorge ist daher die Verhinderung von Osteoporose. Interessanterweise hat man durch Pinene eine Hemmung der knochenabbauenden Zellen gefunden, sodass man ätherische Öle, die Beta-Pinene enthalten, medizinisch auch gegen Osteoporose einsetzt.

## GEDÄCHTNISSTÄRKUNG

Noch eine weitere interessante Wirkung ist bei Alpha-Pinenen gefunden worden: In der europäischen Volksmedizin hat man ätherische Öle immer wieder zur Unterstützung bei Gedächtnisproblemen verwendet. Tatsächlich verbessert sich das Gedächtnis durch das Alpha-Pinen, was auch mit der oben beschriebenen Unterstützung der Vagusaktivität zusammenhängen kann, da wir entspannt besser lernen als unter Stress. Auch die Sauerstoffaufnahme des Blutfarbstoffes Hämoglobin wurde durch Terpentinöle in stark verdünnter Form gesteigert, sodass im Gewebe eine erhöhte Sauerstoffkonzentration nachgewiesen werden konnte. Das ist besonders wichtig, wenn im Alter die Gehirndurchblutung abnimmt.

## WEITERE GESUNDHEITSWIRKUNGEN

Bereits in der Antike nutzten Hippokrates und Galen Inhalationen von verdünntem Terpentin zur Behandlung von Lungenerkrankungen und Gallensteinen. Tatsächlich findet die moderne Phytotherapie bei Anwendung von Terpentinölen eine Verbesserung der Lungenfunktion. Auch für die Auflösung von Gallensteinen werden Terpentinölkapseln verabreicht.

## DAS GANZE WIRKT BESSER ALS DER TEIL

Wie zahlreiche Studien gezeigt haben, wirken kombinierte Inhaltsstoffe der Baumharze oft ganz anders als ihre Einzelkomponenten – meist ist der gesundheitliche Wert der Kombination größer als jener der Einzelkomponenten. Bereits Paracelsus hat schon angemerkt, dass auch die Dosis für die Wirkung von großer Bedeutung ist. Sehr konzentriert und besonders bei hoch dosierten Einzelkomponenten kann die positive Wirkung in eine negative umschlagen: Die nützlichen Terpentine können dann Hautreizung, Ekzeme und Atembeschwerden verursachen. Diese einzige, mir bekannte negative Wirkung von natürlichen Terpentinen findet sich interessanterweise ausgerechnet dort, wo das Harz der Bäume nicht mehr sorgfältig und mit Geduld gesammelt, sondern überwiegend aggressiv mithilfe von Schwefelsäure als Reizmittel gewonnen wurde. Die Schwefelsäure lockt wiederum aggressive Stoffe wie Delta-Carene aus dem Baum hervor. Dieser Stoff war für die Malerkrätze verantwortlich, eine Hauterkrankung, die bei Malern mit empfindlicher Haut auftreten konnte. Menschliche Gier gegenüber der Natur wird also dementsprechend beantwortet – mit Abwehrstoffen, die auch dem Menschen schaden. Ehrfurchtsvolles und verantwortungsvolles Nutzen und Erhalten der Natur wird in jedem Fall belohnt. Die chemische Analyse dieses Vorganges bestätigt einen philosophischen Denkansatz. Die Haltung, mit der wir in der Natur ernten, nimmt Einfluss auf das Ergebnis. Liebe, Rücksicht und verantwortliche Sorgfalt finden sich im gesammelten Harz, in der gewonnenen Salbe, im gebauten Haus wieder.

Die Einhaltung des Reinheitsgebotes des Holzes aus dem vorangegangenen Kapitel wird auch aus dieser Sicht noch wichtiger.

## SELBSTANWENDUNG

Als Patient mit Diabetes, Osteoporose, Schlafstörung, Stresssymptomen oder einer sonstigen entzündlichen oder chronischen Erkrankung würde ich nach diesen Erkenntnissen unbedingt die unterstützende Wirkung der Bäume ausprobieren.

Am besten ist es, dazu eine der vielen Unterkünfte, Ferienwohnungen oder Hotels aus reinem Nadelholz auszuwählen. Mieten Sie sich dort zumindest für mehrere Wochen, idealerweise aber einige Monate lang ein. Leben und schlafen Sie umgeben vom reinen Holz der Nadelbäume. Unternehmen Sie tagsüber so viele Wanderungen und Spaziergänge durch die umliegenden Wälder wie nur möglich.

Suchen Sie sich einen verständnisvollen Arzt, der Sie dabei medizinisch begleitet.

Lassen Sie das Konzert der tausendfachen Holzinhaltsstoffe für die Gesundheit im Körper auf Ihre Emotionen, auf die Seele wirken. Möglicherweise können Sie sich bald gemeinsam mit Ihrem Arzt über die Erfolge freuen.

Wenn man gesund ist, sollte man sich noch mehr fragen, ob es nicht klüger ist, es dem Baum nachzumachen und gleich schon präventiv Holz und Harze in sein Leben einzubauen.

## SCHUTZ VOR ZU SCHNELLEM ALTERN

Insgesamt ergibt die Wirkung der Baumharze ein überraschendes Gesamtbild: Altern ist ja nicht wegen der Lebensjahre unangenehm, mit denen Erfahrung und Wissen steigen, sondern wegen der Begleiterkrankungen: Zunahme von entzündlichen Erkrankungen, Gelenksbeschwerden, Osteoporose, Gedächtnisstörungen, Gefäßschäden, Diabetes. Auch die lebenswichtige Darmflora kommt aus dem Gleichgewicht – nützliche Darmbakterien nehmen mit dem Alter ab, schädliche breiten sich aus. Gegen alles das scheinen uns die Inhaltsstoffe der Baumharze zu schützen. Ist das das Geheimnis, warum Bäume, und da besonders harzreiche Nadelbäume, zu den ältesten Lebewesen dieser Erde zählen?

Wir sollten die Augen öffnen und die Erfahrungen anderer Menschen sehen. Franz ging erst dann „ins Holz“, in seine Almhütte, als er schwer krank war.

Wäre es nicht viel besser, schon vorher „ins Holz zu gehen“? Es muss nicht die Almhütte sein. Jeden Tag können wir entscheiden, ob wir uns nicht doch ein Bett aus vollem Holz zimmern lassen, ob wir nicht doch im Vollholzhaus arbeiten, schlafen, Urlaub machen. Die Möglichkeiten, Bäume in unser Leben einzubauen, sind vielfältig.

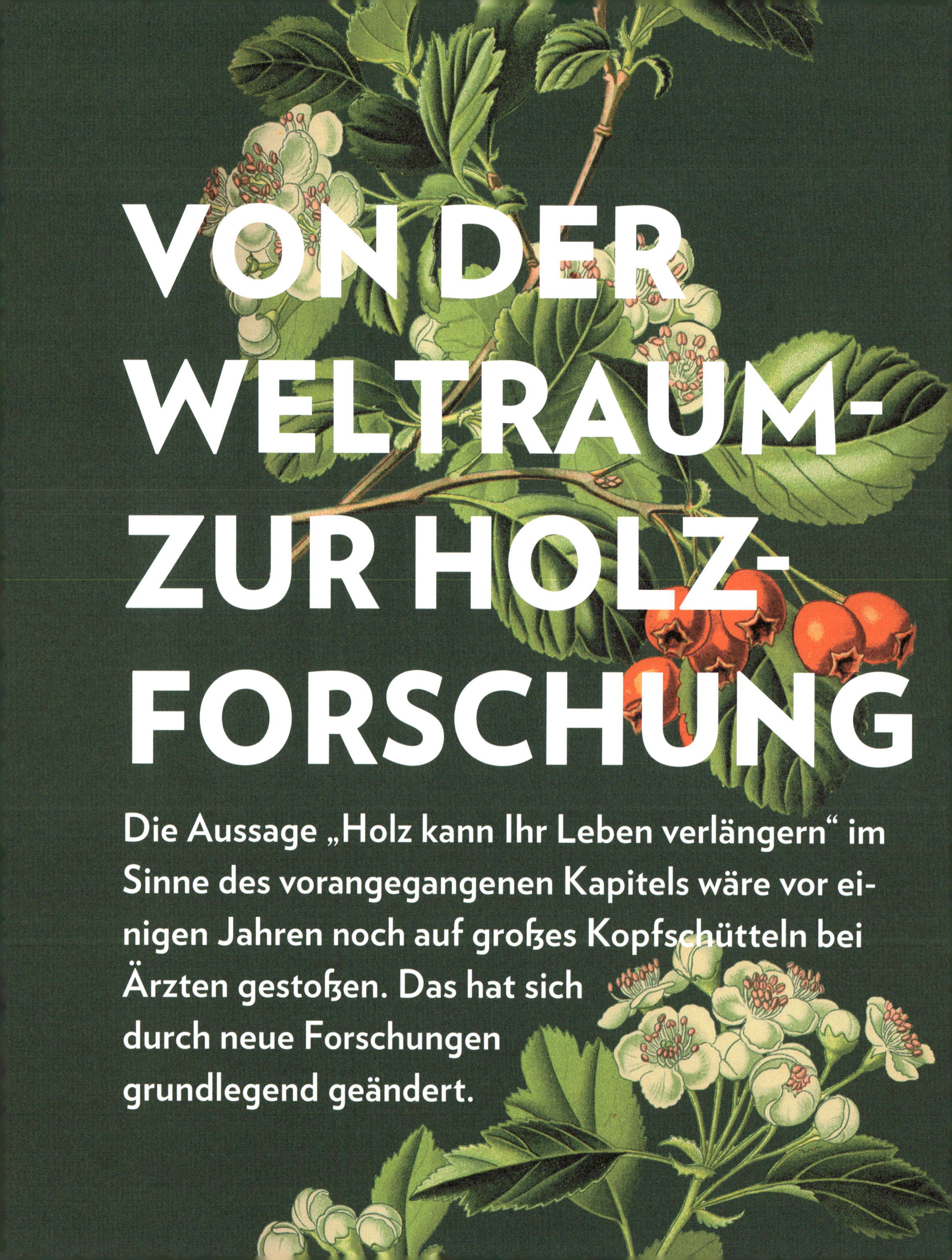

# VON DER WELTRAUM- ZUR HOLZ- FORSCHUNG

**Die Aussage „Holz kann Ihr Leben verlängern“ im Sinne des vorangegangenen Kapitels wäre vor einigen Jahren noch auf großes Kopfschütteln bei Ärzten gestoßen. Das hat sich durch neue Forschungen grundlegend geändert.**

Wir haben Einblicke in das Zusammenwirken von Holzinhaltsstoffen und unserem Organismus gewonnen, die sich kaum ein Fachmann hätte vorstellen können. Das Thema an sich, die Wirkung von Bäumen auf uns Menschen ist natürlich nichts Neues. Zu allen Zeiten und in allen Kulturen der Menschheitsgeschichte stoßen wir auf „intuitives Wissen" über besondere Wirkungen der Bäume und des Holzes. Von der geselligen alpinen Zirbenstube bis zu prachtvollen hölzernen Kirchen im Norden Europas und grandiosen Tempelanlagen in Asien, von der einfachen Holzsauna bis zum modernen Wellnesshotel ganz aus Holz reichen die Beispiele menschlicher Holzanwendungen im Wohn-, Sakral-, Erholungs-, Zweck- und Repräsentationsbau.

Heimelig, wohltuend, beruhigend oder auch anregend waren immer schon Eigenschaften, die diesem Material zugesprochen wurden. Doch zu sagen, Holz kann bei schweren und chronischen Krankheiten helfen, es ist imstande, Gesundungsprozesse positiv zu unterstützen und von allein vorbeugend gesund erhaltend zu wirken, das war bislang medizinisch einfach nicht nachweisbar und somit auch nicht seriös. Heute liegen Fakten und Forschungsergebnisse auf dem Tisch, die völlig neue Perspektiven eröffnen. Die Zeit, in der behauptet werden konnte, „Bäume sind Materiallieferanten und sonst nichts", ist damit vorbei.

Menschen, die bewusst in den Wald hinausgehen, um Kraft zu tanken, Bauherren, die sich ein Haus ganz aus Holz bauen, oder gar diese Leute, die einen Baum umarmen – sie alle galten bisher als zumindest leicht verträumte Naturliebhaber und wurden belächelt. Auch das Wort Spinner wurde dafür wohl manchmal verwendet. Heute sagt uns ausgerechnet die moderne Medizinforschung, dass diese Holz- und Baumliebhaber eine ungemein wirksame Quelle für Lebensenergie und Gesundheit nutzen.

**Weißdorn**
*(Crataegus curvisepala)*
Holz und Frucht senken den Blutdruck und verbessern die Sauerstoffversorgung der Herzkranzgefäße.

Wenn so grundlegende, wissenschaftliche Einsichten neu gefunden werden, dann möchte man meinen, dass ein jahrelanges Suchen und millionenschwere Forschungsprogramme dem vorausgegangen sind.

Doch es war anders. Der Beginn, die grundlegenden Erfahrungen und Einsichten der handelnden Forscher entstanden „zufällig" und ungeplant in der weltraummedizinischen Forschung. Beinahe könnte man sagen, es waren nicht die Menschen, die diese segensreiche Wirkung der Bäume gesucht haben. Eher haben die Bäume den Menschen ihre Möglichkeiten gezeigt. Erzählen wir nun aber der Reihe nach.

## WIE EIN KLEINES STÜCK ÖSTERREICH IN DEN WELTRAUM KAM

Im Jahr 1988 erlebte ein Team von Wissenschaftlern am Physiologischen Institut der Grazer Universität eine Sternstunde, von der wohl jeder wissenschaftliche Forscher träumt. Das kleine Land Österreich schickte erstmalig einen Kosmonauten in den Weltraum zur sowjetischen

Raumstation MIR (was „Friede“ bedeutet). Dabei sollten medizinische Untersuchungen durchgeführt werden, um die Veränderungen des Körpers im Weltraum zu beschreiben und den Gesundheitszustand der Kosmonauten zu überprüfen. Verschiedene österreichische Wissenschaftsteams konnten entsprechende Messungen und Experimente vorschlagen. Das Grazer Team rund um Professor Maximilian Moser sollte den Kreislauf und das vegetative Nervensystem des Kosmonauten im Weltraum untersuchen. Knapp zwei Jahre hatte das engagierte Team Zeit, um die komplette Ausrüstung für alle Fragestellungen zum Teil neu zu entwickeln und perfekt funktionsfähig in fünffacher Ausführung zu produzieren. Zuvor musste aber noch der skizzierte Versuchsablauf für ein genaues Versuchsdesign ausgearbeitet und abgeliefert werden.

Nach der Auswahl der Gruppe und dem Zuschlag begann für die Forscher eine sehr aufregende und anspruchsvolle Zeit. Mit den ersten Treffen und Arbeitssitzungen gemeinsam mit der sowjetischen Delegation stieg der Erfolgsdruck weiter an. Der Wunschkatalog für die wissenschaftlichen Messungen an den Kosmonauten wurde ständig größer. Zusätzliche Messparameter und Experimentteile wurden gefordert. Zusätzlich zum Elektrokardiogramm und zur Atmung sollten drei verschiedene Pulse aufgezeichnet werden, dazu noch die Bewegung des gesamten Körpers durch den Rückstoß des Herzschlages in zwei Achsen. Alle Messkanäle sollten mit hoher Geschwindigkeit aufgezeichnet und auf Displays gleichzeitig angezeigt werden. Komplexe Messabläufe mussten programmiert und von einem noch nicht vorhandenen Gerät gesteuert werden.

Aber nicht nur rein technische Aufgaben waren zu lösen. Design und Designanalyse, gruppendynamische Herausforderungen stellten sich, und auch zwischenmenschlich war in so einer Extremsituation mit durchgearbeiteten Tagen und Nächten sehr viel zu leisten. Ein konkretes Problem trat bald auf, als die zahlreichen Sensorkabel, mit denen die Kosmonauten verkabelt werden sollten, sich regelmäßig zu einem Knäuel verwickelten. Die Versuchspersonen verhedderten sich im Kabelgewirr. Bald war klar, dass derartige Lösungen in der Raumstation unbrauchbar waren. Wie sollte man vorankommen? Die Köpfe rauchten. Zuerst wurde an eine Art Messgürtel gedacht. Modelle wurden dafür entworfen und wieder beiseite gelegt. Bei einer nächsten Sitzung tauchte ein besonders kreativer Mitarbeiter mit einem weißen Gilet frisch vom Flohmarkt auf. Flugs wurden die vielen Sensorkabel angenäht – eines der ersten „wearables“ (ein Kleidungsstück mit eingebauten Sensoren) war entstanden.

## DIE SENSORJACKE

In den folgenden Monaten wurde aus diesem Prototyp eine professionelle „Sensorjacke“ entwickelt. Ein wichtiger Grundsatz lautete, nur die allerbesten Materialien zu verwenden – schließlich war Materialbruch das Letzte, was man riskieren wollte.

Die Sensorjacke sollte funktionell, aber gleichzeitig auch schön sein. Als Außenmaterial wurde feste und doch angenehm zu tragende Merinowolle verwendet, die mit weichem, handgewebtem und hundert Jahre altem Leinen gefüttert wurde. Wie später ein führender Textiltechniker eines großen österreichischen Unternehmens versicherte, war das eine optimale funktionelle Kombination, um Schweiß von der Haut abzutransportieren und einen angenehmen Tragekomfort zu erreichen. Der Vorverstärker des Messsystems wurde in die Jacke ausgelagert, um Störungen aus dem Kabel klein zu halten. Doch nun erwärmte er sich in der dafür vorgesehenen Wolltasche zu stark. Im Bekanntenkreis der Arbeitsgruppe fand sich eine über 80 Jahre alte Dame, die gekonnt ein Leinengitter zur Lüftung in die Jacke häkelte. Nun mussten die Taschen mit den Sensoren noch russisch beschriftet werden. Auf dem Flohmarkt entdeckte Professor Moser weiße Damen-Glacéleder-Handschuhe aus längst vergangenen Tagen mit langen Schäften. Das wunderbar dünne und geschmeidige Leder wurde in rechteckige Flecken zerschnitten, mit russischen Texten bestempelt und diese auf die Taschen aufgenäht. In die ebenfalls aufgenähten Kabelkanäle wurden dann die zahlreichen Sensorkabel eingezogen.

Die Gehäuse der Sensoren waren besonders heikel: Einige lagen direkt auf der Haut an und mussten Feuchtigkeit und die Salze des Schweißes aushalten. Dazu sollte jede Beeinträchtigung des Wohlbefindens der Kosmonauten durch Kälte oder scharfe Kanten sowie durch Trageunbequemlichkeit der Sensorgehäuse vermieden werden, da unter anderem weltweit erstmalig Messungen des vegetativen Gleichgewichts von Stress und Erholung in der Raumstation vorgenommen werden sollten. Also wurden umfangreiche Versuchsreihen angestellt – Aluminium erwies sich als Gehäusematerial als zu kalt, Messing als zu schwer, Nylon lud sich elektromagnetisch auf und fühlte sich unangenehm an, Teflon war schwer zu bearbeiten und ebenfalls unangenehm, sogar Titan wurde ausprobiert und wie alle Metalle als zu kalt empfunden. Was kam noch infrage? Wieder stand die Arbeitsgruppe vor einem offenen Problem, das die Entwicklung eines erfolgreichen Experiments gefährdete.

## HOLZ FLIEGT IN DEN WELTRAUM

1989, es war kurz vor Weihnachten, drängte die Zeit schon sehr, und noch war kein richtiges Gehäusematerial für die Sensoren gefunden. Auf dem Grazer Kunsthandwerksmarkt fand der Professor Entspannung und immer noch ein paar originelle Geschenke für Weihnachten, auch wenn in diesem Jahr viel zu wenig Zeit für ein gemütliches Aussuchen blieb. Besonders gut gefielen ihm gedrechselte Holzgefäße aus Nuss- oder Kirschholz, die an einem der vielen Stände ausgestellt waren. Sie waren hauchdünn ausgearbeitet und hochpräzise im Verschluss. Zudem lagen sie gut in der Hand und fühlten sich angenehm an. War das die Lösung für die gesuchten Sensorgehäuse? Einem kurzen Gespräch mit dem Drechsler folgten eine Woche später die ersten Modelle für die neuen Sensorgehäuse – sie erwiesen sich als optimal geeignet! Angenehm an der Haut, warm, antistatisch, leicht und gut zu verarbeiten. Alle Pulssensoren wurden in kleine Näpfchen aus steirischem Apfelholz, der Sensor für die Ballistokardiographie in eine

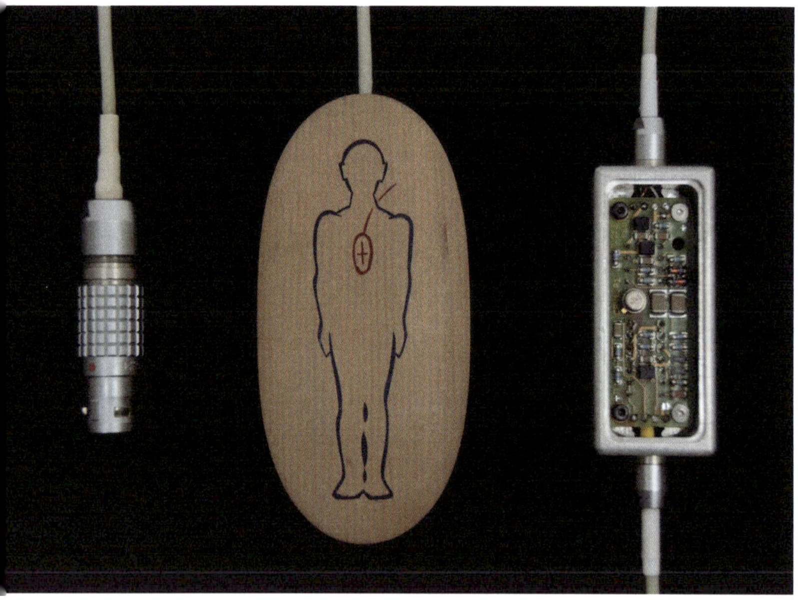

Scheibe aus Weißdornholz, der Drucksensor des Handergometers in Schalen aus angenehm zu greifendem Lindenholz eingebaut. Der Kunstschnitzer war in der Lage, Genauigkeiten von nahezu einem Zehntel Millimeter einzuhalten. Technisch und auch künstlerisch reizvoll war die Verbindung alter kunsthandwerklicher Tradition mit modernsten Materialien und Technologien.

Der hochempfindliche Sensor im Weißdornholz zeichnete den Herzschlag der Astronauten während des Schlafes in der Raumstation auf.

## EINE RAUMSTATION IST EINE KLEINE WELT

Einige Wochen vor dem endgültigen Abnahmetermin wurden die Experimentatoren aller Forschungsteams nochmals nach Wien gerufen, um sich mit der sowjetischen Delegation zu treffen. Hier erfuhren sie, dass alle österreichischen Geräteprototypen in der Sowjetunion chemischen Analysen unterzogen worden waren. Die Atmosphäre in einer Raumstation ist ja ein abgeschlossenes System wie das unserer Erde auch, nur viel kleiner. Jeder eingebrachte Schadstoff verbleibt in diesem System und ist in wenigen Minuten durch die Klimaanlagen und wieder zurück, sodass die Einbringung giftiger Gase und Dämpfe möglichst vermieden werden muss, da alle flüchtigen Giftstoffe sich gnadenlos ansammeln. Im Grunde ein wunderbares Modell für unsere Erdatmosphäre, das uns den eigentlich nötigen verantwortungsvollen Umgang mit unserer Lebenswelt zeigt. Die sowjetischen Wissenschaftler prüften aus diesem Grund alle eingebrachten Geräte auf Ausgasungen, wie sie durch Kunststoffe, Lacke, Klebstoffe und Ähnliches erzeugt werden können.

Ein Experiment nach dem anderen wurde nun durchgesprochen und teilweise umfangreiche Änderungswünsche vonseiten der russischen Partner geäußert. Mal war das Kabelmaterial aus PVC, ein Gehäuseteil oder eine andere Gerätekomponente aus ausgasenden Kunststoffen, mal ein Klebstoff zu giftig. Die Sorge, das alles rechtzeitig ändern zu können, stand den Experimentatoren und ihren Technikern merkbar ins Gesicht geschrieben. Das Experiment der Grazer Gruppe kam nach einer spannenden Wartezeit zuletzt an die Reihe. Die Dolmetscherin übersetzte – „kein Kommentar des chemischen Labors". Etwas ungläubig fragten die Wissenschaftler nach: Was hat das zu bedeuten? Die Antwort: Bei den

Grazer Geräten gibt es keine Beanstandungen, es wurden keine messbaren Giftstoffausgasungen festgestellt. Bei allem Optimismus war das doch für alle überraschend. Die Grazer Gruppe fragte nochmals: „Wir müssen nichts ändern?“ – „Richtig, alles in Ordnung!“ Es hatte sich also gelohnt, beste Naturmaterialien, das mit Schellack* behandelte Holz sowie Merinowolle und Leinen zu verwenden. Nun konnte sich das ganze Team voll auf die Fertigstellung der Experimentabläufe und der Technik konzentrieren. Reines Holz aus dem Obstgarten und Wald, Leinen vom Feld und Schellack aus der Insektenwelt erwiesen sich in strengsten Weltraumtests als die geeignetsten und ungefährlichsten Materialien. Das Labor der Natur hatte besser gearbeitet als die beste Chemie mit all ihren synthetischen Materialien.

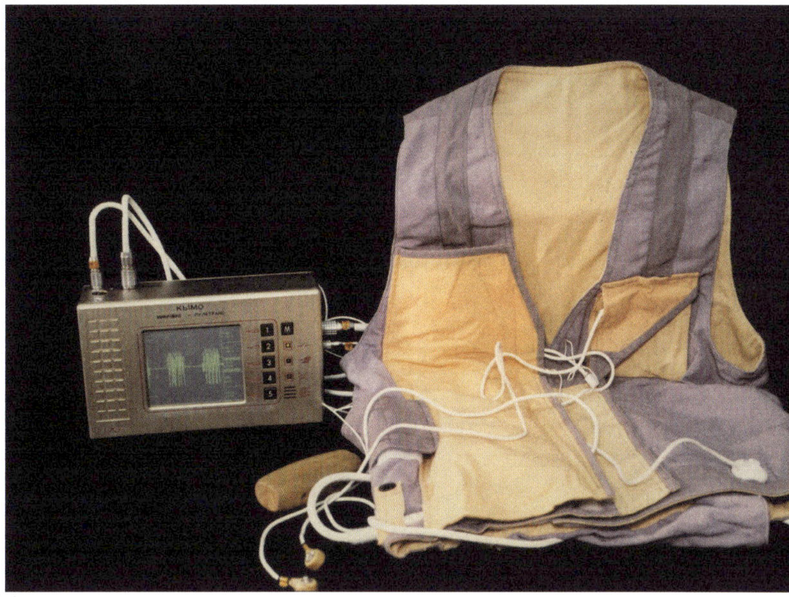

Mit einer Sensorjacke wurden 1991 die medizinischen Experimente in der Raumstation MIR durchgeführt. Das Sensorgehäuse ist aus Holz gemacht.

## DER START

Im Oktober 1991 flog dann Franz Viehböck als erster Österreicher in den Weltraum. Aus der Grazer Forschungsgruppe kamen nun drei der elf medizinischen Experimente. Da die Versuchszeit aller Experimente sehr kurz bemessen war, wurde vorgeschlagen, die Messungen zusätzlich im Schlaf auszuführen, da die Jacke ja angenehm zu tragen sei und den Schlaf nicht stören sollte. So konnte die Grazer Gruppe schließlich die meisten Daten aller weltraummedizinischen Experimente aufzeichnen, da zwei Mal acht Stunden Schlaf zusätzlich gemessen wurde. Die sowjetischen Weltraummediziner verwendeten diese Ausrüstung fortan zur medizinischen Gesundheitskontrolle der Kosmonauten – bis zur Beendigung der bemannten Raumflüge auf der Raumstation MIR zehn Jahre später. Die schönste Bestätigung für die Weltraumausrüstung mit Holz anstelle von Kunststoff und für die sorgfältige Arbeit zeigte sich in diesen Jahren. Ein Gerät, das für eine Woche gebaut worden war, funktionierte damit über neun Jahre lang. Der Raumflug war erfolgreich beendet, alle Daten waren von hoher Qualität, die Auswertungen konnten beginnen und brachten erstaunliche Ergebnisse.

* Das ist eine harzartige Natursubstanz, die aus den Exkrementen der Lackschildlaus gewonnen wird. Bekannt ist die Bezeichnung bis heute durch die Schellackplatten, da bis zu Beginn der 1960er-Jahre die Oberfläche von Schallplatten mit Schellack versiegelt wurde.

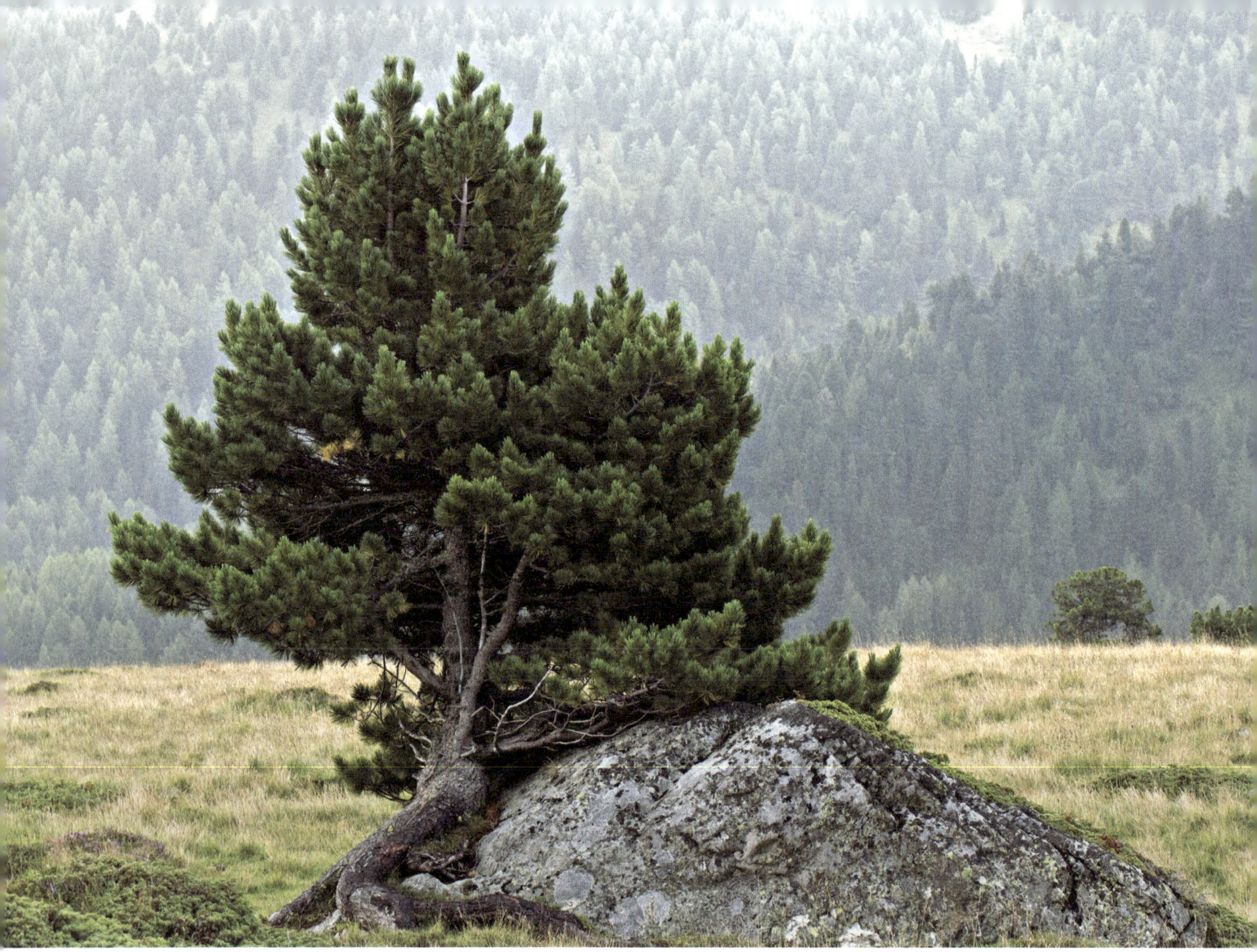

**Zirbe**
*(Pinus cembra)*
Die Königin der Alpen kann bis zu 1.000 Jahre alt werden.

# VOM WELTRAUM ZUR ERDE ZURÜCK

Etwa acht Jahre nach dem Austromir-Flug war aus der Arbeitsgruppe ein wohlbestalltes Joanneum Research Institut in Weiz nahe Graz geworden.

Die schlafmedizinische Forschung im Weltraum sowie eine spätere Zusammenarbeit mit den Schlafmedizinern der Universitätskliniken für Psychiatrie in Graz und Freiburg im Breisgau hatten sich in Fachkreisen herumgesprochen, sodass verschiedene Forschungsaufträge und Konsultationen in diesem Bereich an das neue Institut ergingen. Das Messgerät in der Weltraumstation war inzwischen durch weitere Entwicklungsarbeit von Schuhschachtelgröße auf die Dimension eines größeren Feuerzeuges geschrumpft. Dieser elektronische Fortschritt ermöglichte den Bau eines mobilen Schlaflabors, das vielseitig, zum Beispiel in der Arbeitsmedizin zur Unfallverhütung und Krankenstandsverringerung, eingesetzt werden konnte. Die neue Gerätegeneration erlaubte Messungen zu Stress, Schlafqualität, vegetativer Regulation und zu den biologischen Rhythmen. 2001 kam dann eine ungewöhnliche Anfrage nach Graz. Vertreter der Forst- und Holzwirtschaft in den alpinen Ländern Schweiz, Österreich, Bayern und Südtirol suchten einen kompetenten und seriösen wissenschaftlichen Partner, der die alte Volksmeinung „im Zirbenbett schläft man besser, in einer Zirbenstube fühlt man sich wohler" wissenschaftlich untersuchen sollte.

Obwohl Professor Moser sich an den erfolgreichen Einsatz der Holzgehäuse in der Weltraumstation erinnerte und wusste, wie gut Holz sich mit der menschlichen Haut verträgt, war er trotzdem etwas skeptisch. Die Holzleute wurden darüber informiert, dass so eine Studie auch ein negatives Ergebnis bringen kann und möglicherweise gar keinen Vorteil für das Holz zeigt. Ein wissenschaftliches Institut ist ja verpflichtet, jedes Ergebnis ungeschönt darzustellen.

Die Hölzernen blieben aber hartnäckig. Sie glaubten zu wissen, dass in der Öffentlichkeit der wahre Wert ihrer Bäume zu wenig erkannt würde. Tatsächlich war die Zirbe, ein früher bei den Bauern hoch geschätztes Holz, in eine veritable Absatzkrise geschlittert. Die typischen Zirbenstuben sind durch Trends der modernen Innenarchitektur zur einfarbigen Fläche aus der Mode gekommen und der zweite Absatzweg, die Modellbauer, weitgehend vom weichen, gut schnitzbaren Naturholz auf Kunststoff umgestiegen. Während in den Jahrhunderten davor das kostbare Getreide in Zirbentruhen sicher vor dem Wurm gelagert, die gute Stube in herrschaftlichen Höfen zwingend aus Zirbe gebaut und dem Baum mit seinen duftenden Ölen und Harzen große Wertschätzung entgegengebracht wurde, war der Zirbenpreis Ende der 1990er-Jahre zum Teil schon unter den damals ohnedies niedrigen Preis von Fichtenholz gefallen.

Der Auftrag zur Zirbenforschung für das Team rund um Professor Moser kam schließlich zustande. Niemand konnte ahnen, dass dies eine Sternstunde für die Zirbe war. Zunächst gestaltete ein Tischler zwei Arbeitsräume. Ein Versuchsraum wurde mit massivem Zirbenholz ausgekleidet, der zweite mit Holzdekor ausgestattet. Dieses Material wird oft auch als Laminat bezeichnet. Es kann für den Laien dem Holz täuschend ähnlich aussehen, ist aber in Wirklichkeit eine mit viel Kunststoff verklebte Holzspanplatte mit Plastikoberfläche, die eine nachgemachte Holzmaserung abbildet.

Nun wurden Versuchspersonen abwechselnd in beide Räume – jenen aus Massivholz und jenen aus Spanplatten – geschickt und Leistungs- beziehungsweise Konzentrations- sowie Belastungstests durchgeführt. Den Versuchspersonen erzählte man dazu, dass Konzentrations- und Leistungstests in einem ruhigen Umfeld durchgeführt werden sollten. Sie wussten also nicht, dass ihre vegetative Anspannung und ihre Körperreaktionen vergleichend für beide Räume ausgewertet wurden, um keinen Placebo-Effekt des Umgebungsmaterials auszulösen. Dazu wurden den Testpersonen tatsächlich Stufentests mit körperlicher Belastung und Konzentrationstests vorgelegt und durchgeführt. Das wahre Interesse der Forscher galt aber dem Vergleich aller medizinisch messbaren Körperwerte in den beiden Räumen. Vom einfachen EKG bis zu den auch im Weltraum versuchten Messanordnungen reichten die Experimente.

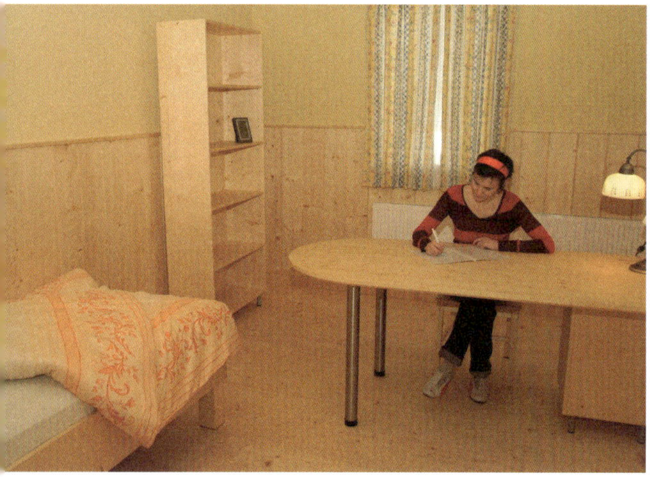

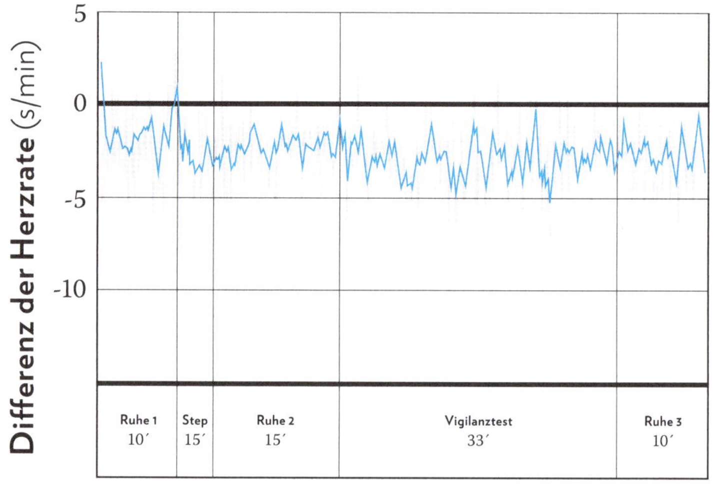


Bereits eine Minute nach Betreten des Zirbenholzzimmers ist die Herzfrequenz auf niedrigere Werte abgesunken als im spanplattenverkleideten Zimmer, dessen Werte als Null-Vergleichslinie gezeigt werden. In der Grafik zeigt der Abstand zwischen der Nulllinie und der blauen Messkurve die Verringerung der Herzfrequenz im Holzzimmer.

Schon bei den allerersten Auswertungen der Herzfrequenz stellten die Signalverarbeitungsspezialisten einen erstaunlichen Effekt fest. Bereits Sekunden (!) nach Betreten des Vollholzraumes sank die Herzfrequenz messbar stärker als im Raum mit den beschichteten Platten. Nach wenigen Minuten im Zimmer aus reinem Zirbenholz lag die Herzfrequenz ein und derselben Person um drei bis vier Schläge pro Minute unter der Frequenz im Holzdekorraum. Dieser Effekt war für die 40 Personen in der ersten Versuchsreihe hochsignifikant.

Damit war etwas Seltenes gelungen. Gleich bei der ersten Versuchsanordnung zeigte sich nicht nur eine wissenschaftliche Sensation. Weit über das eigentliche Thema hinaus wurden damit direkte Einflüsse von Holz, von Naturmaterial, auf unseren Organismus sicht- und messbar. Die direkte Verbundenheit der Menschen zur Natur wurde plötzlich nachweisbar. Aspekte, die über bisheriges, rein materiell-mechanistisches Denken hinausgehen, sowie die Möglichkeit, mit Holz echte Gesundheitsvorsorge zu betreiben, sollten in weiteren Experimenten ans Tageslicht kommen. Allen war klar, dass hier medizinisch eine ganz neue Spur gefunden wurde, wenn sich die Ergebnisse der ersten Serie in weiteren Experimenten erhärten ließen. Doch es sollte noch besser kommen. Das Messen der Pulsfrequenz war für die Forscher ja eigentlich eine einfache Pflichtübung, sozusagen das einfache Einmaleins, das eben mitläuft.

## DER SCHLAF IM ZIRBENHOLZBETT

In der zweiten Studie wurde die ursprüngliche Fragestellung untersucht, ob der Schlaf im Zirbenholzbett tatsächlich erholsamer ist als im Spanplattenbett. Dazu konstruierte man zwei ähnliche Bettmodelle, eines aus Spanplatten mit Zirbenholzdekor, das andere aus Zirbenholz massiv. Die Versuchspersonen erhielten nun entweder ein Massivholz- oder ein Spanplattenbett, Matratzen und Bettmaterial wurden nicht ausgewechselt. Man ließ die Versuchspersonen wissen, dass der Unterschied des Schlafs im eigenen Bett im Vergleich zu einem fremden untersucht werden sollte. So wurden sie mit den Weltraummethoden zunächst zwei

Wochen lang im eigenen Bett gemessen, danach einige Wochen entweder im Zirbenholz- oder im Spanplattenbett. Danach wurden die Betten wieder getauscht. Insgesamt konnten so 72 Nächte im jeweiligen Bett miteinander verglichen werden. In der Auswertung stellte sich heraus, dass nicht nur die Herzfrequenz im Zirbenholzbett am niedrigsten war, sondern auch der Vagustonus am höchsten.

Wie bereits erwähnt, schützt der Vagus das Herz und ermöglicht optimale Entspannung. Er wirkt entzündungshemmend und fördert die Regeneration. In der Untersuchung zeigte sich, dass der Vagustonus im Zirbenholzbett am höchsten, im eigenen Bett mittelhoch und im Spanplattenbett am niedrigsten war. Ein Hinweis darauf, dass das Zirbenholzbett sogar gegenüber dem bisher verwendeten eigenen Bett einen Vorteil aufweist, was dafür spricht, dass der beobachtete Effekt nicht zufällig oder durch die Erwartung der Versuchspersonen zustande gekommen war. In einer sehr aufwendigen weiteren Auswertung stellten die Forscher fest, dass die Koordination zwischen Herzschlag und Atmung ebenfalls im Zirbenholzbett am besten funktionierte. Diese Koordination ist ein Indikator für das Zusammenspiel von Körperfunktionen und ermöglicht einen geringen Energieaufwand, den wir insbesondere im Schlaf benötigen, um uns zu erholen. Jener sehr komplexe und praktisch auch bei unlauterer Absicht gar nicht zu fälschende Parameter erwies sich ebenso als geeignet, den Effekt des Zirbenholzes darzustellen. Auch die psychologischen Fragebögen, die in die Studie einbezogen worden waren, ergaben ein übereinstimmendes Bild: Die Schlaferholung im Zirbenbett war größer, die Versuchspersonen fühlten sich am Morgen besser ausgeschlafen, die Schlafeffizienz war höher.

Ein überraschendes Ergebnis der Befragungen, das sowohl im Zirbenholzbett als auch mit anderen Versuchspersonen im Zirbenzimmer beobachtet wurde: Sie berichteten, sich offener und geselliger zu fühlen und weniger gehemmt zu sein. Was die Medien aus dieser Beobachtung machten, kann man sich vorstellen.

## WUNDERHOLZ ZIRBE?

Alles Weitere kam, wie es kommen musste. Die Studie wurde zum Bestseller. Selbst große Magazine berichteten prominent und ausführlich.

Dabei schaffte es ein Wert aus den umfangreichen Tabellen und Messreihen als Träger der Botschaft in einige Titelseiten. „Eine Nacht im Zirbenzimmer erspart 3.500 Herzschläge!“, hieß es immer wieder. Das durch

Verlauf der Herzfrequenz im Zirbenbett (blau) im Vergleich zum eigenen (grau) und zum Spanplattenbett (rot). Während der gesamten Nacht ist die Herzfrequenz im Zirbenbett am geringsten, der Organismus spart Energie und das Herz wird geschont.

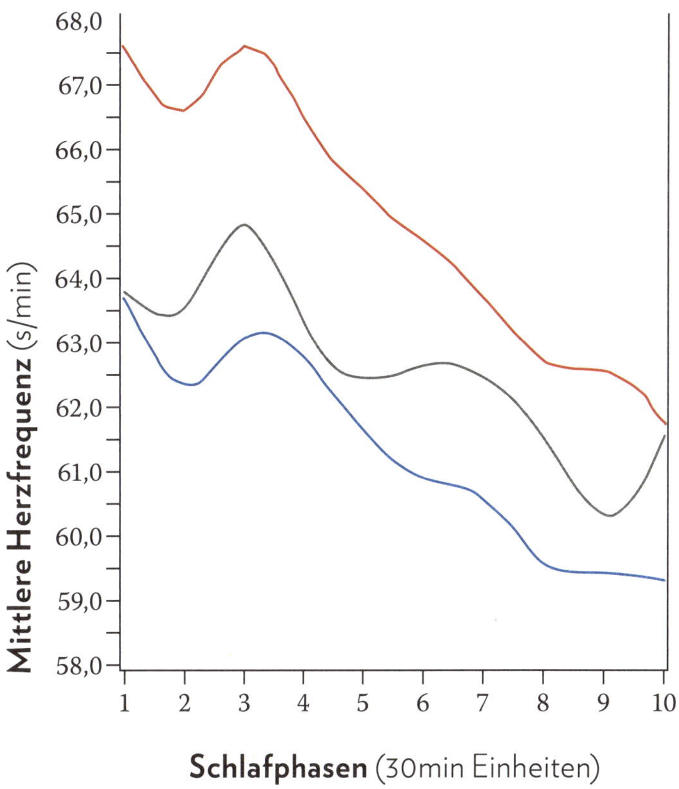

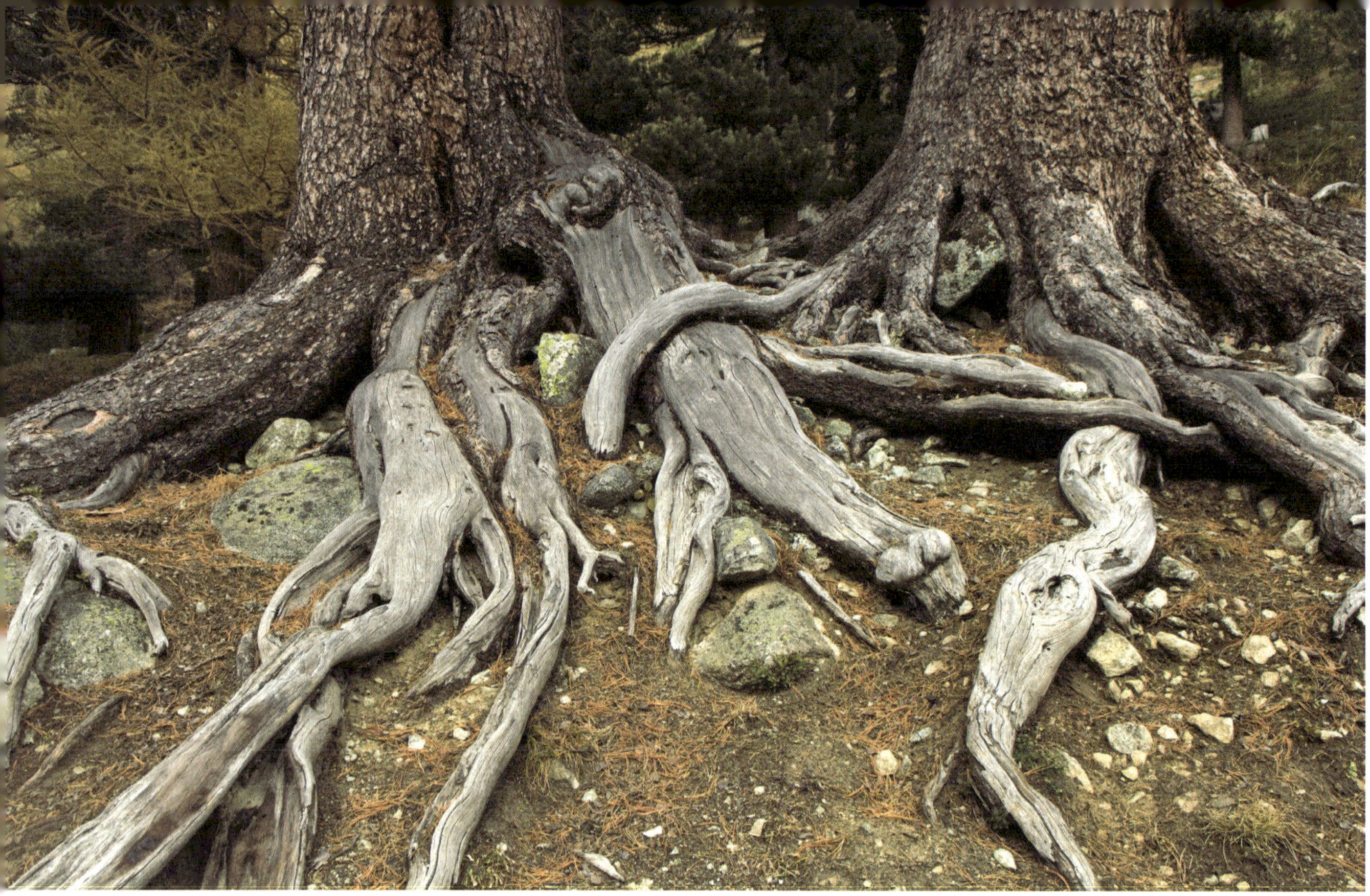

Holz ruhiger und entspannter schlagende Herz wurde zum Symbol einer Botschaft der Bäume, die um die Welt ging. Das Institut zählte allein in Printmedien über 800 Artikel. Dazu kamen TV, Hörfunk, Internetkanäle und Plattformen. Noch nie zuvor hatte es ein Baum geschafft, so geballt die Nachrichtenkanäle der Menschen zu füllen. Die Zirbe ist das Wunderholz, das uns Menschen nicht nur gesund hält, sie lässt uns auch länger leben, hieß es, da andere Studien gezeigt hatten, dass sowohl eine niedrige Herzfrequenz als auch ein hoher Vagustonus zu längerer Lebenserwartung führten.

Die Nachfrage ließ nicht lange auf sich warten. Der Dornröschenschlaf der Zirbenbäume ging zu Ende. Bei unseren Holzbauten spürten wir den neuen Trend direkt. Es gab keinen Hotelneubau, den wir nun ohne Zirbenzimmer, Zirbenecken, Zirbenwellnessbereich und so weiter ausführten. Auch in Privathäusern wurden an unseren Massivholzwänden innen Zirbenoberflächen gewünscht. Zirbenbetttischler gab es plötzlich in Mengen. Zirbenschüsseln, Zirbengegenstände, Kissen und Bettware mit Zirbenspänen, die Zirbe hat seit der ersten Studie von Professor Moser Hochsaison. Auch der Kurswert der Zirbe ist seither steil gestiegen. War Zirbenrundholz vor der Studie noch um 70 bis 100 Euro je Festmeter gehandelt worden, so hat sich der Preis bis heute, in nur wenigen Jahren, vervierfacht. Für Menschen, die sich täglich am Duft der Zirbe erfreuten und ihre innere Ruhe spürten, war es eine gute Sache.

Auch für die Zirbe war die ganze Entwicklung äußerst positiv. Dieser Baum, *Pinus cembra cembra,* wächst ja nur in den alpinen Regionen Mitteleuropas. Dort achtet die Forstwirtschaft besonders streng auf Nachhaltigkeit, auf das Nachwachsen der Schutzwälder. Alte Bäume werden nur an Plätzen geerntet, wo ihre Jugend bereits vital nachwächst oder wo konsequent nachgepflanzt wird. Zusätzlich bewegt der so hohe Preis, den es für kein anderes heimisches Nadelholz gibt, viele Waldbesitzer dazu, sich besonders um die Zirbe zu kümmern. Vielerorts werden daher zusätzliche Zirbenwälder als Investition in die Zukunft angepflanzt.

Trotzdem blieb eine Frage offen: Kann das alles nur die Zirbe? Was ist mit ihren nadeltragenden Geschwistern Fichte, Tanne, Lärche und Kiefer? Wie sieht es mit all den Laubbäumen aus?

# DIE FICHTE KANN ES AUCH

Glücklicherweise fand sich ein Geldgeber, der weitere Untersuchungen finanzierte. Das Südtiroler Techno-Innovationszentrum beauftragte eine Studie über Südtiroler Fichten. Dabei sollte nun nicht einfach der erste Versuch mit einer anderen Holzart wiederholt werden. Daher wurde die Situation am Büroarbeitsplatz beleuchtet. Nach dem Schlafen ist das wohl heute bei den meisten Menschen jener Ort, an dem sie die meiste Zeit verbringen. In seinem Kern war der Versuch dem ersten Experiment sehr ähnlich. Wieder wurden zwei Vergleichsräume gebaut: Der eine mit massivem Fichtenholz, der Vergleichsraum dazu bestand wieder aus herkömmlicher Büroeinrichtung mit beschichteten Holzspanplatten. Erneut hatten die Versuchspersonen keine Ahnung, was das wirkliche Ziel der Untersuchungen war. Vielmehr wurden vorgeblich mentale Belastungen, ein kurzer Schlaf (Power-Nap) beobachtet und verschiedene psychologische Tests in beiden Räumen abgewickelt. Die Aufmerksamkeit der Versuchspersonen richtete sich auf diese Tests, folglich konnten sie keine Erwartungshaltung in Richtung der Holzausstattung entwickeln. Die allermeisten Personen waren auch nicht imstande, den sichtbaren Unterschied zwischen dem unbehandelten Vollholz und dem aufgeklebten Holzimitat bewusst zu erkennen. Die Ergebnisse dieser Studie weiteten die Bedeutung der ersten Serie mit dem Zirbenholz noch einmal aus. Die Forscher dokumentierten, dass die Fichte einen ähnlichen Einfluss auf unseren Organismus ausübt wie die Zirbe.

Der Pulsschlag im Vollholzbüro war wieder entspannter, auch die subjektiv empfundene Beanspruchung war bereits wenige Minuten nach Betreten des Fichtenraumes geringer. Wieder faszinierte die unmittelbare Wirkung des Holzes auf unseren Organismus. Der entzündungshemmende und herzstärkende Vagustonus zeigte, umgeben vom Vollholz, signifikant bessere Werte, insbesondere nach dem kurzen Erholungsschlaf und bei Versuchspersonen über 39 Jahre.

Kaum waren die Menschen in die Vollholzumgebung eingetaucht, zeigten die Messkurven positive Veränderungen im Körper. Wer einen Raum betritt, der sorgfältig nur mit reinem, chemisch unbelastetem Holz gebaut und ausgestattet ist, der tankt unsichtbar die lebensverlängernde Energie der Bäume. Die Kraft der Bäume wird so unmittelbar auf uns übertragen. Wie beim

Zirbenholzraum konnte auch im Fichtenraum eine geringere Wetterfühligkeit der Versuchspersonen, verglichen zu den Spanplattenräumen, beobachtet werden: Die Herzfrequenz nahm nur in den Spanplattenräumen bei schlechtem Wetter zu – zum Vorteil für unsere Gesundheit und für unser Wohlbefinden. Dank dieser Versuchsserie mit den Fichtenbüros war nun klar, dass die beobachteten Ergebnisse auch andere Nadelbäume betreffen, wahrscheinlich alle mit ätherischen Ölen im Holz wie Fichte, Tanne, Lärche, Kiefer, Zirbe. Sie liefern ja das normalerweise verwendete Baumaterial für Holzbauten. Plötzlich können wir sehen: Bäume sind viel mehr als nur ein Rohstofflieferant. Diese schwingenden Energiesäulen, aus denen die Natur unsere Wälder formt, bringen Segen und Gesundheit in alle Bereiche unseres Daseins. An uns liegt es, das zu erkennen und vielfältig in unser Leben einzubauen.

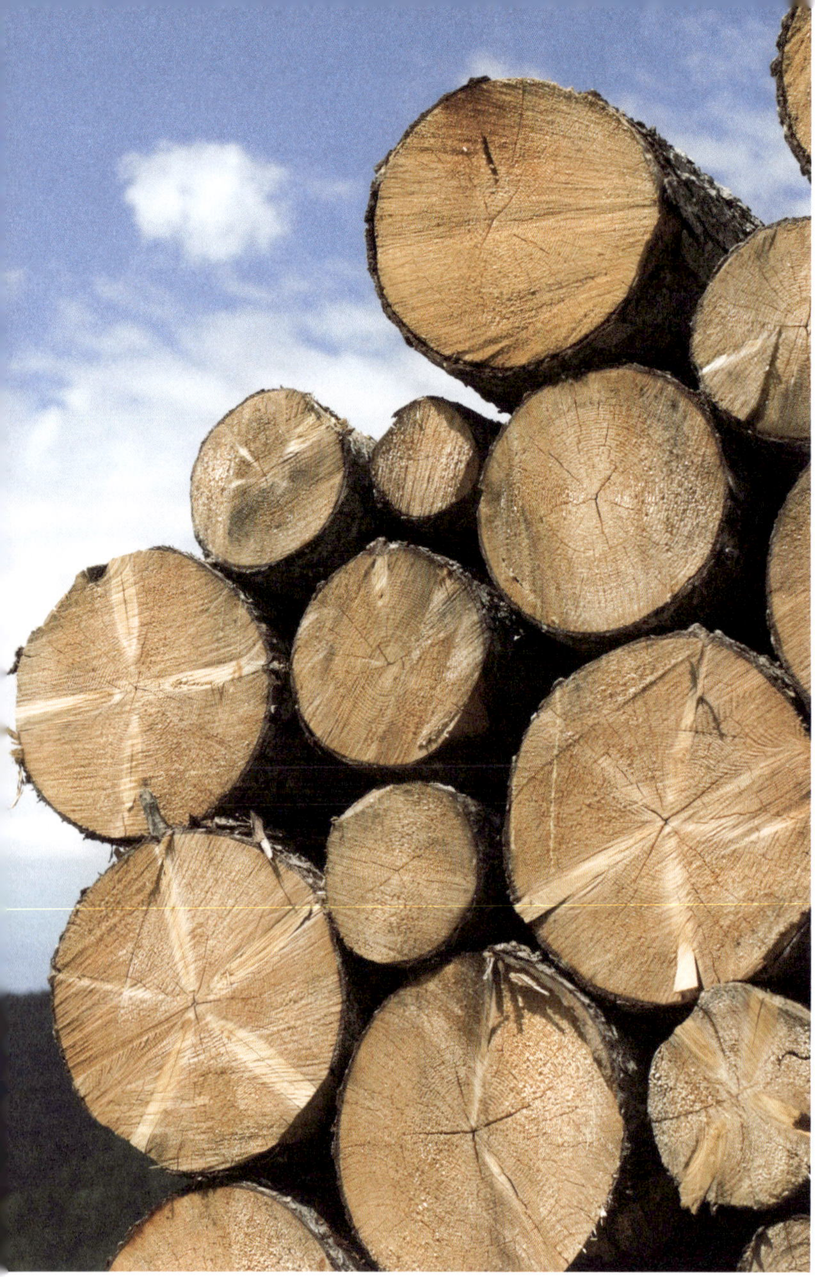

Wer sich mit Fichtenholz umgibt, ist weniger wetterfühlig, schläft besser und stärkt so Herz und Gesundheit.

## LEICHTER LERNEN IN DER HOLZKLASSE

Ein weiterer Versuch des österreichischen Forschungsteams sollte die Erkenntnisse und gesundheitlich wirksamen Anwendungsmöglichkeiten von Holz noch einmal entscheidend weiterbringen. Auch das war ein Glücksfall. Die Ortschaft Haus im Ennstal liegt bei Schladming, dem bekannten Wintersportort in der Steiermark. Im Zuge einer Sanierung der Hauptschule, in der die 10- bis 14-Jährigen sitzen, konnte die Wirkung von Holz in der Schule erforscht werden. Das Projekt trug den bezeichnenden Namen „Schule ohne Stress“. Nach bewährter Methode wurden vier Klassenzimmer verschieden ausgestattet. Da gab es die beiden üblichen Referenzklassen, die entsprechend der Schulbaunorm ausgeführt waren: Schulmöbel aus beschichteten Spanplatten, Decke und Wände waren aus Gipskarton, den Fußboden bildete ein Linoleumbelag.

Die Holzklassen hingegen waren wieder weitgehend aus vollem Holz. Allerdings sehen wir hier erstmals verschiedene Hölzer gemischt: ein Massivholzparkett aus geölter Eiche, Fichte und Tanne für Wände und Decken sowie Lampenschirme und Kästen aus Zirbenholz, die das Licht wärmer reflektierten. Noch einen bemerkenswerten Unterschied gab es beim Schulprojekt im Vergleich zu den beiden vorherigen Experimenten: Die Schulkinder sollten ein ganzes Jahr lang begleitet und gemessen werden. Erstmals gab es damit einen echten Langzeittest. Zusätzlich zu den bisher erhobenen Parametern war nun auch ein Schularzt, Dr. Mayrhoffer, mit an Bord. Die soziale Beanspruchung und Belastbarkeit der Kinder wurde ebenfalls vergleichend untersucht, und auch die Lehrerinnen und Lehrer wurden befragt.

Die Herzrate der Kinder wurde nicht nur in der Schulzeit in den Klassenzimmern, sondern Tag und Nacht, durchgehend über jeweils 24 Stunden, beobachtet.

Die Grundfrage war einfach: Wie ergeht es Menschen, die einen Teil des Tages im Holz verbringen und danach in andere Bedingungen zurückkehren? Gibt es einen „Tankstelleneffekt“? Kann der „Tankstelleneffekt“ von Holz nur direkt im Holz am Organismus beobachtet werden, oder gehen wir mit „vollen Tanks“ aus dem Holz raus und profitieren Stunden danach auch noch medizinisch messbar von den Stunden im Holzraum?

In mehrfacher Hinsicht konnte dieser Langzeiteffekt an den Kindern gezeigt werden. Während man an den ersten Versuchspersonen zwischen Vollholzbett und Holzdekor aus Kunststoff zirka 3.500 Pulsschläge pro Nacht als Unterschiedswert gemessen hatte, waren es nun über 24 Stunden betrachtet im Durchschnitt 8.600 Herzschläge. Die Holzklassenkinder benötigten im Schnitt 8.600 Herzschläge weniger, um durch einen Tag zu kommen. Es ist selbst für Fachleute immer wieder nahezu unglaublich, aber diese Zahlen stammen aus gut geplanten wissenschaftlichen Untersuchungen. Jene Kinder, die ihren Schultag in einer der Holzklassen verbracht hatten, senkten ihren Herzschlag wenige Minuten nach Betreten des Klassenraumes. Nicht nur in der Unterrichtszeit, sondern auch in den Stunden danach, am Abend und im Schlaf zeigten sich bei ihnen ein deutlich ruhigerer, entspannterer Pulsschlag und ein höherer Vagustonus. In Summe ersparten sich diese Kinder täglich die Herzarbeit von gut zwei Stunden gegenüber den Kindern in der normalen Schulklasse. Wie gewohnt bestätigt der gemessene Vagustonus wieder die „Baumkraft“ in der Holzklasse. Im Laufe des Schuljahres wiesen diese „Holzschüler“ im Wachzustand in der Klasse einen steigenden Vaguswert auf, während in der Normklasse dieser Wert mit der Anstrengung des Schuljahres abfiel. Erinnern wir uns: Der Vagus schützt das Herz und löscht chronische Entzündungen im Körper! Die einen Schüler tankten im Holz der Schulklasse also auf, während die anderen in der Unterrichtszeit von ihren Reserven nehmen mussten.

## DIE SCHULZEIT ALS ENTSPANNUNG

Bemerkenswert zeigte sich auch die Kurve der täglichen Herzrate im Vergleich zu den Ferienwerten. Am Morgen nach dem Aufstehen während der Schulzeit und auf dem Schulweg hatten alle Kinder den schnellsten Pulsschlag, viel höher als zur gleichen Uhrzeit in den Ferien. Der Stress des Morgens, zu früh geweckt zu werden, zeichnete sich ab. Sobald es in die Klasse geht, tritt in den Massivholzklassen eine Beruhigung ein. Nun wird es aber spannend. Die Kinder in den Vergleichsklassen zeigten diese Beruhigung nicht – bei ihnen war der Pulsschlag schneller als in der Ferienzeit zur gleichen Stunde. In der Holzklasse setzt sich die Entspannung konstant bis zum Unterrichtsende fort und auch am Nachmittag sind sie entspannter als ihre Mitschüler in den Normklassen. Die Schulzeit beruhigt sie also, sie ist sogar entspannender als die Ferienzeit. Bei gleichem Unterricht und gleicher Belastungssituation erleben die Normklassenschüler ohne Holz in ihrer Umgebung keine Entspannung, sondern eine Belastung. Sie weisen bei Unterrichtsende, abgesehen vom Morgenstress, einen wesentlich höheren Tagespuls, verglichen mit den Ferien, auf. Wie in den vorangegangenen Studien war der Vagustonus der Schülerinnen und Schüler in den Holzklassen, bezogen auf die Ferienzeit, wesentlich höher als in den Vergleichsklassen. Der „Erholungsnerv" war also wieder in den Holzklassen intensiver aktiviert. Wer je erlebt hat, wie schwierig es heute für Lehrer oft ist, ihre Schüler ruhig zu halten, der kann erahnen, welch ein Segen von einer Schule aus reinem Holz für Schüler und Lehrer ausgeht: Wie Eltern wissen, sind müde Kinder nämlich unruhig, während ausgeschlafene Kinder ruhig sind und sich besser konzentrieren können.

## LEHRER „NERVEN" WENIGER

Nun fragt man sich natürlich, wie sich so erstaunliche medizinische Werte auf das Lernverhalten der Schüler auswirken. Auch das wurde untersucht. Die reinen, in Schulnoten im Zeugnis ausgedrückten Leistungsergebnisse wiesen keine signifikanten Unterschiede auf. Dies war ein wichtiges Ergebnis, um auszuschließen, dass – durch Zufall – bessere und damit vielleicht entspanntere Schüler den Holzklassen zugewiesen worden waren. Das war offensichtlich nicht der Fall. Aber wenn es um das soziale Miteinander in der Schule geht, zeigt sich die hilfreiche Begleitung der Bäume auch wissenschaftlich signifikant. Die Psychologen, die an der Studie mitgearbeitet hatten, untersuchten unter anderem die soziale Beanspruchung der Schülerinnen und Schüler durch das Lehrpersonal in den verschiedenen Klassen im Verlauf des Schuljahres. In den Ferien war sie am geringsten – da sind die Lehrerinnen und Lehrer ja weit weg. Im Herbst zu Schulbeginn zunächst starteten die Holz- und die Kontrollklassen im Schnitt etwa mit den gleichen Werten. Das ist verständlich. Die Kinder kommen aus den Ferien, sind ausgeruht und in ihrem „Bestzustand".

Erwartungsgemäß stieg diese Belastung nun in den Normklassen das ganze Jahr hindurch konstant an und erreichte gegen Jahresschluss seinen Höchstwert – die Lehrer werden nun als richtig nervig erlebt. Anders in der Holzklasse!

Die subjektiv empfundene Belastung der Kinder durch das Lehrpersonal, die täglich in ihrer „Holztankstelle" Ruhe, Entspannung und Energie tanken können, bleibt das ganze Jahr hindurch konstant. Phasen von Schularbeiten, Prüfungen und so weiter werden weggesteckt, und diese Kinder gehen gleich entspannt in die Ferien, wie sie zuvor die Schule begonnen haben.

Die Zirbe hat als erste Baumart die Botschaft von den ungeahnten Möglichkeiten überbracht. Heute wissen wir, dass zumindest die Nadelbäume diesen Segen für uns Menschen bereithalten. Laubbäume sind noch weitgehend unerforscht. Fichten und Tannen, Lärchen, Zirben und Kiefern warten darauf, dass wir Menschen uns mit ihrem Holz einhüllen. Die wissenschaftlich belegte Wirkung der Bäume stärkt uns nicht nur. Sie macht uns gesund, lässt uns besser schlafen und uns tiefer erholen. Die Bäume lassen uns Menschen länger leben. Ein ruhiges Herz lebt länger, ein hoher Vagustonus löscht chronische Entzündungen im Körper und schützt uns vor chronischen Erkrankungen. Die ersten Studien dazu liegen vor.

Am Beispiel der Zirbe haben wir noch etwas Wichtiges erkannt. Die Wertschätzung der Menschen für die Bäume ist extrem förderlich für den dauerhaften Erhalt und die Verbreitung gesunder Wälder. Erst wenn wir den größten Pflanzen dieser Welt unsere Aufmerksamkeit schenken, sie für uns kostbar werden lassen, gelingt es, alle betroffenen Waldbauern und Förster für die Arbeit an nachhaltigen Wäldern noch mehr zu unterstützen und zu fördern. Im Wald verantwortungsvoll und fachkundig zu ernten, ist die wichtigste Grundlage für gesunde, nachhaltige Wälder.

## HOLZ ALS GESUNDBRUNNEN

Das Holz als das erkennen, was es wirklich ist: als Gesundbrunnen und Kraftquelle der Natur, die wir sauber und unvergiftet nutzen wollen, hat noch einen ganz wichtigen Effekt. Sobald wir unsere Häuser aus Holz bauen, Möbel für Generationen vom Schreiner anfertigen lassen, Gesundheit durch die Natur erreichen, haben wir die enkelkindertaugliche Antwort auf ein nicht mehr zukunftsfähiges Wegwerfsystem gefunden. Nicht kontaminiertes, unverleimtes Holz, aus dem ein Haus gebaut ist, bleibt wertvoller und werthaltiger Rohstoff über Generationen hinweg. Möbel, die vererbt werden, anstatt alle paar Jahre auf dem Müll zu landen, sind Teil der neuen Kreislaufwirtschaft. Und jeder Kranke, der in der Natur seine Gesundheit wiederfinden kann, ist ein Lichtblick in einer ausufernden und nicht mehr finanzierbaren „Ersatzteilmedizin“. Noch wichtiger ist aber der Beitrag, den gesunde Lebensräume leisten, indem Menschen erst gar nicht mehr krank werden. Medikamente erst gar nicht verwenden zu müssen, sollte das Ziel jeder guten Gesundheitspolitik sein. Aktive Vorsorge ist besser als Reparatur.

Vor nicht allzu langer Zeit wurde ich durch einen mir bekannten Buben auf eine absurde Praxis in den österreichischen Schulen aufmerksam. Die Hyperaktivität, das einfach Nicht-still-sein-Können vieler Kinder, ist eine immer größer werdende Herausforderung für alle Lehrer. Wenn man bedenkt, welche mediale Dauerberieselung von frühmorgens bis zum Ins-Bett-Gehen tagtäglich auf junge Menschen niedergeht, hat man vielleicht Verständnis für das immer häufigere Auftreten der Hyperaktivität. Allein dem Lehrer hilft das wenig, wenn es ihm nicht mehr gelingt, einen ordentlichen Unterricht abzuwickeln. In dieser Not wurde an vielen

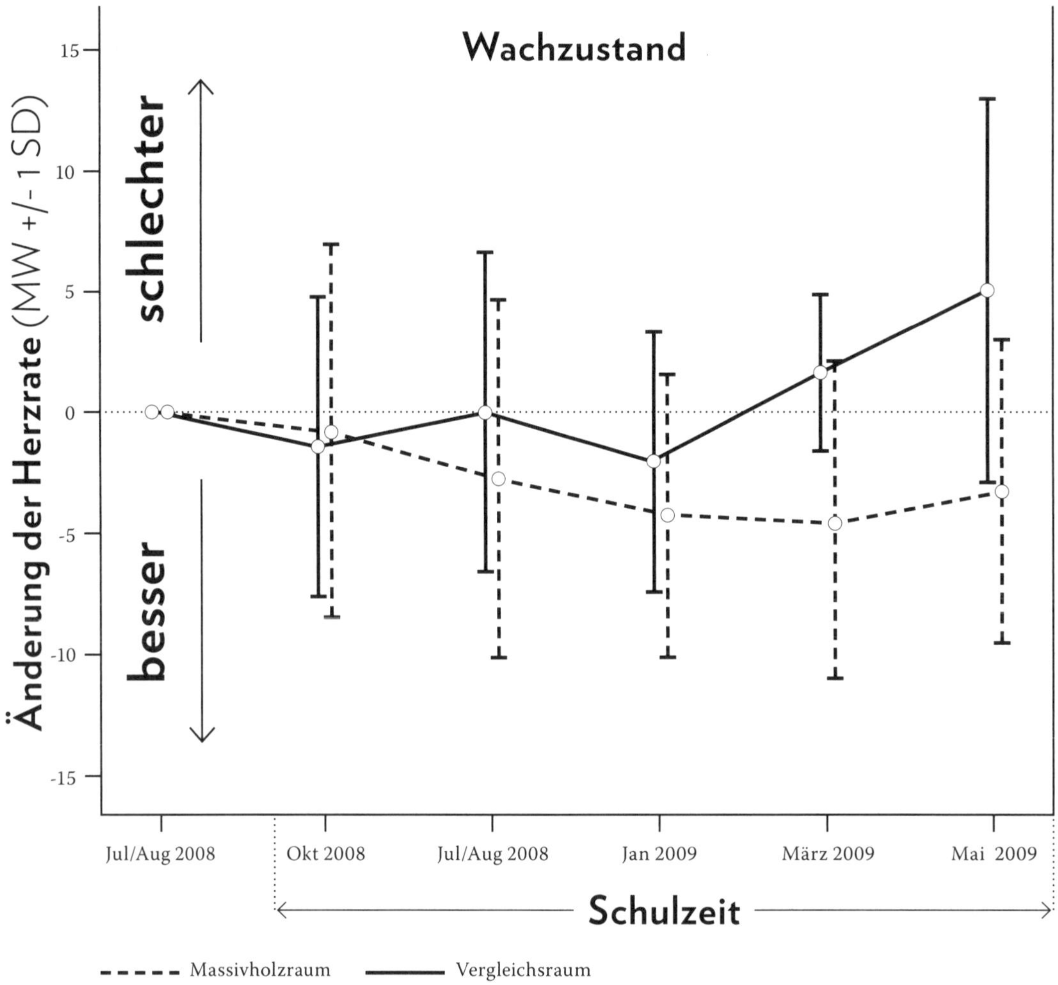


Die Kinder in der Holzklasse werden im Lauf des Schuljahres immer entspannter und belastbarer (gestrichelte Linie), jene in der herkömmlichen Klasse dagegen immer gestresster (schwarze Linie).

Schulen systematisch begonnen, solche Kinder mit der chemischen Droge Ritalin, verabreicht in Tablettenform, ruhigzustellen. Die Motive für so eine Aktion scheinen verständlich. Allein die Nebenwirkungen sind schrecklich. Ein Blick auf den Beipackzettel in die Rubrik Nebenwirkungen dieses Medikaments schockiert den Betrachter. Wohlgemerkt, wir lesen hier eine Information des Herstellers über sein eigenes Produkt und keine subjektive Kritik: Bei jedem zehnten (!) Kind kommt es zu Wachstumshemmungen. Häufig treten Stimmungsschwankungen oder Persönlichkeitsänderungen sowie Schlaflosigkeit und Kopfschmerzen auf. Weiters wird bei diesem Präparat, das ja zur Beruhigung der zappeligen Kinder dient, als häufig auftretende Nebenwirkung Nervosität (!) angegeben. Und bei den „nur mehr" gelegentlich auftretenden Nebenwirkungen liest man: Selbsttötungsgedanken, Allergie, Atembeschwerden, Zittern und Sehprobleme.

Wäre es nicht besser, das Umfeld der Kinder sorgfältig und liebevoll zu gestalten? Zu erforschen, welches Lebensumfeld den Kindern wirklich nützt, und es dann auch baulich umzusetzen?

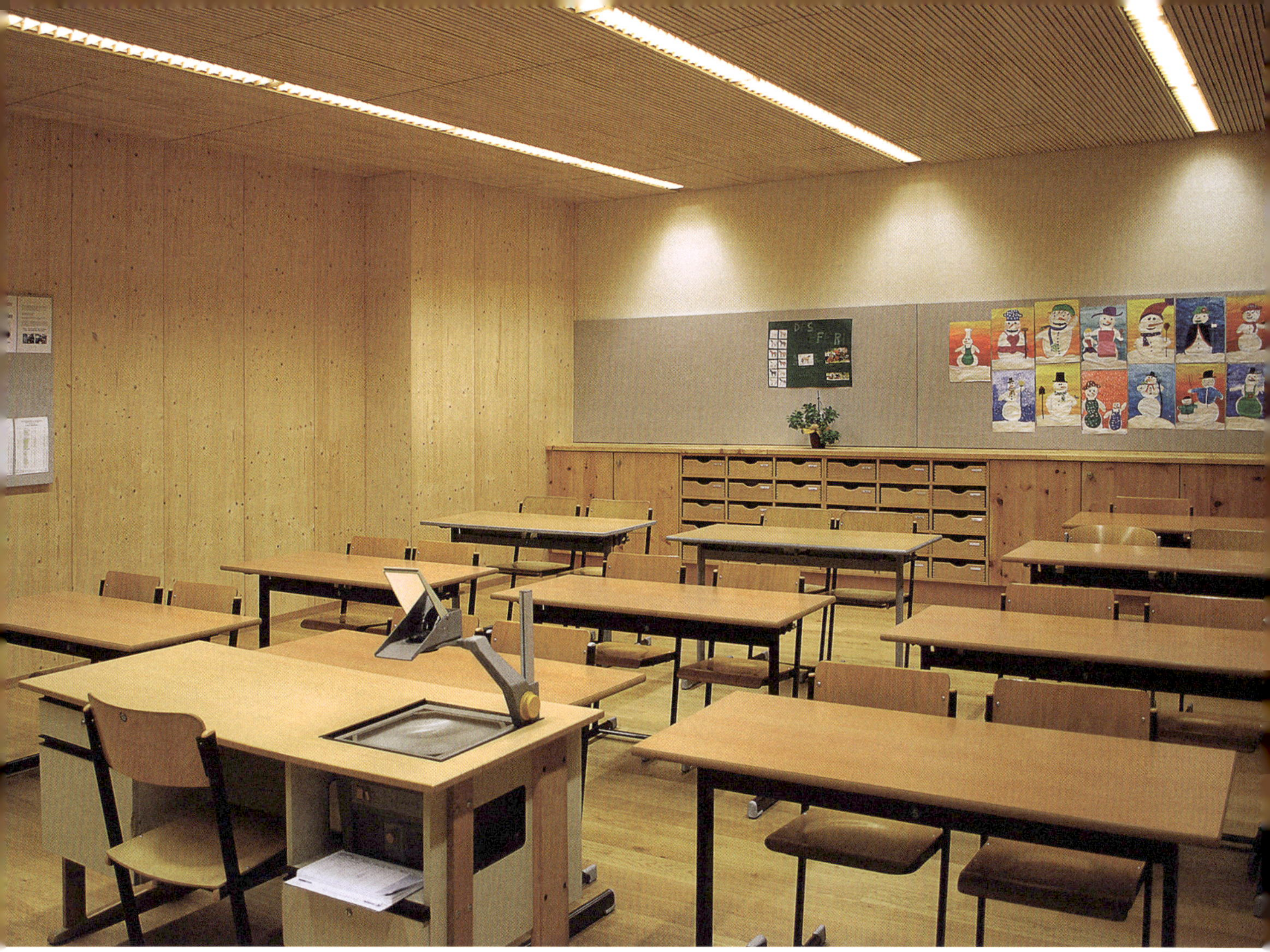

In einer Schulklasse aus reinem Holz lernt es sich leichter.

Das angeführte Beispiel von Ritalin für hyperaktive Kinder ist ein Abdrehen der Warnlampe. Niemand fragt, warum diese Kinder nicht mehr ruhig sitzen und zuhören können. Hingegen wird versucht, das Notsignal solcher Kinder mit einer synthetischen Droge abzustellen. Ein Kfz-Mechaniker, der an einem Auto beim Auftreten eines Problems lediglich die Kontrolllampe abstellt, würde entlassen werden. An unserem Körper wird dasselbe Verhalten gesellschaftlich akzeptiert, weil wir es nicht mehr besser verstehen.

Es gibt so viele Therapien, die bei Kindern, Erwachsenen und alten Menschen tagtäglich mit dem einzigen Ziel der Symptombekämpfung verordnet werden. Für die Pharmaindustrie ist das ein Milliardengeschäft. Für diejenigen, die leiden und nicht geheilt werden, sondern an die Dauerbehandlung mit Medikamenten mit oft schlimmen Nebenwirkungen gebunden werden, kann das zur Hölle werden. Nebenbei sehen wir, dass dieses System der Pharma- und Apparatemedizin immer unfinanzierbarer wird und kommenden Generationen ein unlösbares, finanzielles Problem hinterlässt.

Wie wichtig sind da Wege, die uns Menschen auf natürliche Weise gesund erhalten. Wie nötig haben wir seriöse, wissenschaftlich abgesicherte Formen der Prävention. Wir brauchen Gebäude, die uns Menschen mit Lebenskraft auftanken, anstatt uns mit ausgasenden Giftstoffen zu belasten. Eine Holzschule, die Kinder und Lehrer beruhigt und „herunter kommen" lässt, anstatt zur Unterrichtsbelastung noch eine Gebäudebelastung hinzuzufügen, ist ein schönes Beispiel, wie wir wirkungsvoll die Naturkräfte der Bäume in ein modernes Leben einbauen können. Für Arbeitsplätze, Krankenhäuser und nicht zuletzt unsere Wohnungen gilt das genauso.

Wenn wir sehen, wie sorgfältig die Natur mit Wirkstoffen umgeht, ist es töricht, diese Sorgfalt selbst nicht anzuwenden. Der eine Harztropfen mit hunderten verschiedenen Inhaltsstoffen soll uns stets an dieses Geschenk erinnern. Sobald die Natur hoch wirksame Stoffe anwendet, werden vielfältige Gegengifte, abschwächende und ergänzende Begleitstoffe, dazugepackt. Der Baum will sich ja schließlich nicht selbst mit seinen Abwehrstoffen vergiften! Darin liegt das Geheimnis der breiten Wirkung und der Nebenwirkungsfreiheit vieler Heilvorgänge in der Natur. Darin liegt auch eines der Geheimnisse so überraschender und subtiler Wirkungen auf unser innerstes Empfinden. Die Generationen vor uns, der Bauerndoktor mit Baumharz und Kräutern, der alte Zimmermann mit seinen archaischen Vollholzkonstruktionen aus Mondholz, die früheren Tischler mit den organischen, ungiftigen Knochenleimen und dem Kaseinleim, Maler mit Löschkalk, Naturterpentin und Erdpigmentfarben bis hin zum kostbaren Schellack, Bäuerinnen, die aus dem Hofgarten alle benötigten Vitamine und Kräfte für die Großfamilie gewinnen konnten, Bäcker mit Sauerteig und dem Korn der umgebenden Äcker – sie und viele mehr verfügten über ein kostbares Wissen, das auf viel Intuition gründete und von Generation zu Generation oft ohne schriftliche Aufzeichnung weitergegeben wurde.

Häufig waren es Mangel und Not, die Menschen zur ausgefeilten Kreislaufwirtschaft, zu puristischen Kunstwerken aus dem Holz der Umgebung oder zu wertvollsten biologischen Köstlichkeiten gebracht haben. Heute benötigen wir dieses Wissen und diese Qualitäten aus ganz anderen Gründen wieder.

Globale, immer undurchschaubarere Warenströme haben der Qualität unserer Ernährung arg zugesetzt. Die guten wie auch äußerst problematischen Entwicklungen unseres Gesundheitssystems wurden ausreichend beschrieben. Die nicht zukunftsfähige Wegwerfgesellschaft anstelle ausgewogener Kreislaufwirtschaft kommt zu den dringend gesuchten Lösungen unserer Zeit dazu. Beinahe wäre das Wissen unserer Vorfahren im Getöse dieser technikgläubigen, globalisierten Welt restlos untergegangen. Es ist wohl kein Zufall, dass mehr und mehr offene Wissenschaftler, engagierte Unternehmen und fein fühlende Menschen in allen Lebenssituationen neue Strategien versuchen und Lösungen finden.

Ein wichtiges Stück Arbeit ist dabei das Zusammenführen von altem Wissen und moderner Wissenschaft. Die Holzstudien von der duftenden Zirbe bis zur Energietankstelle aus Fichten- und Tannenholz wurden durchgeführt, obwohl sich niemand vorstellen konnte, auf so überraschende, Gesundheit schenkende Wirkungen des Holzes zu stoßen. Im eigenen Un-

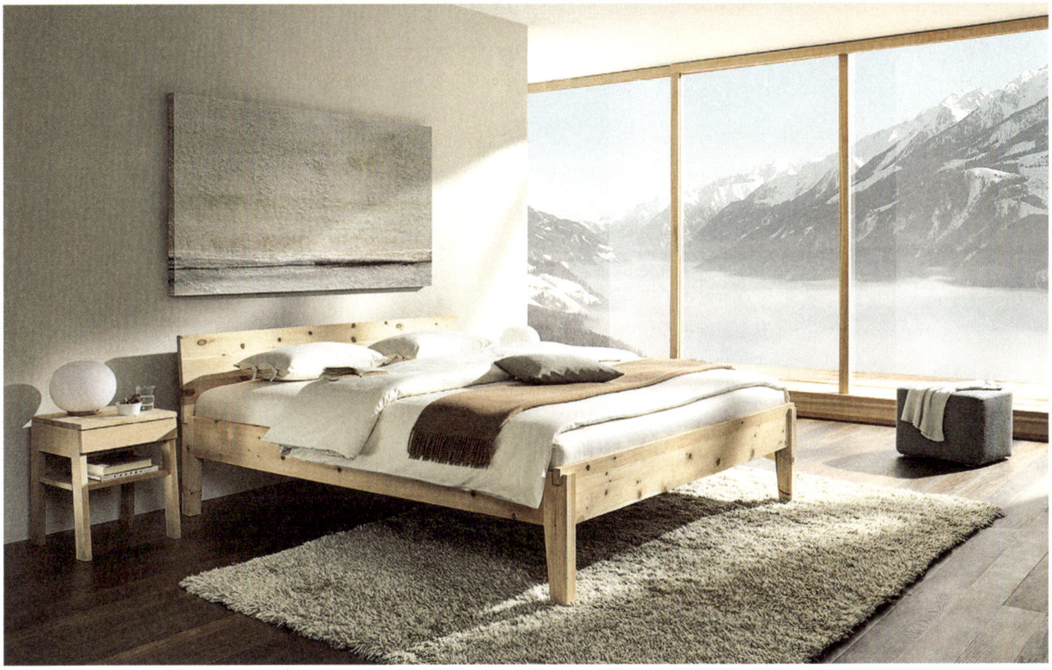

Ein schönes Beispiel für ein konsequentes Massivholzbett: Das Modell Alpina aus Zirbenholz von der Grünen Erde (www.grueneerde.com)

ternehmen habe ich nahezu zwei Jahrzehnte lang alle Häuser, Hotels, Kindergärten, mit einem Wort: sämtliche Bauten nur aus reinem Mondholz errichtet, obwohl öffentlich erklärt wurde, das sei ein Mythos der Alten, der wissenschaftlich nicht nachweisbar ist. Überhaupt wäre es altmodisch, Häuser nur aus Holz zu bauen.

Erst nach meinem halben Berufsleben kamen die Studien der ETH Zürich und später auch anderer Institute, die die Wirkung von Mondholz seriös nachweisen konnten. Und es kamen die Studien von Professor Moser und seinem Institut, die das wissenschaftlich bestätigten, was wir vorher nur fühlen konnten.

Möge dieses Buch viele Menschen bestärken, in sich hineinzuspüren, der eigenen ganzheitlichen Verbindung mit der Natur nachzugehen. Es braucht immer Mut und Überwindung der eigenen Bequemlichkeit, es braucht ein Infragestellen der bisherigen Wege, wenn wir gute Lösungen finden wollen.

Wie der kleine Prinz von Antoine de Saint-Exupéry schon weiß, ist unser bestes Navigationsgerät im Leben unser Herz – „man sieht nur mit dem Herzen gut – das Wesentliche ist dem Auge unsichtbar“. Folgen wir ihm unbeirrt, selbst wenn der Zeitgeist oftmals in eine ganz andere Richtung bläst.

Die Kräfte der Bäume, die Heilkraft der Natur gehören zum kostbaren Lohn, den wir dafür ernten können.

# EIN RUHIGES HERZ LEBT LÄNGER

**Das Thema dieses Buches – Holz und Gesundheit – führt bei allen Recherchen tief in medizinisch-biologische Fachtexte und Studien. Fremdwort reiht sich dort an Fremdwort.**

Hinter nahezu unlesbarem Fachchinesisch liegen wertvolle und wichtige Informationen wie auch seitenlange, erklärende Ausführungen komplexer Abläufe. Als Autoren dieses Buches haben wir eine wichtige Aufgabe darin gesehen, solche Zusammenhänge und Wirkungen für jeden Laien gut lesbar darzustellen. Hier sollte ein Buch entstehen, das auf seriösen, wissenschaftlichen Arbeiten und Studien gründet, aber nicht für den Wissenschaftsbetrieb geschrieben ist. Vielmehr sollen alle Menschen, die sich für Bäume und die Natur interessieren, in die gesundheitlich wichtigen Wechselwirkungen zwischen Mensch und Pflanze eintauchen können. Neben dem Erkennen der Wirkungen sollen auch praktische Beispiele, Rezepte und Anwendungsmöglichkeiten angegeben werden.

In diesem Sinne habe ich meinen Mitautor Professor Moser gebeten, uns noch einmal mit möglichst einfachen Worten zu erklären, warum die herzberuhigende Wirkung eines hölzernen Wohn-, Schlaf- oder Arbeitsraumes für unsere Gesundheit und für ein langes Leben so wichtig ist.

Nutzen wir die Gelegenheit, aus erster Hand direkt vom wissenschaftlichen Leiter der beschriebenen Holzforschung zu hören, warum uns Holz und Bäume ein Leben lang so wirkungsvoll stärken können.

Im Anhang (vgl. S. 154 ff.) finden Sie dann auch noch eine Auflistung einiger Möglichkeiten, die Wirkung der Bäume auf verschiedenste Weise in das tägliche Leben einzubauen. Mit Freude an dem Thema und einiger begeisterter Kreativität sollte das für jeden Menschen in Stadt und Land möglich sein.

Beginnen wir aber mit den Ausführungen von Professor Moser:

# STRESS UND BURN-OUT

Viele Menschen sprechen heute von Stress, immer mehr haben ein Burn-out-Syndrom. Arbeiten in der heutigen Zeit scheint die Balance von Spannung und Erholung verloren zu haben. Der Begriff Stress wurde vom österreichisch-ungarischen Arzt Hans Selye geprägt, der in Kanada die Auswirkungen von seelischen Beanspruchungen, Zeitdruck und sozialen Konflikten auf den menschlichen Organismus untersuchte. Selye war einer der Ersten, der bemerkte, dass Stress – der Begriff wurde von ihm in die Medizin eingeführt – nicht nur auf die Seele wirkt, sondern auch auf den Körper. In Versuchen mit Ratten hatte er festgestellt, dass gestresste Tiere körperlich erkrankten und die Keimdrüsen der Tiere sich zurückbildeten. Gestresste männliche Ratten hatten nach einigen Wochen Stress nur noch halb so große Hoden wie die Vertreter ihrer nicht gestressten Vergleichsgruppe.

**Walnuss**
*(Juglans regia)*
Die Nüsse sind ein wahres Nervenfutter, stärken aber auch den Herzmuskel.

Wir wissen heute, dass dieser Stress sich nicht nur im Bereich der Keimdrüsen auswirkt, sondern im gesamten Organismus, sowohl hormonell als auch im Bereich des Immunsystems. Der Vermittler dieser Wirkung ist das sogenannte „vegetative Nervensystem“. Diese Steuerzentrale unseres Organismus verbindet die lebensfunktionssteuernden Teile unseres Gehirns mit allen Zellen unseres Körpers. Erst in den letzten Jahren hat man entdeckt, dass praktisch wirklich auf allen Zellwänden der Immun-, Knochenbildungs-, Muskel- und Drüsenzellen Rezeptoren – das sind Empfänger – für vegetative Botenstoffe lokalisiert sind. Unser Vegetativum steuert dadurch alle unsere Organe und sorgt für die richtige Funktion unseres gesamten Körpers. ❧

## DAS VEGETATIVE NERVENSYSTEM

Interessanterweise konnte die Medizin die Tätigkeit dieses so mächtigen vegetativen Nervensystems bis vor wenigen Jahren nicht direkt messen. Man konnte Hormone messen, Elektrolyte, verschiedenste Stoffe im Blut – doch die Tätigkeit des Vegetativums war nur messbar, wenn man invasiv, das heißt für den Menschen nicht zumutbar, direkt am vegetativen Nerv Messungen vornahm. Man kann verstehen, dass diese Methode praktisch nicht verwendet wurde, noch dazu, weil jede Operation durch den damit verbundenen großen Stress das vegetative Nervensystem massiv beeinflusst. Erst im Jahr 1976 entdeckte man in der englischsprachigen Welt, dass im Herzschlag und seiner Variabilität der Schlüssel für die Messung des Vegetativums steckt.

Schon längere Zeit hatte man beobachtet, dass das Herz nicht ganz gleichmäßig schlägt, sondern einen interessanten Reigen tanzt. Mit jedem Einatmen wird der Herzschlag dabei etwas schneller, mit jedem Ausatmen wieder etwas langsamer. Auch mit dem Blutdruck und selbst mit der Durchblutungsrhythmik unserer feinsten Gefäße schwingt das Herz. Lange Zeit hielt man dies, und auch Kardiologen wussten es nicht besser, für eine Rhythmusstörung. Man glaubte, dies sei die Folge eines noch nicht richtig ausgebildeten Steuerungssystems für das Herz, da bei Jugendlichen diese Herzratenvariabilität besonders kräftig war und erst ab einem gewissen Alter abnahm.

Was man nicht verstand: Die Variabilität ist ein Zeichen von Jugendlichkeit und Vitalität! Daher zeigen junge Menschen mehr Schwingungsfähigkeit, mehr Variabilität des Herzschlages. Wie wir heute wissen, nimmt Variabilität mit zunehmendem Alter graduell ab, kurz vor dem Tod wird sie ganz schwach und verebbt, ehe das Herz endgültig stehen bleibt. Auch schwer krebskranke Personen und Diabetiker zeigen eine massiv verringerte Aktivität, ein Ausdruck der geringen Lebenserwartung von Menschen mit schwerer Erkrankung. Die Sowjets hatten dies schon in den 1960er-Jahren erkannt, aber als militärisches Geheimnis war es nicht veröffentlicht worden.

Nun wird der Herzschlag vorwiegend von der Atmung bewegt, wenn der Vagusnerv besonders tätig ist. Dieser steht für Erholung und Entspannung und ist beim westlichen Menschen heute weitgehend unteraktiviert. Chinesische Mediziner, die die Lebensfunktionen in Yin und Yang einteilen, würden den Vagusnerv als Repräsentanten der Yin-Energie bezeichnen. Das ist die dunkle, „weibliche" Kraft, die für das Wohlbefinden unseres Organismus und für die Regeneration nach Belastungen sorgt.

Dem steht der Sympathikus gegenüber, der heute allgemein überaktiviert ist und den die Chinesen als Repräsentanten der Yang-Energie bezeichnen würden. Der Sympathikus sorgt dafür, dass wir leistungsfähig und stark sind, wenn Kampf oder Flucht nötig ist. Das war zumindest seine ursprüngliche Aufgabe. Heute müssen oder können wir oft nicht flüchten, wenn schwierige Situationen zu bestehen sind. Auch das Kämpfen ist heute hoffentlich eher verbaler Natur, sodass der Sympathikus den Organismus vielfach antreibt, auch wenn gar keine sinnvolle Möglichkeit zur körperlichen Abreaktion in Flucht oder Kampf besteht.

Eine weitere Eigenschaft des Sympathikus, die in grauer Vorzeit dringend notwendig war, ist, dass er ohne Rücksicht auf die Ressourcen des Organismus für Leistungsbereitschaft sorgt. Egal, ob wir müde oder ausgelaugt sind, die von ihm aktivierten Hormone treiben uns zu Höchstleistungen an. Dies war in einer Zeit notwendig, als die Fähigkeit zu dieser Höchstleistung auch in schwierigen Situationen über Leben oder Tod entschieden hat. Wenn der frühe Mensch einem Raubtier begegnete, konnte er keine Rücksicht auf Müdigkeit nehmen, er musste kämpfen oder flüchten. Wie man nun im Laufe langjähriger Forschung feststellen konnte, ist diese dauernde Aktivierung des Sympathikus in einer Welt voller Gefahren und Reize mit möglicher vorzeitiger Erschöpfung des Individuums verbunden. Sympathikus-Überaktivierung kann also zu einem Burn-out führen, weil der Körper nicht mehr in der Lage ist, auf das Antreiben durch diesen Ast des vegetativen Nervensystems sinnvoll zu reagieren. Die immer wieder aktivierten Hormondrüsen erschöpfen, die Reserven sind aufgebraucht. Ausbrennen (Burn-out) ist ein treffendes Bild für diesen Zustand.

Unter optimalen Bedingungen stand den Menschen in der Geschichte immer wieder Erholungszeit zur Verfügung. Wie schon Konrad Lorenz bemerkte, sind wilde Tiere und war auch der Mensch in der Frühzeit, gemessen an der heutigen Hektik, wunderbar faul. Katzen liegen stundenlang herum, auch viele Tiere der Wildnis haben Ruhezeiten, in denen sie sich erholen, wiederkäuen und das Leben und ihre Nahrung genießen. Wenn dafür keine Zeit mehr bleibt, gibt es keine Möglichkeit der Erholung. Wie bereits erwähnt, ist der Vagusnerv derjenige, der für Erholung, Regeneration, Heilung und auch für Fruchtbarkeit verantwortlich ist. Auch unser Nachwuchs benötigt Raum und Zeit. Wenn Raum vorhanden ist, aber keine Zeit, kann es sein, dass sich der Nachwuchs nicht richtig einstellt. Viele Paare, die heute zur künstlichen Befruchtung greifen, könnten möglicherweise auf natürlichem Weg Kinder bekommen, wenn sie sich mehr Zeit füreinander und die zukünftigen Kinder nehmen würden. Dies ist in der Sexualmedizin gut bekannt – viele Störungen kommen aufgrund von Stress zustande. Auch beim Kinderkriegen scheint es so zu sein, dass mit zunehmendem Stress die Fruchtbarkeit abnimmt.

Eine mit mir befreundete Familie hatte jahrelang Probleme, Nachwuchs zu bekommen. Schon begannen sie, körperliche Störungen als Ursachen für diesen Mangel zu vermuten und diverse einschlägige Fachärzte aufzusuchen. Aus der Tiermedizin wusste ich, dass die Fruchtbarkeit durch biologische Nahrungsmittel gesteigert werden kann. Die Unfruchtbarkeit hängt unter anderem mit hormonähnlichen Stoffen zusammen, die in vielen mit Pestiziden behandelten Lebensmitteln enthalten sind. Also riet ich zunächst einmal, die Ernährung vollständig auf Bio umzustellen, was die beiden erst nach einigen Monaten taten. Weiters empfahl ich einen längeren gemeinsamen, ganz entspannten Urlaub. Tatsächlich stellte sich wenige Wochen nach diesem Urlaub heraus, dass die Frau ein Kind erwartete. Vielleicht ist die hohe Stressbelastung, der Frauen und auch Männer heute im Beruf ausgesetzt sind, einer der Gründe, warum die Fruchtbarkeitsrate in Europa immer mehr abnimmt.

## DAUERSTRESS UND GEDÄCHTNIS

Eine weitere unangenehme Wirkung von Dauerstress betrifft unser Gedächtnis. Wenn das sympathische System nämlich andauernd überaktiviert wird, produziert die Nebennierenrinde einen Stoff namens „Cortisol“ (Cortex ist das lateinische Wort für Rinde), der uns vor Daueranspannung schützen soll. Cortisol dämpft das Immunsystem, lagert Wasser in den Organismus ein und verhindert die Bildung von Verknüpfungsstellen zwischen den Nerven im Gehirn (Synapsen), die sich normalerweise bilden, wenn wir etwas lernen. Damit sollen wir vor der Erinnerung an schreckliche Ereignisse bewahrt werden. Leider hat diese „Gnade der Natur“ die unangenehme Begleiterscheinung, dass wir uns auch an die Dinge nicht mehr erinnern können, die wir eigentlich in einer Lebenssituation hätten lernen sollen. Menschen unter Dauerstress sind daher durch ihre hohe Cortisolausschüttung weniger lernfähig.

Besteht Stress über längere Zeit und wird nichts dagegen unternommen, können auch organische Erkrankungen die Folge sein: Zu den sogenannten stressbedingten Erkrankungen gehören die Haupttodesursachen unserer heutigen Gesellschaft: Herzinfarkt, Kreislauferkrankungen, Krebs. Jeder Mensch hat, das wissen die Mediziner, einen Ort des geringsten Widerstandes, an dem sich das Krankheitsgeschehen dann zeigt.

Erst vor wenigen Jahren hat man entdeckt, dass der stressmindernde Vagusnerv auch für die Kontrolle von Entzündungen eine wichtige Rolle spielt. Schon seit einiger Zeit vermutet man, dass schleichende Entzündungen im Körper die Ursache für zahlreiche „Zivilisationskrankheiten“, unter anderem die oben genannten, gefürchteten Krankheiten sind. Eine Entzündung ist eigentlich eine sinnvolle Körperreaktion auf eingedrungene Bakterien, Fremdkörper oder abgestorbene Körperzellen, die aus dem Organismus entfernt werden sollen. Diese Arbeit wird durch unsere weißen Blutkörperchen geleistet, die sich andauernd durch die Arterien, Kapillaren und Venen des Körpers bewegen und nach Entzündungsherden suchen. Sie rollen dabei die Gefäßwände entlang, wie weiche Bälle, und „riechen“ mit ihrer Membranoberfläche, ob es irgendwo verdächtige Stoffe gibt, die auf körperfremdes Eiweiß oder abgestorbenes Gewebe hinweisen. Sobald es an der Gefäßwand nach solchen Stoffen „riecht“, zwängen die weißen Blutkörperchen sich zwischen den Zellen der Gefäßwand nach außen und werden zu Fresszellen, die nun mit den eingedrungenen Bakterien kurzen Prozess machen. Dabei sondern sie Stoffe ab, die die Temperatur im Gewebe durch verstärkte Durchblutung erhöhen und weitere weiße Blutkörperchen zu Hilfe rufen. Diese Stoffe machen uns auch müde, sodass wir Ruhe geben und den Körper arbeiten lassen. Weiters reizen sie die im Gewebe überall vorhandenen Vagusfasern, die die entstandene Entzündung dem Stammhirn melden. Nun wird von dieser Regulationszentrale der zum Gewebe zurückgehende Vagus aktiviert und sendet einen Stoff (Acetylcholin) aus, der die weißen Blutkörperchen wieder beruhigt, sodass sie nach getaner Arbeit nicht mehr weiter aktiv sind. Wir sehen die deaktivierten weißen Blutkörperchen als gelbliche Flüssigkeit im entzündeten Gewebe – als Eiter. Im Normalfall ist damit die Entzündung beendet und das Problem gelöst, sobald der Eiter abgeflossen oder vom Körper resorbiert ist.

Wenn nun der Vagus im Alter oder durch Schwächung des Organismus schwach geworden ist, findet diese Auflösung der Entzündung nicht mehr statt. Die Entzündung schwelt dann auf niedrigem Niveau dahin und beansprucht viel Energie des Organismus. Die Immunzellen beginnen das körpereigene Gewebe anzugreifen, wie Schäferhunde, die zuerst die Wölfe (Bakterien) fressen und später bei den Schafen weitermachen, wenn kein Hirte sie zurückhält. Zusätzlich fühlen wir uns, wie erwähnt, die ganze Zeit müde und erschöpft, wenn irgendwo im Organismus eine schleichende Entzündung vor sich hin schwelt.

Immunarbeit ist eine großartige Leistung des Organismus, die viel Energie in Anspruch nimmt und normalerweise in den ersten Stunden der Nacht vollzogen wird. Deswegen haben unsere Mütter gesagt, dass der Schlaf vor Mitternacht der wichtigste sei. Bis zum Morgen sollte, solange wir gesund sind, die Immunarbeit getan sein, damit wir frisch wieder in den Tageskreislauf treten können. Dies ist eines der Geheimnisse der Nacht, die die Wissenschaft seit nunmehr 70 Jahren zu enträtseln versucht. So kurz gibt es erst genaue wissenschaftliche Untersuchungen des Schlafs.

Um also schleichende Entzündungen zu beenden, ist ein kräftiger und aktiver Vagus von großer Bedeutung. Da der Vagus auch die Herzfrequenz absenkt, ist ein erhöhter Vagustonus mit einer verringerten Herzfrequenz verbunden. Tatsächlich hat eine große Studie an 6.100 Versuchspersonen gezeigt, dass Männer mittleren Alters, die 1970 eine niedrige Ruheherzfrequenz aufwiesen, eine halb so große Sterberate hatten wie Männer mit hoher Ruheherzfrequenz.

Gleiches gilt für die Sterbewahrscheinlichkeit durch Krebserkrankungen, sodass die schleichende Entzündung auch Ursache von Krebserkrankungen sein kann. Insgesamt haben die Wissenschaftler eine ganz beträchtliche Anzahl von verbreiteten, schweren Krankheiten wie Diabetes (durch Entzündung der Bauchspeicheldrüse), Herz-Kreislauf-Erkrankungen (durch Entzündung der Gefäßwände) bis zu Krebs (durch schleichende Gewebsentzündungen, die zur erhöhten Teilungsrate der Zellen und damit zu einer erhöhten Mutationswahrscheinlichkeit führen) auf schleichende Entzündungen zurückgeführt. Bei vielen chronischen Erkrankungen

## Herzrate und Überleben bei Erwachsenen

6101 gesunde Männer mittleren Alters

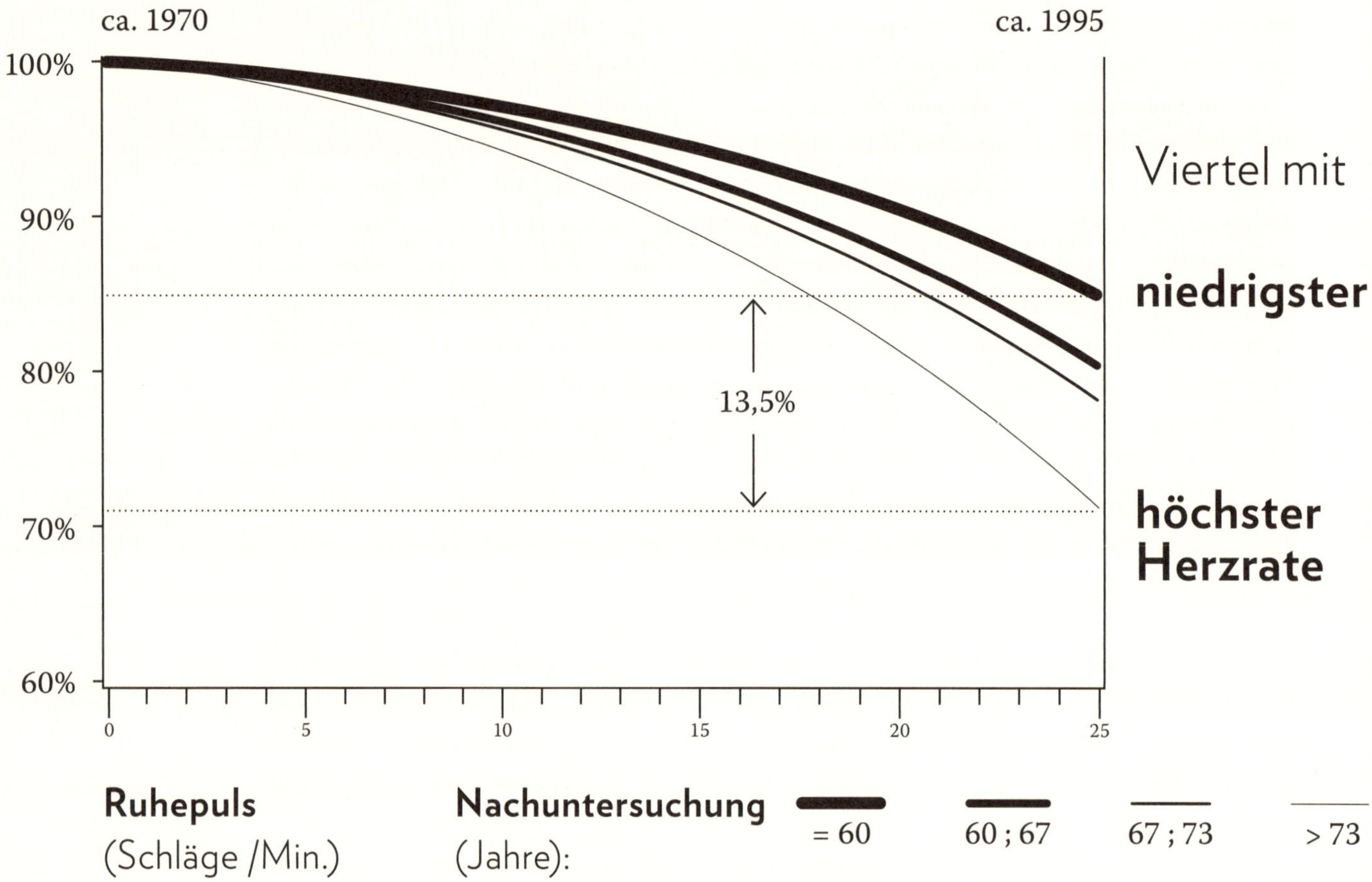


Menschen mit niedriger Herzfrequenz leben länger – und das Holz unserer Bäume führt dazu.

sind sie also die Ursache für die spätere organische Erkrankung, sodass in der Prävention alles unternommen werden sollte, um solche Vorgänge im Körper zu verhindern. Genau dies macht nun das Harz der Bäume und die in ihm enthaltenen Inhaltsstoffe wie Alpha- und Beta-Pinene, wenn sie in der richtigen, niedrigen Dosis angewendet werden, etwa durch Holz als Baumaterial.

Tatsächlich haben wir sowohl bei Versuchspersonen im Zirbenholzbett als auch bei Schülern in der Klasse mit Holzausstattung einen stark erhöhten Vagustonus und eine verminderte Herzfrequenz gefunden, verglichen mit anderen Ausstattungsmaterialien. Diese Erhöhung des Vagustonus ist sogar genau dann aufgetreten, wenn die Versuchspersonen sich zu Bett begeben, bei den Schülern, wenn sie den Holzklassenraum betreten haben. Erstaunlicherweise ist beim Langzeitversuch in der Holzklasse, der fast ein Jahr dauerte, dieser Effekt immer stärker zu beobachten, je länger das Schuljahr lief, sodass von einer Langzeitwirkung des Holzes auszugehen ist. Möglicherweise spielen hier weitere, heute noch unbekannte Faktoren ebenfalls eine Rolle. Wir haben auch eine erhöhte Aktivität negativer Luftionen in den Holzschulklassen feststellen können, die für das vegetative Nervensystem ebenfalls aktivierend wirken. Negative Luftionen werden in der Medizin mit gutem Erfolg bei schwer heilenden Wunden eingesetzt, auch hier ein Hinweis auf ihre vagusaktivierende, entzündungshemmende Wirkung.

So wirkt das Holz in vielfältiger Weise: durch ätherische Öle, durch ein günstiges Verhalten gegenüber Luftionen, durch die verringerte elektrostatische Aufladung und durch die angenehme Oberflächenbeschaffenheit, die beim Betrachter das Gefühl von Wohlbehagen und Entspannung aufkommen lässt. Alles das sind Voraussetzungen für Gesundheit, und eine Holzumgebung kann mit Recht als Verhältnisprävention bezeichnet werden. Die etwas höheren Anschaffungskosten machen sich dann spätestens durch erhöhtes Wohlbefinden, aktiveres Leben und durch den Erhalt der Gesundheit bezahlt.

# BÄUME – UNSERE TÄGLICHEN BEGLEITER

**Oft werde ich gefragt, wie viel Holz nötig ist, um besser zu schlafen. Genügt ein Bett aus Vollholz oder muss ich das ganze Haus damit bauen? Habe ich auch im konventionellen Wohnungsbau in der Stadt die Möglichkeit, mit den Bäumen im Sinne dieses Buches zu leben und davon Nutzen zu ziehen?**

Die Aufzählungen im letzten Teil des Buches sollen ein Fenster zu den vielen Möglichkeiten öffnen, die sich jedem Einzelnen bieten. Natürlich gilt immer der Grundsatz: so rein und natürlich wie möglich. Mehr Holz ist besser als weniger. Selbstverständlich hat ein Haus ganz aus Holz eine andere Wirkung als ein gemauerter Raum mit „nur" einem Holzboden. Aber ein massiver Holzboden im Schlafzimmer ist immer noch viel besser als ausgasender Kunststoff …

Viele Einflüsse der Natur, der unmittelbaren Umgebung auf unseren Körper, wirken ineinander verflochten. Diese Wirkungen können meistens am besten in organischen Kurven dargestellt werden.

Ob es um Einrichten, um den Hausbau oder um tägliche Entscheidungen geht, bevorzugen Sie stets Materialien, die uns stärken. Das reine Holz der Bäume steht geradezu als Symbol für diese Naturkraft. Und vermeiden Sie unnötige Belastungen wie Chemie in der Ernährung, giftige Kleber im Holz und so weiter.

Der beste Rat ist daher, immer das zu unternehmen, was in Ihrer jeweiligen Lebenssituation gerade machbar ist. Es ist immer das Allerbeste, die ersten kleinen Schritte zu tun.

Sie werden ohnedies staunen, wie sehr sich Ihr Leben zum Guten, zugewandt zur Natur, verändert, wenn Sie erst einmal begonnen haben, Schritt für Schritt Bäume als Begleiter in Ihr Leben einzubinden.

Niemand kann am ersten Tag alles perfekt machen. Eine Redewendung sagt: „Auch Rom ist nicht an einem Tag gebaut worden." Aber wer sein Herz für Bäume öffnet, den Segen des Reinheitsgebotes versteht, der wächst in eine neue Qualität hinein.

Für Ihren Beginn dieses Weges mögen die nachfolgenden Beispiele, Anwendungen, Rezepte und Adressen eine wertvolle Hilfe sein. Ein Anspruch auf Vollständigkeit kann nicht erhoben werden. Das wäre eine kaum zu bewältigende Aufgabe.

Es ist ja auch schön, wenn Sie selbst eine Menge neuer Entdeckungen und Erfahrungen machen können.

In diesem Sinne haben hier die Autoren selbst Gelebtes und Bewährtes zusammengetragen.

## AUS DEM GEWÜRZKASTEN DES WALDES – EINHEIMISCHES UND EXOTISCHES

**WACHOLDERBEEREN:** „Vor dem Holunder zieh den Hut, vor dem Wacholder geh in die Knie", heißt es im Volksmund. Daran wird der große Respekt vor der Heilkraft dieses Nadelholzes ersichtlich. Die blauschwarzen beerenförmigen Zapfen des Wacholders *(Juniperus communis)*, mancherorts Kranewitt oder Machandelbaum genannt, sind wegen ihres harzig-süßlichen Geschmacks ein willkommenes Gewürz bei Fisch- und Wildgerichten, bei Pasteten, Soßen und Sauerkraut oder Aromalieferant bei Schnäpsen (etwa Gin). Als Tee wirken sie entschlackend und lindern Rheuma und Gicht, Erkältungs- oder chronische Hautkrankheiten, Verdauungsbeschwerden und Blähungen, desinfizieren die Harnwege und erhöhen die Wasserausscheidung des Körpers. Wichtig: Wacholderkuren dürfen nur bei gesunden Nieren und über kurze Zeiträume erfolgen. Wacholderschnäpse regen die Magentätigkeit und den Appetit an, -badezusätze fördern die Durchblutung und verringern Beschwerden bei Ischias oder Hexenschuss. Die Inhaltsstoffe der Wacholderbeeren, zu den ätherische Öle, Vitamin C und mehrfach ungesättigte Fettsäuren gehören, sind blutreinigend, befördern die Tätigkeit von Leber und Nieren, helfen bei Verschleimungen oder stärken die körpereigenen Abwehrkräfte. Die antiseptische, desinfizierende Wirkung des Wacholders machte man sich seit jeher beim Räuchern zunutze. Das Kauen einiger getrockneter Wacholderbeeren hilft bei Sodbrennen und Mundgeruch. ❧

**Lorbeer**
*(Laurus nobilis)*
Die Blätter des immergrünen Baums helfen gegen Appetitlosigkeit und Magenbeschwerden.

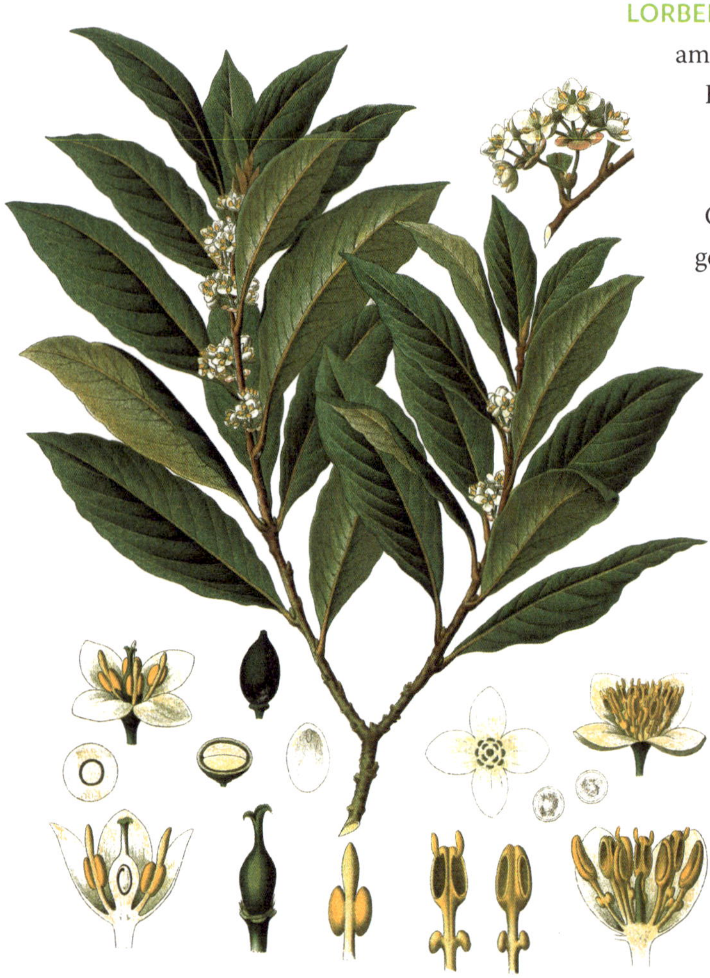

**LORBEERBLÄTTER:** Der Gewürzlorbeer *(Laurus nobilis)* ist ein am Mittelmeer heimischer immergrüner Strauch oder kleiner Baum. Seine Blätter enthalten ätherische Öle, Bitter- und Gerbstoffe, die ihn als Gewürz- und Heilpflanze interessant machen. Die getrockneten Blätter geben erst nach langen Garzeiten ihr Aroma an die Speisen ab. Fleisch- und Fischgerichten, Suppen und Eintöpfen sowie eingelegten Gurken oder Heringen verleihen sie kräftigen Geschmack mit einer leicht säuerlichen Note. Sie wirken positiv auf Verdauung und Appetit, beruhigen den Magen, Koliken oder Blähungen und sind schleim- beziehungsweise hustenlösend. Darüber hinaus stärken sie die Abwehrkräfte des Körpers. ❧

**SCHWARZER PFEFFER:** Die landläufige Redewendung, man solle dorthin gehen, wo der Pfeffer wächst, tut dieser Gewürzpflanze unrecht. Ohne Pfeffer fehlte der heimischen Küche jenes Gewürz, das mengenmäßig am meisten verwendet wird, und wäre geschmacklich fade. Der brennendscharfe Geschmack wird durch das Alkaloid Piperin und seine Derivate verursacht. Das Aroma ist dem Pfefferöl, einem in der Pfefferschote enthaltenen ätherischen Öl, zu verdanken. Schwarzer Pfeffer *(Piper nigrum)* ist eine ursprünglich in Indien beheimatete Kletterpflanze, deren Früchte noch unreif geerntet werden. Erst beim Trocknen entsteht das charakteristische Schwarz des Gewürzes. Abgesehen davon, dass es den Gerichten erst richtig Geschmack verleiht, wirkt es sich segensreich auf die Gesundheit aus. Schwarzer Pfeffer regt den Appetit an, unterstützt die Verdauung und Stoffwechselprozesse im Körper, indem er die Ausscheidung von Krankheitserregern oder Giften befördert. Außerdem lindert er Magenkrämpfe oder Durchfall, ist entzündungshemmend und soll gegen Kopfweh helfen und prophylaktisch vor bestimmten Krebserkrankungen schützen.

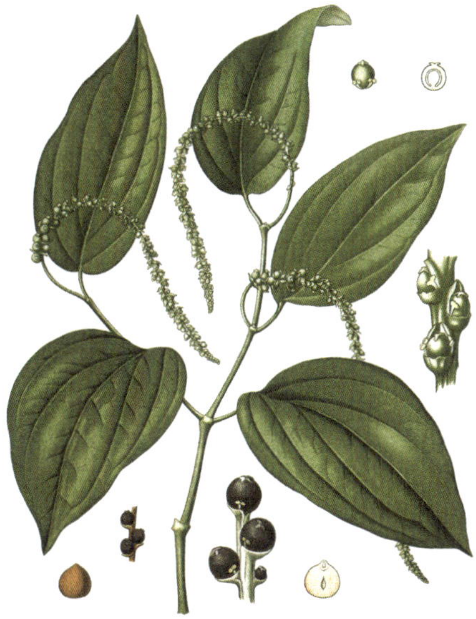

**Schwarzer Pfeffer**
*(Piper nigrum)*
Die schwarzen Körner wirken durchblutungsfördernd.

ZIMTRINDE: Was wäre Weihnachten ohne Zimt! Ob Lebkuchen oder Zimtsterne, Glühwein oder Punsch, all diesen Köstlichkeiten gibt erst Zimt die charakteristisch feine Note. Auch die österreichische Mehlspeisküche wäre ohne dieses edle Gewürz nicht möglich, man denke nur an den Apfelstrudel. Aus der getrockneten Rinde des Echten oder Ceylon-Zimtbaums *(Cinnamomum verum J. S. Presl)* gewonnen, wird das Gewürz entweder als bräunliches Pulver oder in Form von eingerollten Zimtrindenstangen im Ganzen angeboten. Sein liebliches Aroma rührt vom Zimtöl her und entfaltet sich besonders gut in heißen Getränken und Backwaren. Die im Zimt enthaltenen ätherischen Öle beruhigen den Magen-Darm-Bereich, das Gewürz hilft bei Appetitlosigkeit und Beschwerden bei der Verdauung. Überdies wirkt Zimt antibakteriell und blutzuckersenkend. Während der Schwangerschaft sowie bei Magen- und Darmgeschwüren soll auf den Genuss von Zimt verzichtet werden.

**Gewürznelken**
*(Syzygium aromaticum)*
Die stark duftenden Blütenknospen sind für ihre entzündungshemmende Wirkung bekannt.

GEWÜRZNELKEN: Sie stammen vom gleichnamigen Baum, dessen botanischer Name *Syzygium aromaticum* bereits auf seine duftenden Eigenschaften hinweist. Dabei handelt es sich nicht etwa um Früchte oder Samen, sondern um die Blütenknospen, die kurz vor dem Aufblühen händisch gepflückt und getrocknet werden. Aufgrund ihrer Form heißen sie Nelken, was sich vom niederdeutschen Wort „Negelkin“, also „Nägelchen“ herleitet. Als Gewürz finden Nelken bei Fleisch- und Gemüsespeisen, in Soßen, Marinaden, Kompotten oder Backwaren Anwendung. Die ätherischen Öle der Nelken stärken die körpereigene Abwehr. Gewürznelken wirken bei Entzündungen, sind schmerzlindernd (Zahnweh) und können helfen, den Eisengehalt im Blut zu regulieren.

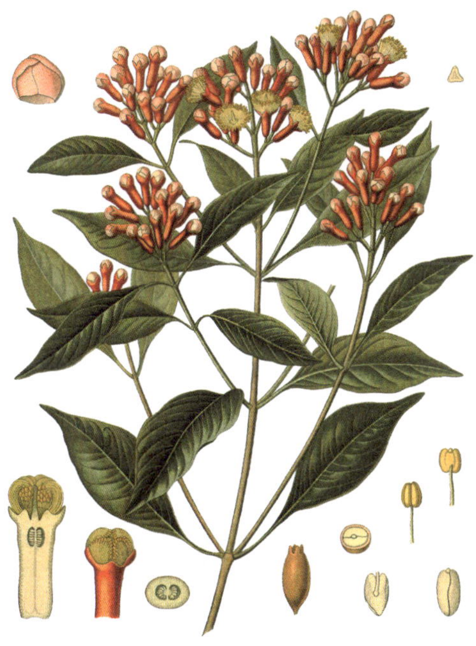

MUSKATNÜSSE: Die Früchte des tropischen Muskatnussbaums *(Myristica fragrans)* sind ähnlich wie unsere heimischen Walnüsse zweiteilig aufgebaut: Im Innern befindet sich der Samenkern, die Muskatnuss, umhüllt vom Samenmantel, der auch Muskatblüte oder Macis genannt wird. Mittels Dampfdestillation können die ätherischen Öle der Muskatnüsse gewonnen werden. In kleinen Mengen in die Speisen gerieben, würzt die Muskatnuss Suppen, Eintöpfe, Gerichte aus Kartoffeln (Püree), aber auch Fleisch und Gemüse sowie Soßen, etwa die legendäre Béchamel-Sauce. Die Lebensmittelindustrie setzt Muskatöl aufgrund der Geschmack gebenden Eigenschaften vielfältig ein. Muskatnüsse wirken appetitanregend und bei Erkrankungen des Verdauungsapparats.

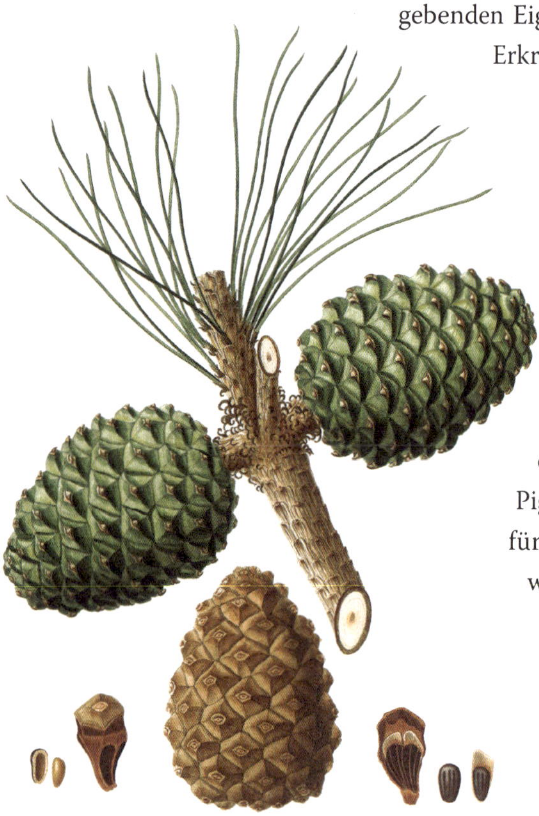

**PINIENKERNE (PIGNOLI):** Die geschälten Samen der Pinie *(Pinus pinea)* werden seit alters her in der mediterranen Küche eingesetzt und zusehends auch in den nördlichen Breiten geschätzt. Ihre Gewinnung freilich ist mühevoll und aufwendig. Zunächst werden die Pinienzapfen mittels Stangen von den Bäumen geschlagen und getrocknet, damit die Samen aus den Zapfen fallen. Erst dann können die in Wasser eingeweichten Samen mit maschineller Hilfe geschält, das heißt von ihrer Samenschale und dem Samenhäutchen befreit werden. Geschmacklich erinnert der weißliche längliche Kern an Mandeln. Pignoli eignen sich als Zutaten für Fleisch- und Fischgerichte, als Beigaben für Salate und Pesto, außerdem können sie wie Studentenfutter roh verzehrt werden. Sie sind reich an Eiweiß und Fettsäuren, Kohlehydraten und Mineralstoffen, enthalten Folsäure, Spurenelemente und Vitamine. Ihre Inhaltsstoffe wirken sich positiv aus auf den Stoffwechsel und die Blutbildung, die Gedächtnisleistung des Gehirns sowie auf das Nerven- und Immunsystem.

**Pinienkerne**
*(Pinus pinea)*
Kleine Helfer: Die geschälten Samen verbessern die Gedächtnisleistung.

## VON NÜSSEN, BEEREN UND BLÜTEN – GESUNDE UND NAHRHAFTE FRÜCHTE DES WALDES

**HASELNÜSSE:** Die Früchte des Haselnussstrauchs *(Corylus avellana)* gelten als Nahrung für die Nerven. Ihr hoher Anteil an Lezithin ist förderlich für die Funktion der Nerven und die Gedächtnisleistung des Gehirns. Haselnüsse liefern dem Körper wichtige Mineralstoffe wie Eisen, Kalzium oder Phosphor, während das Vitamin E die Körperzellen vor Schädigung durch die freien Radikale schützt. Als ballaststoffreiche Kost fördern Haselnüsse die Verdauung. Sie gehören zu den ältesten Nahrungsmitteln der Zivilisation und waren bereits bei den steinzeitlichen Menschen begehrt. Haselnüsse werden roh gegessen oder als Bestandteile von Studentenfutter, Müsli, Obstsalat und Mehlspeisen genossen.

**WALNÜSSE:** Hierzulande bilden Walnussbäume keine dichten Wälder, doch an geschützten Standorten beziehungsweise durch den Klimawandel breitet sich die „Welschnuss“ *(Juglans regia)* auch in Mitteleuropa zunehmend weiter aus. Walnüsse enthalten Omega-3-Fettsäuren, insbesondere Linolen, das für die Gesundheit des Herzens bedeutsam ist. Der Anteil an Linolen ist bei Walnüssen unter allen Nüssen am höchsten. Der Verzehr von Walnüssen wirkt sich positiv auf Gehirn und Nervenzellen aus. Er kann dazu beitragen, den Cholesterinspiegel zu senken oder die Elastizität der Blutgefäße zu verbessern. Das Risiko für Bluthochdruck und einen Herzinfarkt oder Schlaganfall zu erleiden, lässt sich somit verringern. Walnüsse führen dem Körper Kalium (hilfreich für das Herz), Zink (Nahrung für Haare und Leber), aber auch Eisen, Kalzium, Magnesium sowie verschiedene Vitamine zu. Aus den gerbstoffreichen Blättern des Walnussbaums lässt sich ein Tee zubereiten, der bei Verdauungsproblemen oder Entzündungen der Haut hilft.

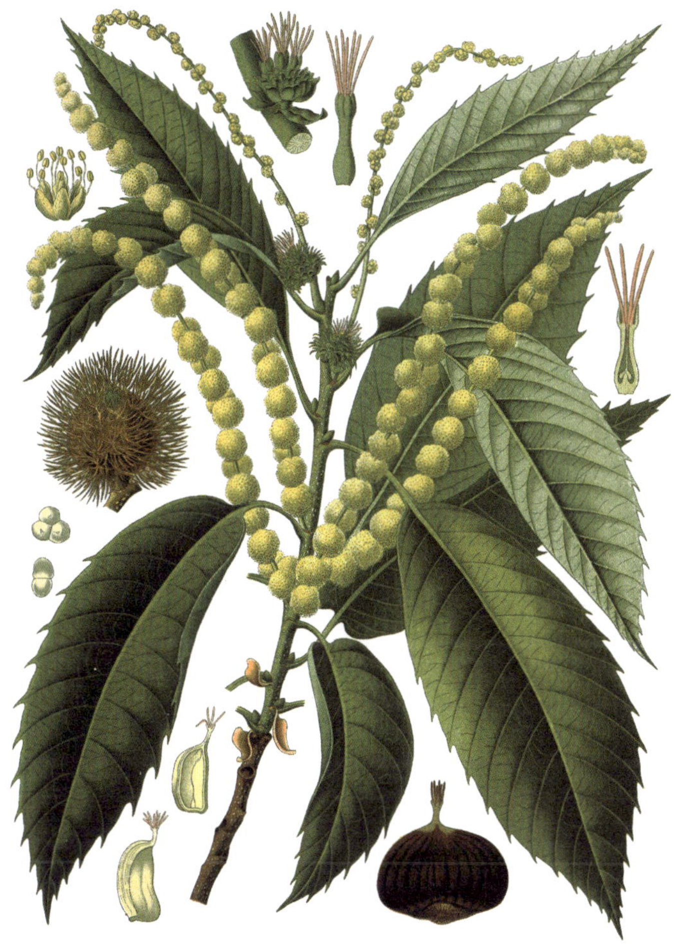

**MARONI:** Maronibrater gehören zum adventlichen Straßenbild wie das herbstliche „Törggelen“ zu Südtirol, wo man zum jungen Wein geröstete Kastanien verkosten darf. Kaum jemand weiß aber, dass die Früchte der Edelkastanie *(Castanea sativa)* dunkelbraun gefärbte, glänzende Nüsse sind, die in einer stacheligen Hülle ruhen, ehe diese aufplatzt und die reifen Maroni zu Boden fallen. Esskastanien sind sehr nahrhaft und enthalten mehr Proteine als Kartoffeln. Reich ist ihr Anteil an Kohlehydraten, Stärke und Saccharose, Aminosäuren sowie Linol- und Linolensäure. Zu Mehl vermahlen, eignen sich Maroni als Getreideersatz für Menschen, die an Glutenunverträglichkeit (Zöliakie) leiden. Köche verarbeiten sie zu Kastanienpüree, servieren sie als leckere Beilage zu Fleischgerichten und Salaten oder zaubern Süßspeisen (Maronitorte) und Desserts daraus.

**EBERESCHE:** Noch lange nach dem Laubabfall leuchten die korallenroten Dolden des Vogelbeerbaums *(Sorbus aucuparia L.)* und sind ein attraktiver Blickfang im kahlen Spätherbstwald. Die an Vitamin C reichen, säuerlichen Beeren wurden früher gegen Skorbut eingesetzt. Der herbe Geschmack rührt von der Parasorbinsäure her. Erst durch Fröste oder beim Kochen wird sie in die bekömmliche Sorbinsäure umgewandelt, wodurch die Früchte süßlicher schmecken. Nie sollen die Beeren roh gegessen werden, da dies zu Durchfall und Erbrechen führen kann.

**Maroni**
*(Castanea sativa)*
Gut für schwache Nerven: Die Früchte der Edelkastanie senken den Blutdruck und heben die Stimmung.

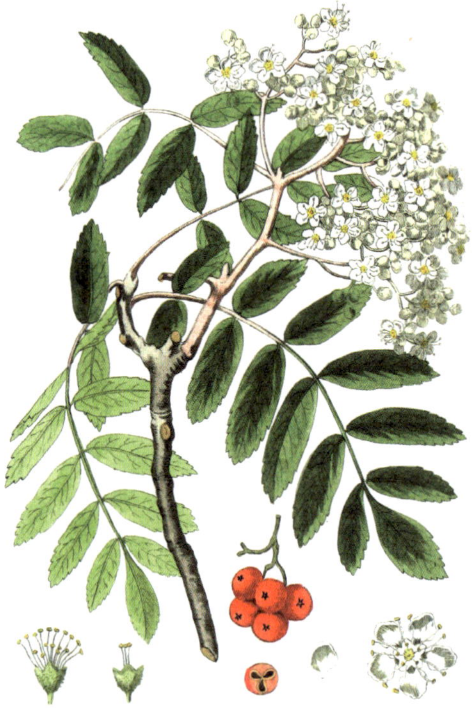

**Eberesche**
*(Sorbus aucuparia L.)*
Zum rohen Verzehr taugen die Beeren nicht, da sie zu Durchfall und Erbrechen führen können.

Vogelbeeren lassen sich zu Marmelade verarbeiten. Besonders geeignet sind die Früchte der Mährischen Vogelbeere, die mehr Zucker und keine Parasorbinsäure enthalten als die der Eberesche. Im alpinen Raum geschätzt ist auch der Vogelbeerschnaps, der mühsam und aufwendig aus den Kugelfrüchten destilliert werden muss. Aus den Blüten der Eberesche kann ein Hustentee für Kinder zubereitet werden: Die Blüten – frisch oder getrocknet – in Milch aufkochen lassen, mit Honig süßen. Ein Tee aus Ebereschenblättern hilft bei Durchfall und Magenleiden. Er reinigt das Blut sowie Blase und Nieren. Die Eberesche ist ein seit alters her bekanntes Lungenheilmittel.

**SCHWARZER HOLUNDER:** In rohem Zustand sind die Beeren mit dem typisch dunkelvioletten Saft nicht genießbar, sogar leicht toxisch. Brechreiz und Störungen im Magen-Darm-Trakt können die Folge sein. Verantwortlich dafür ist das pflanzliche Gift Sambunigrin, das jedoch beim Kochen wirkungslos wird. Die Hollerstaude *(Sambucus nigra)* liefert so viele gesunde Köstlichkeiten und wirksame Heilmittel, dass niemand achtlos an ihr vorübergehen darf. Aus Rinde und Blüten lässt sich ein Tee zubereiten, der das Herz-Kreislauf-System stärkt und Erkältungen, grippale Infekte oder Nieren- beziehungsweise Blasenleiden lindert. Die Früchte sind reich an Vitaminen, Mineralstoffen und Fruchtsäuren. Die ätherischen Öle des Holunders lösen Verschleimungen und wirken schweißtreibend. Die heimische Küche verwertet Blüten und Beeren des Holunders. Die voll erblühten, gesäuberten Dolden können in Teig getaucht und in heißem Fett als „Hollerküchel" ausgebacken oder aber zu „Hollersirup" verarbeitet werden. Ein Rezept für dieses limonadenartige Erfrischungsgetränk, das wie ein Verdünnungssaft getrunken wird, lautet:

- 3 l Wasser
- 3–4 kg Kristallzucker
- 5 Scheiben einer unbehandelten Zitrone
- 20 Holunderblüten
- 100 g Zitronensäure

Wasser mit Zucker aufkochen und abkühlen lassen. Die gesäuberten Blüten, Zitronenscheiben und Zitronensäure beigeben. Ein bis zwei Tage ziehen lassen, zwischendurch immer wieder umrühren. Dann abseihen und den Sirup in Flaschen füllen. Kühl und dunkel lagern.

Die reifen Hollerbeeren lassen sich zu Fruchtsaft, Kompott und Marmelade verarbeiten. Köstlich schmecken auch das den Körper erwärmende Hollerkoch (vgl. Rezept auf S. 168) oder die vor allem in Norddeutschland verbreitete Fliederbeerensuppe. Wer es hochprozentiger mag, dem sei Hollerlikör empfohlen.

SCHLEHDORN: Die kugeligen, bereiften schwarzblauen Schlehen erinnern an kleine Zwetschken, was nicht weiter verwundert, ist doch der Schlehdorn *(Prunus spinosa)* mit dem Pflaumenbaum verwandt. Schlehen wachsen an Waldrändern und als Hecken. Die Früchte schmecken säuerlich-herb und sollten erst geerntet werden, nachdem die ersten Nachtfröste den Gerbstoffgehalt der Schlehen reduziert haben. Die reifen Früchte eignen sich für Fruchtsäfte und Marmeladen oder als Zutaten für Spirituosen und den sogenannten „Schlehenwein". Getrocknete Schlehen steigern den Appetit, helfen bei Erkrankungen der Harnwege und bei Verdauungsproblemen, aber auch bei Entzündungen der Mundschleimhaut oder des Zahnfleischs.

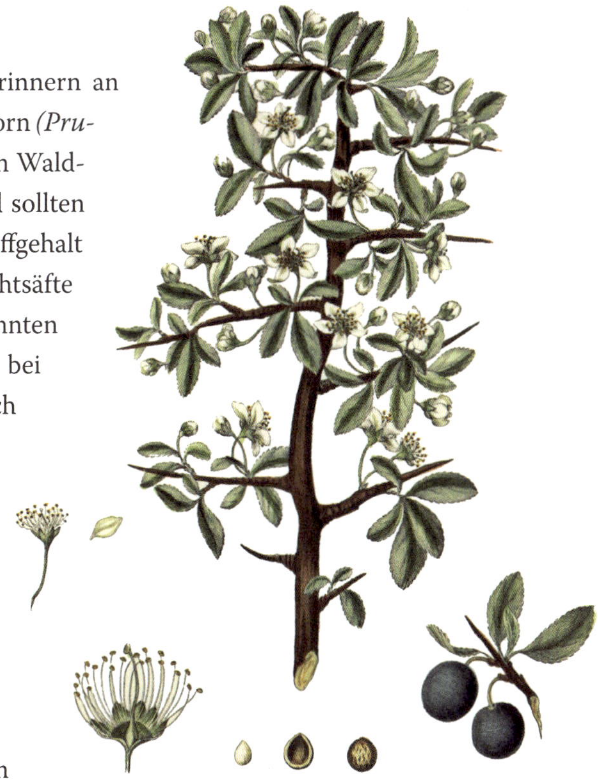

**Schlehdorn**
*(Prunus spinosa)*
Getrocknete Schlehen helfen bei Blasen- und Nierenproblemen.

SANDDORN: Die orangeroten beerenartigen Früchte dieses recht anspruchslosen Strauchs mit seinen weidenförmigen silbrigen Blättern gelten als wahre Vitaminbomben. Sanddorn *(Hippophae rhamnoides)* weist einen außergewöhnlich hohen Gehalt an Vitamin C auf und übertrifft damit sogar die bei uns beliebten winterlichen Vitamin-C-Spender wie Orangen oder Zitronen. Damit eignet sich Sanddorn vorzüglich zur Stabilisierung des körperlichen Immunsystems und beugt Erkältungskrankheiten vor. Weitere Anwendungsbereiche des Sanddorns sind Hauterkrankungen, Durchfälle und Entzündungen des Darms, aber auch Frühjahrsmüdigkeit, Gicht und Vitaminmangel. Verwendet werden die reifen Früchte, aus denen sich Saft, Sirup und Marmelade gewinnen lassen oder als Zutaten für Früchtetees herangezogen werden.

HECKENROSE: Wohl jedes Kind kennt Hagebutten, die Früchte der heimischen oder eingeführten Wildrosen, deren behaarte Kerne sie als Juckpulver verwenden, um andere zu ärgern. Am häufigsten verbreitet ist bei uns die Hecken- oder Hundsrose *(Rosa canina)*. Die reifen Früchte der „Hetschepetsch" werden nach dem ersten Frost im Spätherbst weich und schmecken süßsauer. Das Fruchtfleisch enthält reichlich Vitamin C (Ascorbinsäure) und bildet den wichtigsten Rohstoff für schmackhafte Marmeladen und getrocknet für Früchteteemischungen. Medizin, Pharmazie und Kosmetik nützen die Samen der Hagebutte für Arzneien und Cremes, die der Haut gut tun. Hagebuttentee wirkt harntreibend und abführend, er lässt sich bei Erkältungskrankheiten, Blasen- und Nierenleiden einsetzen.

KORNELKIRSCHE: Lange in Vergessenheit geraten oder nur mehr als Zierstrauch in Gärten und Parks gepflanzt, erlebt der Gelbe Hartriegel oder Dirndlstrauch *(Cornus mas)* nunmehr eine Renaissance. In Niederösterreich hat sich sogar eine ganze Region der Kornelkirsche verschrieben. Das Pielachtal wirbt touristisch mit seinen „Dirndln", den Früchten des Dirndlstrauchs, und bietet eine riesige Palette an Erzeugnissen an. So gibt es unter anderem Edelbrände und Li-

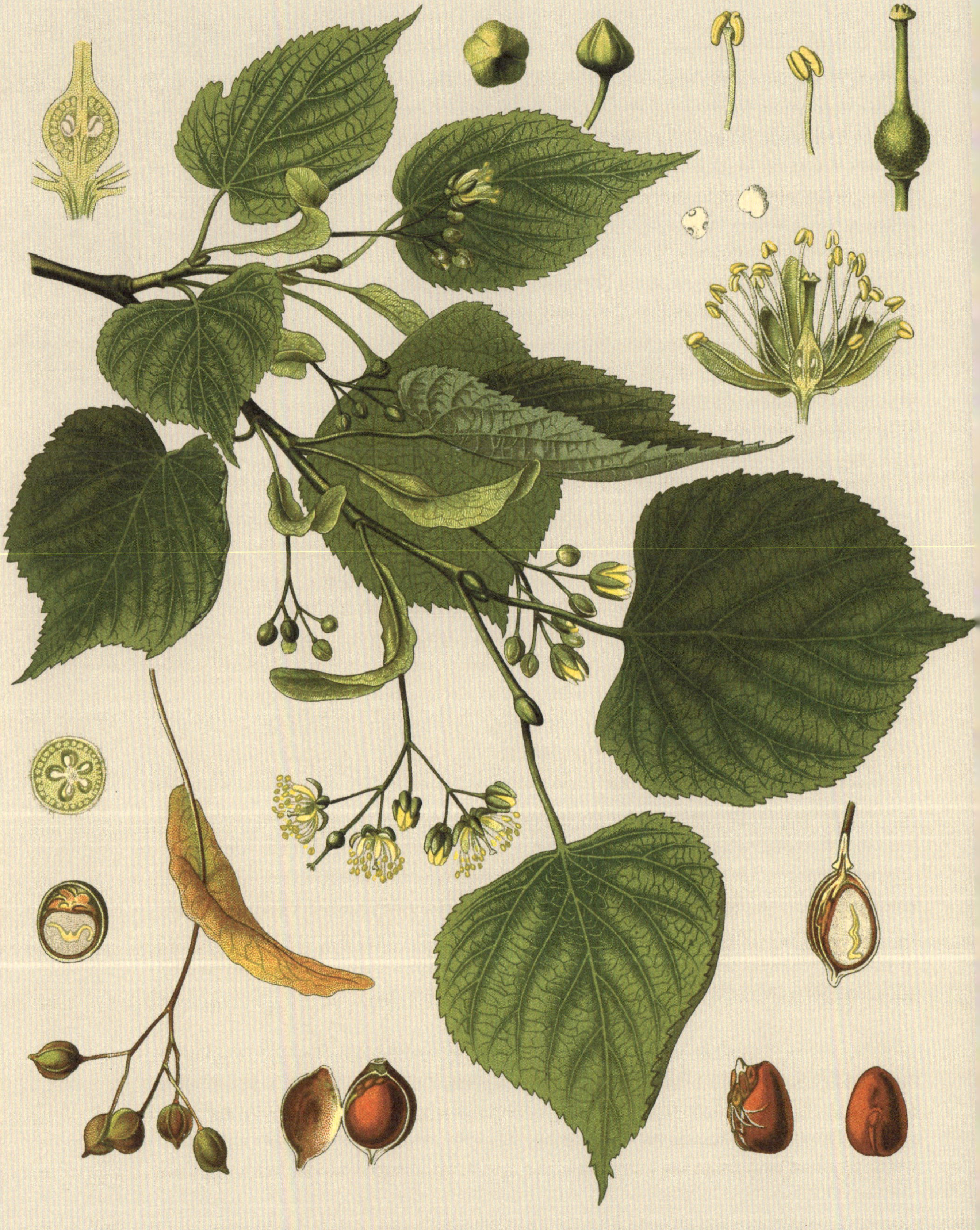

köre, Marmelade und Müslimischungen, Senfkreationen und Saucen sowie Eiscreme, Joghurt, Zuckerl und Pralinen in der Geschmacksrichtung der Kornelkirsche. Die Steinfrüchte des baumartigen Strauchs werden geerntet, wenn sie schön dunkelrot und leicht glasig, also beinahe überreif sind. Neben Gelee oder Konfitüre können die Dirndln ähnlich wie Preiselbeeren eingekocht und zur Verfeinerung von Wildgerichten verwendet werden. Schon Hildegard von Bingen schätzte die wohltuenden Eigenschaften der Dirndln für den Magen-Darm-Bereich. Aufgrund ihres Vitamin-C-Gehalts sind auch Kornelkirschen gute Vitaminspender.

LINDENBLÜTEN: Noch zu Großmutters Zeiten fehlten die getrockneten Blüten der Sommer- *(Tilia platyphyllos)* und Winterlinde *(Tilia cordata)* in keiner Hausapotheke. Plagten Erkältungen, Katarrhe oder Fieber die Menschen, kam Lindenblütentee zum Einsatz. Ältere erinnern sich noch an den unverkennbaren süßlichen Duft und die goldgelbe Farbe des Tees, den sie als Kinder im Krankenbett schlürfen mussten. Lindenblüten enthalten Schleimstoffe, die Hustenreize mildern und Halsweh besänftigen, und Glycoside, die Entzündungen hemmen, Schmerzen stillen und Krämpfe lösen. Bei grippalen Infekten wirken die Lindenblüten schweißtreibend, sie entwässern und entgiften den Körper. Sie helfen aber auch bei Nierenentzündungen, Ischias und Rheuma sowie bei Unruhezuständen. Als Badezusatz beruhigen Extrakte aus Lindenblüten den Organismus und fördern abends das Einschlafen. Köstlich schmeckt auch Lindenblütenhonig, erkennbar an seiner hellgrün-gelblichen Farbe, der antiseptisch ist. Seine Heilkraft entfaltet er bei fiebrigen Erkältungen, Nervosität oder Schlaflosigkeit.

**Linde**
*(Tilia cordata)*
Bei grippalen Infekten hilft Lindenblütentee.

# ESSBARE BLÄTTER, NADELN UND SÄFTE DES WALDES

ROTBUCHENLAUB: Die Rotbuche *(Fagus sylvatica)* gilt als die „Mutter des Waldes". Auch den Menschen gegenüber zeigt sie sich großzügig. In schlechten Zeiten wurde aus den Bucheckern Öl gepresst, um damit zu kochen oder die Lampen mit Brennstoff zu versorgen. Dabei sind Bucheckern aufgrund enthaltener Gifte (Fagin) leicht toxisch. Unbedenklich und nahrhaft dagegen ist der Verzehr von frischen Buchenblättern, denen entzündungshemmende Eigenschaften zugeschrieben werden. Im Mund zerkaut, sollen sie bei Zahnfleischproblemen helfen und als Auflage bei Geschwüren deren Abheilen unterstützen.

BIRKENBLÄTTER: Das Laub der Birke *(Betula pendula)* enthält ätherische Öle, Flavonoide, Gerbstoffe, Saponine und Vitamin C. Sie wirken harntreibend und helfen bei Erkrankungen der Blase und Nieren sowie bei Gicht, Rheuma oder Wassersucht. Aus der Rinde wird der sogenannte „Birkenteer" gewonnen, der zur Behandlung von Hauterkrankungen dient. Der zuckerhaltige Baumsaft kann abgezapft und zu einem Haarwasser verarbeitet werden. Bei der Gewinnung des Saftes ist zu beachten, dass das Bohrloch im Stamm stets mit einem Holzpfropfen und mit Baumpech sorgfältig verschlossen werden muss. Aufgrund seiner blutreinigenden Eigenschaften kann Birkenwasser als Frühjahrskur getrunken werden. Damit der Saft vor Gärung geschützt und länger aufbewahrt werden kann, gibt man einige Gewürznelken hinzu.

FICHTENWIPFELHONIG: Im Mai und Juni setzen die heimischen Fichten hellgrüne Sprossen („Wipferl") an, die sich weich und geschmeidig anfühlen. Sie sind nicht nur schön anzusehen, sondern auch gesund und heilkräftig. Die Zweige der Gemeinen Fichte *(Picea abies)* enthalten ätherische Öle, die bei Husten oder Bronchitis schleimlösend sind und den Auswurf fördern. Die Vitamin-C-haltigen Sprossen bilden die Grundlage für die Erzeugung des Fichtenwipfelhonigs. Getrunken in einem Glas heißer Milch oder einer Tasse Tee, hilft er bei festsitzendem Husten, wenn der Hals rau ist oder schmerzt. Die Herstellung ist recht einfach:

- 400 Wipferl, davon 300–350 von der Fichte, 50–100 von der Tanne*
- 1 l Wasser
- 2 kg Kristallzucker
- 1 unbehandelte Zitrone

Die Wipferl mit dem Wasser etwa eine halbe Stunde lang kochen, dann abseihen. Den Zucker und die Zitronenscheiben hinzufügen. Alles so lange kochen (halbe bis ganze Stunde), bis die Masse eine schöne Farbe bekommt und etwas dicklich wird. Den leicht abgekühlten Sirup mit einem Schöpflöffel in Marmeladegläser abfüllen und verschließen.

AHORNSIRUP: Wenngleich der Zuckerahorn *(Acer saccharum)* jenseits des Atlantiks wächst, kennt ihn hierzulande jeder. Sein Blatt schmückt nämlich die kanadische Flagge, und sein dunkelrot leuchtendes Laub beschert Nordamerika im Herbst den einzigartigen „Indian Summer". In Kanada und Teilen der USA (Vermont) wird aus dem Saft dieses Baumes eine süße Leckerei gewonnen: Ahornsirup. Dabei werden etwa zweieinhalb Zentimeter tiefe Löcher in die Stämme von ausgewachsenen Ahornbäumen gebohrt und der darin fließende Baumsaft angezapft. Je nach Größe des Baumes und Saftfluss lassen sich so innerhalb eines Monats etwa 50 bis 100 Liter Saft gewinnen. Um einen Liter Sirup zu erhalten, sind etwa 30 bis 50 Liter Saft erforderlich. Beim Kochen des Saftes karamellisiert der enthaltene Zucker und verleiht dem Sirup sein unvergleichliches Aroma. Ahornsirup enthält Äpfelsäure, Eiweiß und Mineralstoffe, Glukose und Saccharose. Ähnlich wie Traubenzucker liefert er dem Körper schnell Energie und wirkt bei Antriebslosigkeit und Mattigkeit. Außerdem soll er das Einschlafen fördern und bei Schlafstörungen wirksam sein. Ahornsirup eignet sich als Süßungsmittel oder verfeinert Desserts und Eiskreationen.

---

*Gesammelt werden die Wipferl bei trockener Witterung. Sie sollten nicht länger als 3–4 Zentimeter, also noch sehr jung sein. Um die Bäume zu schonen, sollten ältere und größere Fichten bzw. Tannen ausgewählt und von jedem Baum nur einige Spitzen entnommen werden. Auf keinen Fall dürfen die Haupttriebe junger Bäume verwendet werden, weil sonst das Wachstum gestört würde und der Baum verkrüppeln könnte.

# HEILSAME ÖLE, DÜFTE UND RINDEN DES WALDES

LATSCHENKIEFER: Diese kriechende Baumart wächst ganz oben und dem Himmel nahe. Das ergibt ein besonders aromatisches Terpentin. Die ätherischen Öle der Bergkiefer oder Legföhre *(Pinus mugo)* werden durch Wasserdampfdestillation der Nadeln und Zweigspitzen gewonnen. Die Anwendung erfolgt durch Inhalation, Einreibungen, Salben oder Badezusätze. Beim Inhalieren werden hartnäckige und festsitzende Verschleimungen der Bronchien gelöst und leichter abtransportiert. Katarrhe der Atemwege oder Husten lassen sich auf diese Weise gut kurieren. Beim Einreiben und Massieren beziehungsweise Baden erwärmen sich die jeweiligen Körperpartien, deren Durchblutung verbessert wird. Verspannungen und Muskelkater sowie Schmerzen im Rücken oder der Gelenke können somit eingedämmt werden.

FICHTENNADELN: Auch aus den jungen Trieben, Nadeln und Zweigen der Fichte *(Picea abies)* werden ätherische Öle zur Linderung von Atemwegserkrankungen bezogen. Die schleimlösende und keimtötende Wirkung bewährt sich besonders bei Reizhusten. Im Bad hilft Fichtennadelöl, wenn man sich schlapp fühlt, und entspannt. Ebenfalls lassen sich so rheumatische Beschwerden und Nervenschmerzen behandeln.

EUKALYPTUS: In den Blättern steckt die heilende Kraft der Eukalyptusbäume, deren ätherische Öle Schnupfen, Husten oder Heiserkeit bekämpfen. Vor allem die Substanz Cineol wirkt schleimlösend in den Bronchien und den Nasennebenhöhlen. Eukalyptus erleichtert das Atmen bei Erkältung und fördert den Abtransport des verstopfenden Schleims. Im Körper wirkt er antiseptisch auf Atem- und Harnwege, im Duftlämpchen reinigt er die Raumluft von Keimen. Eukalyptus riecht nach Kampfer und Zitrone, ist anregend und fördert die Konzentration.

MYRRHE: Die Heimat des Myrrhenbaums oder -strauchs *(Commiphora myrrha)* ist Afrika (Somalia) und die Arabische Halbinsel. In welcher Gunst er bei den Völkern der Antike stand, zeigt das Neue Testament, wo die drei Weisen aus dem Morgenland dem Jesuskind neben Gold und Weihrauch die gesund erhaltende Myrrhe brachten. Dieses bizarre Gewächs sondert eine gelbliche Milch ab, die in getrocknetem Zustand ein rötlich-

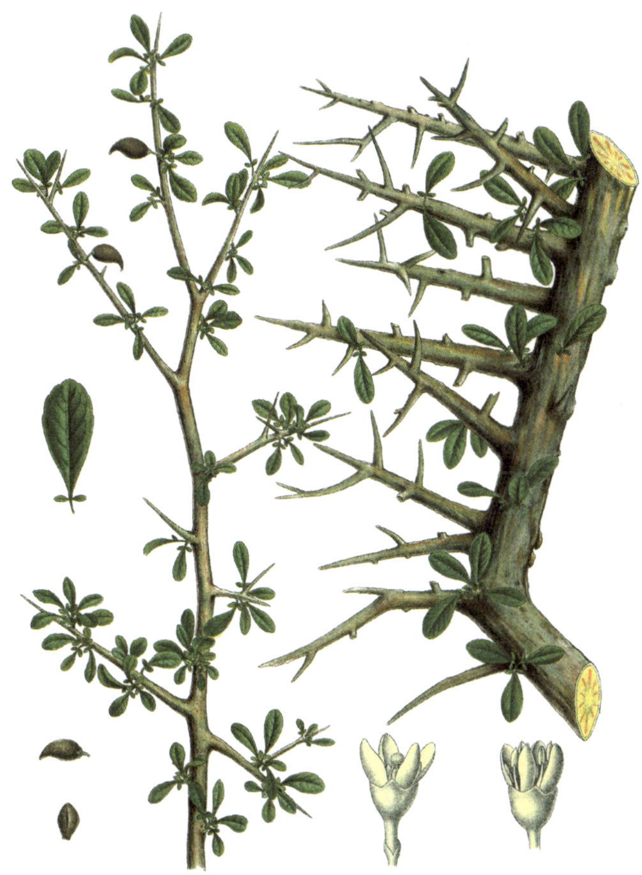

**Myrrhe**
*(Commiphora myrrha)*
Myrrhe schafft bei Schmerzen im Mund- und Rachenraum Abhilfe.

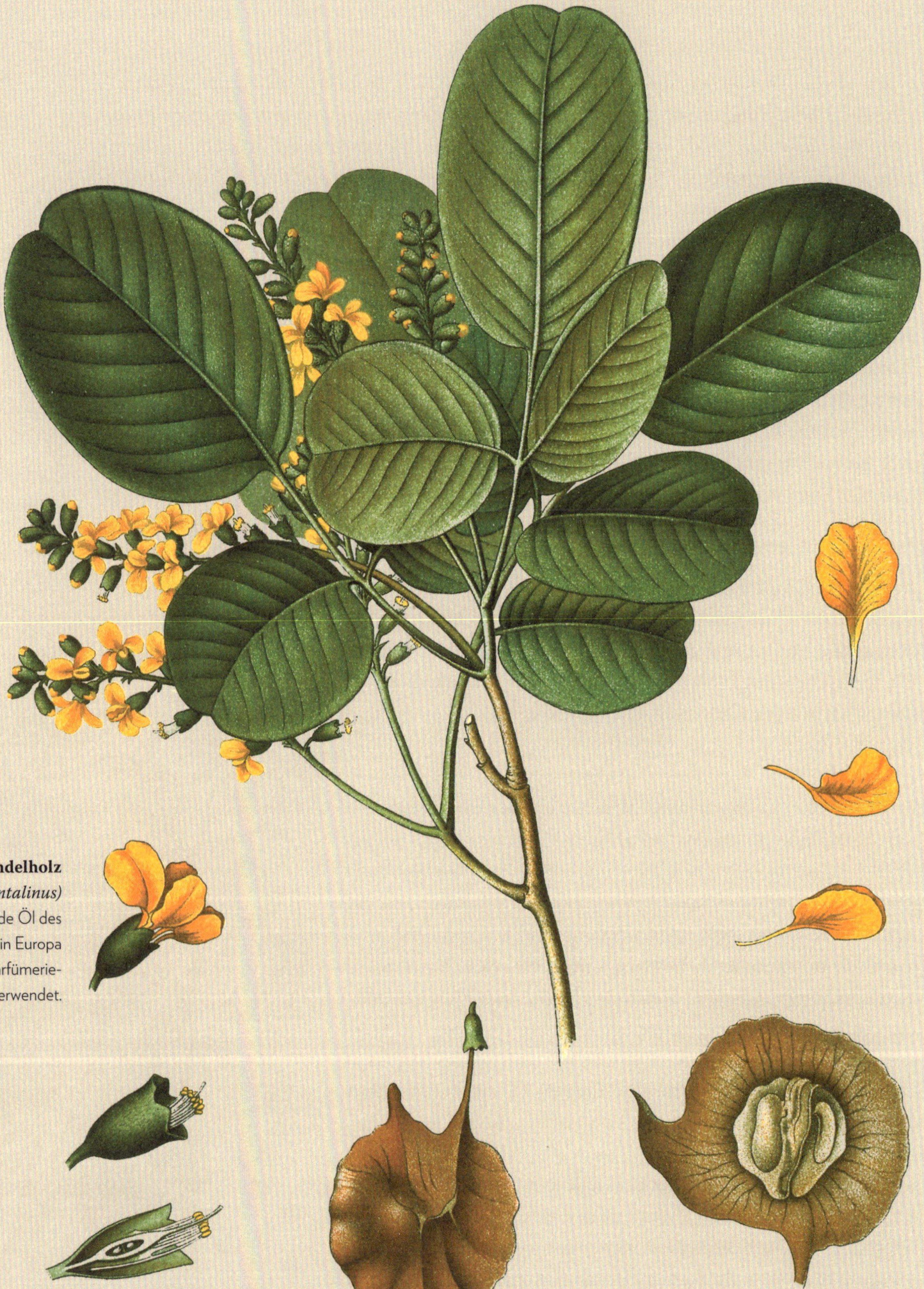

**Sandelholz**
*(Pterocarpus santalinus)*
Das wohlriechende Öl des Sandelholzes wird in Europa vornehmlich für Parfümeriezwecke verwendet.

braunes Harz bildet, in dem die wertvollen ätherischen Öle konserviert sind. Bei uns gebräuchlich ist die holzig und scharf schmeckende Myrrhentinktur. Entzündet sich das Zahnfleisch, die Mundschleimhaut und der Rachen, helfen wiederholte Mundspülungen oder Einmassieren ganz geringer Mengen der leicht ätzenden Flüssigkeit an den betroffenen Stellen. Myrrhe wirkt desinfizierend, unterstützt die Vernarbung von Wunden und ist blutstillend.

TEEBAUM: Für das Teebaumöl werden die Blätter des Australischen Teebaums *(Melaleuca alternifolia)* verwendet und die ätherischen Öle destilliert. Sie enthalten in erster Linie Cineol und Terpine als Wirkstoffe, die Entzündungen im Körper hemmen, die Wundheilung fördern, desinfizieren und Pilze abtöten. Die Extrakte des Teebaums können die Heilung bei Infektionskrankheiten wie Grippe oder starke Verkühlung sowie Erkrankungen der Haut (Akne) oder durch Viren (Herpes) positiv beeinflussen, ebenso wie psychische Belastungen, Ängste oder Stress.

SANDELHOLZ: Beim Duft von Sandelholz denkt man unwillkürlich an Indien. Tatsächlich ist dieser Subkontinent der Hauptlieferant von echtem Sandelholzöl. Grundlage ist fein geraspeltes Holz mehrerer südostasiatischer Baumarten, aus dem mittels Wasserdampfdestillation ätherische Öle entzogen werden. Das Öl bildet eine dicke Flüssigkeit, die schwerer wiegt als Wasser und vor Gebrauch stark verdünnt werden muss. Der balsamische Duft wird Seifen und Taschentüchern beigemengt, sonst ist er in Duft-, Bade-, Körper- und Massageölen enthalten. Als Bestandteil von Hautpflegeprodukten hilft Sandelholz bei Cellulitis, Entzündungen und Jucken. Der Geruch von Sandelholz soll stimulierend, ausgleichend und beruhigend auf Körper, Seele und Geist wirken.

**Faulbaum**
*(Frangula alnus Mill.)*
Die Rinde des Faulbaums wird medizinisch als Abführmittel verwendet. Holzkohle aus dem Faulbaum wurde früher für die Herstellung von Schwarzpulver verwendet.

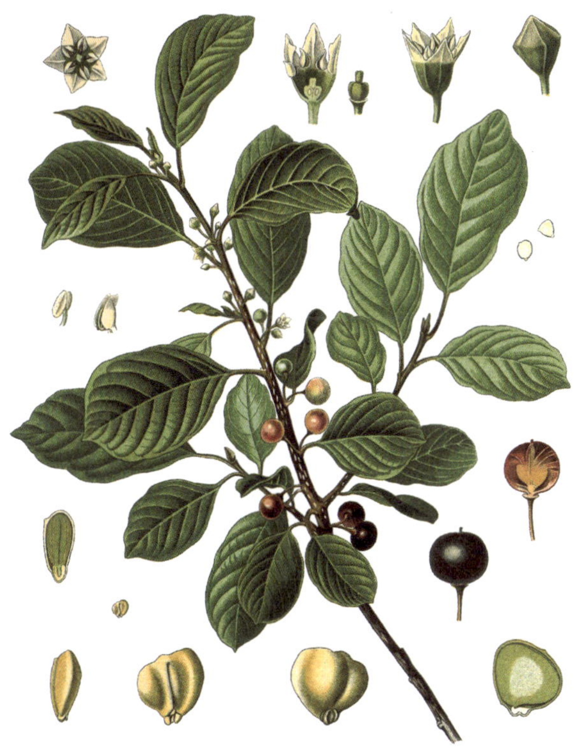

EICHENRINDE: Die hoch wirksamen Inhaltsstoffe entnimmt man der Rinde aus Zweigen und Ästen von Stiel- *(Quercus robur)* und Traubeneiche *(Quercus petraea)*. Die darin enthaltenen Gerbstoffe, Ellagitannine und Tannine haben blutstillende Eigenschaften und stillen Juckreiz. Aufgrund ihrer antiseptischen Wirkung hilft Eichenrinde bei Entzündungen der Schleimhaut, Erkrankungen der Haut (Ekzeme), Vereiterungen oder schlecht verheilenden Wunden (Dekubitus). Fußbäder oder Umschläge mit Eichenrinde bewähren sich bei übermäßigem Schwitzen, Sitzbäder verschaffen Abhilfe bei Afterjucken und juckenden Hämorrhoiden. Eichenrindentee hilft bei akutem Durchfall und Entzündungen des Darms.

FAULBAUMRINDE: An sich ist der Faulbaum *(Frangula alnus Mill.)*, ein heimischer Strauch an Waldrändern, Feldsäumen und natürlichen Hecken, giftig. Doch die Rinde hat es in sich und kann medizinisch als Abführmittel verwendet werden. Der enthaltene Wirkstoff Athranoid wirkt bei Verstopfungen auf den Dickdarm und erleichtert ihn von seinen Beschwerden. Der Tee wird nicht wie üblich überbrüht, sondern die Rinde besser zwölf Stunden in kaltem Wasser stehen gelassen, abgeseiht und vor dem Genuss mäßig erwärmt. Während der Schwangerschaft darf der Tee nicht getrunken werden.

# DIE GESCHENKE DES WALDES:

## Produkte, Anwendungsmöglichkeiten und Bezugsquellen im Überblick

**1.** Ernährung: Wer eine einzige Walnuss vorsichtig von ihrer harten Schale befreit, den ganzen Fruchtkörper auf eine Gabel gibt und über einer Kerze anzündet, der kann staunen. Die Fette in der Nuss brennen so lange mit so großer Flamme, dass mit der Verbrennung einer einzigen Nuss ein ganzes Spiegelei gebraten werden kann. Nüsse und Samen der Bäume gehören zu den dichtesten, geballtesten Energieträgern, die wir Menschen in der Natur ernten können. Obst und Früchte mit ihren tausenden, biologisch wirksamen Inhaltsstoffen sind nicht nur gesundheitlich wertvollste Nahrungsmittel, sondern auch süßer Lebensgenuss pur. Mein Lieblingsrezept stammt vom Holunderbaum, verfeinert mit einigen Zwetschken. Lesen Sie, wie schon unsere Mutter und Großmutter das Hollerkoch zubereitete:

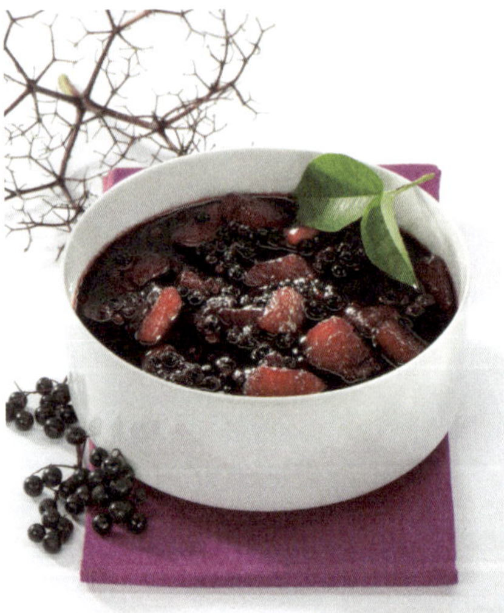

Süßspeise aus reifen, schwarzen Holunderbeeren

### Mein Lieblingsrezept – Hollerkoch

In wärmeren Regionen bereits im August, werden im Herbst die Beeren des Schwarzen Holunders *(Sambucus nigra)* reif. Vollreife, tiefschwarze Beeren sind die Grundlage für mein Lieblingsgericht von den Bäumen.

Zu 1 kg Hollerbeeren nimmt man ¼ kg Zwetschken, ¼ Ltr. Wasser, ¼ kg Rohrzucker, einige Gewürznelken, 1 Stück Zimtrinde, Zitronenschale von einer unbehandelten Bio-Zitrone, ⅛ Ltr. Süßrahm (Obers) sowie Mehl zum Verdicken, ganz wenig Rum und eine Prise Salz.

Das Wasser wird mit dem Zucker aufgekocht, Beeren, Obst und Gewürze langsam hinzugeben und kochen, bis die Hollerbeeren fast weich sind. Nun wird mit dem Süßrahm und Mehl das Ganze zum sogenannten Koch verdickt. Am Ende, wenn man das mag, mit einigen Tropfen Rum oder Marillenschnaps abschmecken.

**2.** Schönheit und Kosmetik: Birkenwasser ist der Klassiker für gesunden Haarwuchs. Olivenöl mit Kräutern (Arnika oder Johanniskraut) angesetzt, bietet eine wunderbare, natürliche Hautpflege und eignet sich auch bestens als Massageöl. (Die Fettsäuren der Olive sind dem natürlichen Säurebild des menschlichen Gewebes sehr ähnlich.) Als eines der hautfreundlichsten Öle überhaupt gilt jenes des Mandelbaumes. Die Rückstände dieser Ölpressung, die sogenannte Mandelkleie, ergibt ein hervorragendes Hautpeeling. Der Beitrag der Nadelbäume zur Schönheit beginnt in der Sauna und als Duftöle, die eine beruhigende und keimtötende Wirkung haben (Latschenkiefern-, Lärchen-, Zirben- und Fichtenöle). Haut- und haarstärkende Badezusätze sind aus dem Blätterabsud der Edelkastanie bekannt. Badezusätze sind weiters aus verschiedenem Rindenabsud von Eiche, Esche sowie von zerkleinerten Rosskastanienfrüchten überliefert. Nervenberuhigend und stresslösend wirkt ein starker Absud von Tannen-, Fichten- oder Kiefernnadeln in das abendliche Badewasser. Schlussendlich ist das Auflegen von frisch geschälter Pappelrinde als Mittel gegen Krampfadern für schöne Beine aufgezeichnet. Wer sich die Haare natürlich färben möchte, verwendet ein Präparat aus grünen Nussschalen. Allerdings ergibt das nur eine einzige Farbe: wunderschönes, intensives Braun. Kleine wie große Firmen bieten heute gute Naturkosmetik an, z. B. WALA (www.wala.de), Weleda (www.weleda.de) oder Farfalla (www.farfalla.ch). Entsprechende Informationen finden sich auf den Internetseiten der Unternehmen, im Fachhandel sowie unter www.thoma.at.

**3.** Spiritualität und Meditation: Besuchen Sie Holzkirchen, setzen Sie sich allein in aller Ruhe in hölzerne Seminar- und Meditationsräume und lassen Sie einfach den Zauber solcher Räume auf sich wirken. Absichtsloses Sich-selbst-Spüren öffnet Kanäle der Transzendenz. Auch Stunden unter verschiedenen Bäumen, eine Nacht geborgen am Stamm eines Baumes zu schlafen ist eine Erfahrung des In-sich-Gehens mit der Natur. Auch in den eigenen vier Wänden gelingt das Fühlen des augenblicklichen Zaubers etwa am Kaminfeuer, bewusst jeden Tag mit einer anderen Holzart befeuert, oder einfach beim Duft vom Räucherwerk mit Baumharzen und Flechten des Waldes.

**4.** Naturheilkunde: Vom klassischen Lindenblütentee bei winterlichen Erkältungskrankheiten bis zur hinlänglich beschriebenen Pechsalbe findet man heute in der einschlägigen Literatur eine unüberschaubare Fülle. Hier sollen nur beispielhaft nochmals einige Anwendungen von Wirkstoffen unserer Bäume erwähnt werden:

- Weidenrindentee als Aspirinersatz bei Erkältungen und Kopfschmerzen
- Misteltherapien wie beschrieben
- Holunderblütentee zum Schwitzen bei beginnenden Erkältungen
- Tannenwipfelsirup als Hustensaft
- Birkenlaubtee und Absud ist harntreibend und reinigend
- Eichenrindentee ist entzündungshemmend und als Absud heilend für die Haut
- Lindenblütenwasser als Kompresse für müde Augen und gestresste Haut
- Berberitzentinkturen für Leber und Galle
- Weißdornpräparate für die Herzstärkung
- Apfel als Frucht zum Essen, als Beruhigungstee, eine Wohltat für die Verdauung

Bezugsquelle für alle Mittel sind in erster Linie Apotheken. Jedenfalls sind alle medizinischen Anwendungen mit dem Arzt abzuklären. Weiters bieten sich die Broschüren und Internetseiten von Herstellern an.

**5.** Holzhäuser erleben, Probewohnen: Nichts ist wichtiger als das persönliche Ausprobieren, Fühlen und Erleben. Die schönste Möglichkeit zum Ausprobieren eines Hauses, eines Schlafraumes ganz aus Holz sind die großartigen Holzhotels, die es in Mitteleuropa gibt. Nebenbei findet hier der Holzbauinteressierte auch technische Einblicke in ganz neue Möglichkeiten für den Bau energieunabhängiger Häuser auf höchstem Niveau. Etwa das erste siebengeschossige Holzhotel Forsthofalm im Land Salzburg mit seinem Schwimmbad am Dach ist nicht nur ein hölzerner Pionierbau ersten Ranges, sondern auch ein erstklassiges Wohlfühlhotel mit weitgehender Bioküche (www.forsthofalm.at). Kostenlose Beratung für Menschen, die sich ein Haus nach den im Buch beschriebenen Grundsätzen bauen wollen, finden Sie in einem Netz von Handwerksbetrieben, Architekten und Baufirmen quer durch Mitteleuropa. Hier werden auch Musterhäuser, Seminare, Bauherrentage und verschiedene Veranstaltungen angeboten. Adressen dieser Betriebe, Adressen und Links zu den Holzhotels, Pensionen und Ferienwohnungen in allen Kategorien finden Sie auf den Internetseiten des Autors unter www.thoma.at.

**6.** Möbel: Vom Zirbenbett über den Ahorntisch zum Nussbaumschrank – Vollholzmöbel, handwerklich liebevoll gebaut und möglichst mit ungiftigen Leimen verarbeitet, sind ein weiterer wichtiger Weg, die Bäume in unseren Alltag zu bringen. Nebenbei entstehen so bleibende Werte, die durch Generationen weitergegeben und geschätzt werden. Erste Wahl für individuelle Lösungen ist der Massivholztischler. Einige Adressen ausgewählter Betriebe finden sich auf www.thoma.at. In Serie hergestellte Vollholzmöbel mit hochwertigem Design gibt es z. B. bei www.grueneerde.com, www.team7.com oder www.gea.at.

Mit Massivholz kann beim Möbelstück wie beim Hausbau für die preisbewusste Jungfamilie genau gleich wie im obersten Preissegment die richtige Lösung gefunden werden. Planung, Größe, Konzept und Handarbeit sind Faktoren, die viel mehr die Kosten bestimmen als die Entscheidung, Massivholz anstelle anderer Materialien zu verwenden.

**7.** Fußböden, nachträgliche Wandverkleidungen: Es gibt sie noch – unverleimte Vollholzböden aus den meisten heimischen Baumarten. Ein Sortiment aus unserem Mondholz vom Hartholzparkett bis zum über 40 cm breiten Tannenbohlen finden Sie unter www.thoma.at – Rubrik Böden. Eine Wandverkleidung aus Holz wirkt auf unser Herz und unsere Seele. Wände mit schönem Holztäfer oder einfach gehobelten Brettern zu verkleiden gehört zu den wichtigsten Möglichkeiten in bereits bestehenden, gemauerten Häusern. Lassen Sie aber vor so einer Maßnahme immer von einem Fachmann vor Ort die bauphysikalische Situation klä-

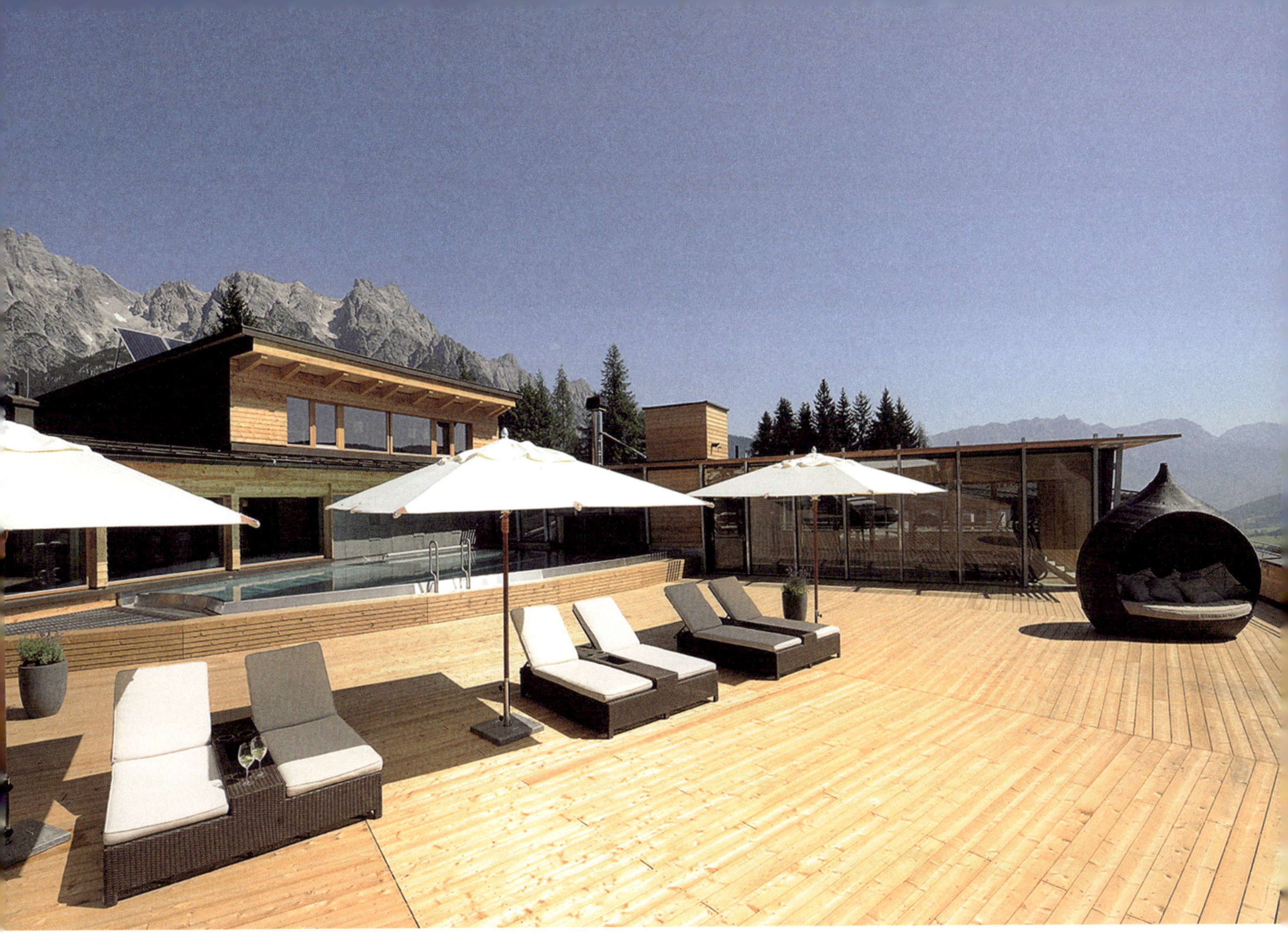

ren, damit kein Schwitzwasser an der Wand auftreten kann. Siehe Partnernetzwerk auf der angegebenen Homepage des Autors.

Holzhotels sind eine herrliche Möglichkeit für jedermann, die Wirkung der Bäume auf seinen eigenen Organismus auszuprobieren. Beispielhaft für eine Reihe wunderbarer Holzhotels steht das erste siebengeschossige Holzhotel, die Forsthofalm in Leogang.

**8.** Sauna, Terrasse, Schwimmteich: Im Freien eignen sich verwitterungsbeständige Hölzer wie Lärche, Akazie, Eiche; für die Sauna besonders die Tanne ohne Harzgallen, duftendes Zirbenholz oder Fichte. Gerade im Freien, wo es um lange Lebensdauer in Wind und Wetter geht, ist Mondholz die erste Wahl. Siehe dazu die weiterführende Literatur in den Büchern von Erwin Thoma. Chemisch imprägniertes Holz kommt wegen seiner Giftigkeit nicht in Betracht. Thermoholz, also hitzebehandelte Hölzer, sind eine weitere Alternative, die sich durch hohe Wetterfestigkeit auszeichnet.

**9.** Gebrauchsgegenstände, Kunsthandwerk: Professor Moser fand am Weihnachtsmarkt seinen Holzdrechsler. Suchen Sie bei solchen Gelegenheiten Kunsthandwerker, Drechsler und kreative Holzgestalter auf. Herrliche Lebensbegleiter können auf diese Weise entdeckt werden. Von der gedrechselten Obstschüssel bis zum guten alten Holzrechen, vom kunstvoll

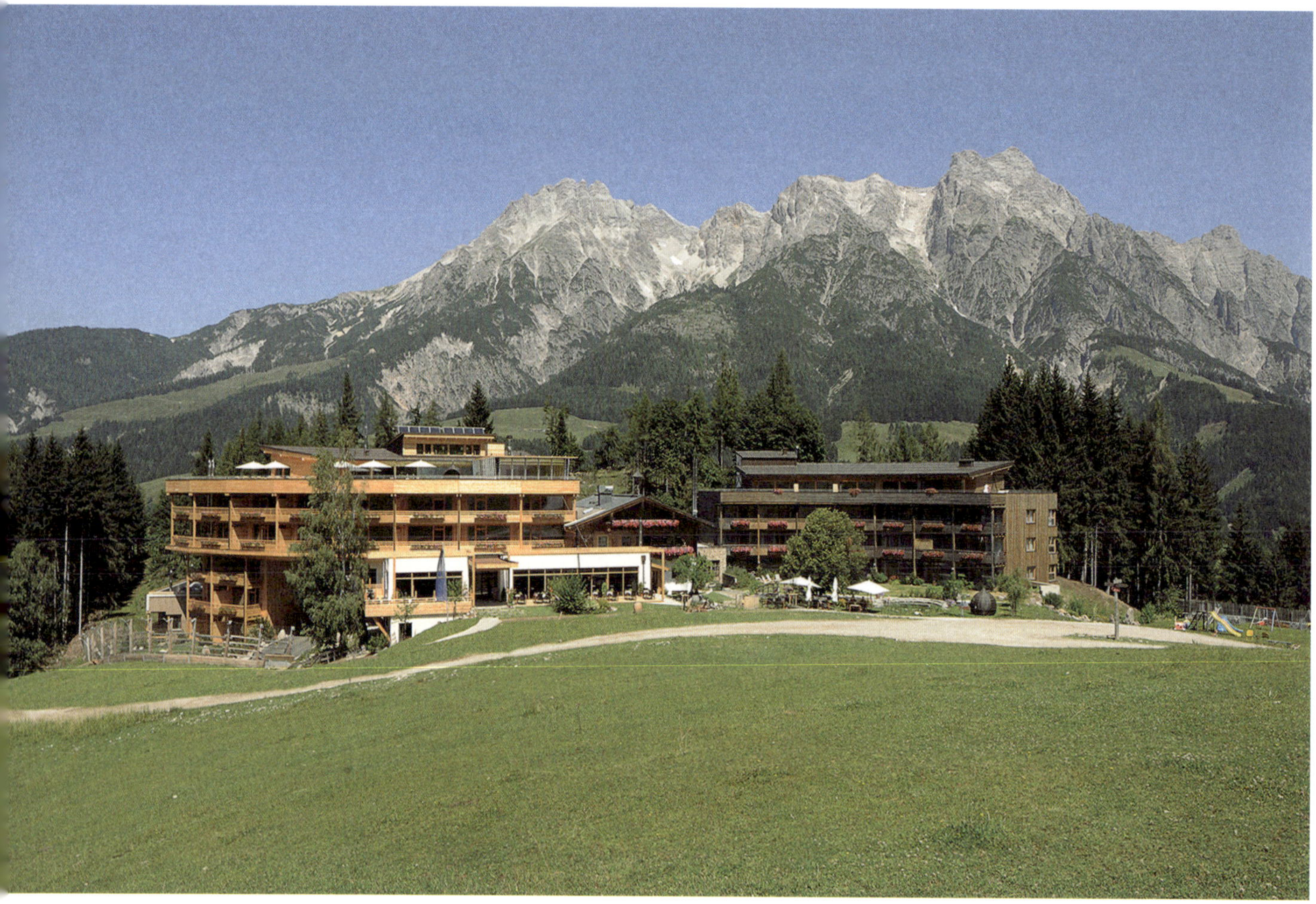

Probewohnen in der Forsthofalm in Leogang.

gewundenen hölzernen Löffelchen bis zum immer handwarmen Eschenstiel der Axt; vom hygienischen Schneidbrett bis zum fußwarmen Badezimmerboden – auch im Alltag kehren die Bäume zu unserem Wohl in das moderne Leben zurück.

**10.** Kurse, Seminare und Vorträge der Autoren: Diese Informationen sowie Kontaktmöglichkeiten zu den Autoren finden Sie auf den Internetseiten der Autoren beziehungsweise deren Arbeitsstätten.

- Erwin Thoma: www.thoma.at E-Mail: info@thoma.at
- Maximilian Moser: www.humanresearch.at E-Mail: office@humanresearch.at

Rechte Seite: Das Leben eines Bergahorns kann sich über ein halbes Jahrtausend erstrecken.

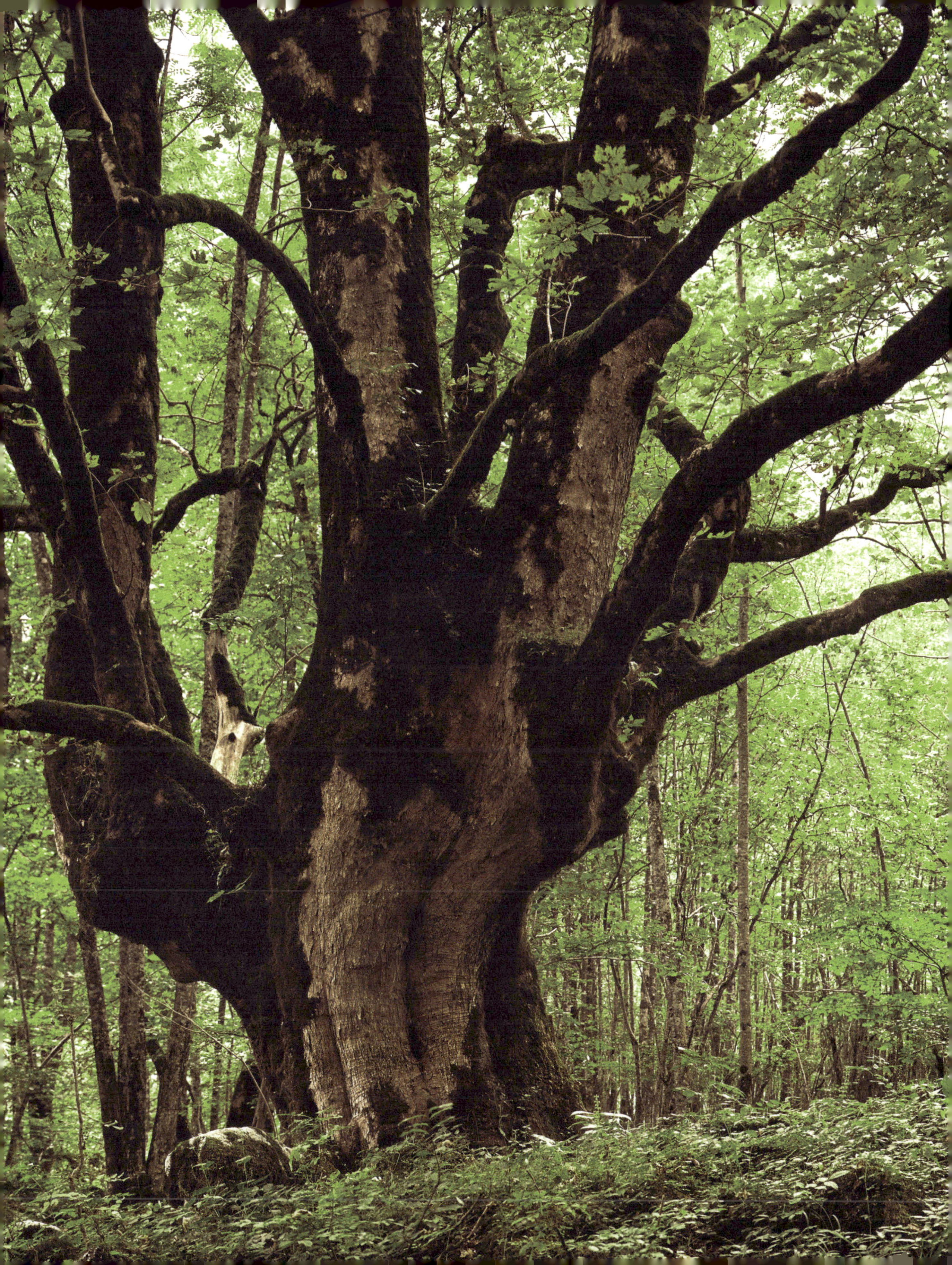

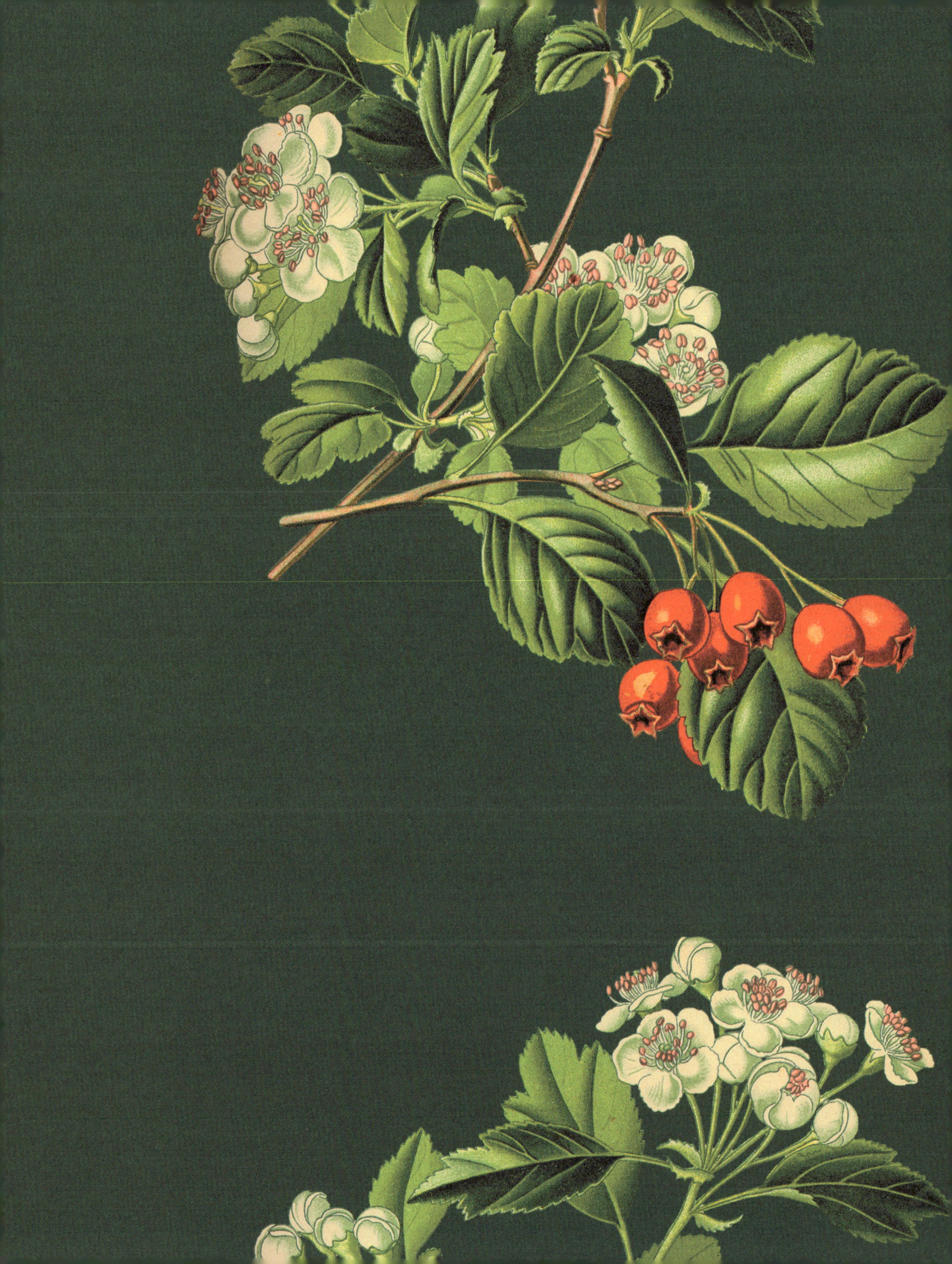

# SERVICE-TEIL – DIE SANFTE MEDIZIN DER BÄUME


## Allgemeine Infos ........ 177

**Heilpflanzen** ........ 177

**Baumharz** ........ 177

## Rezepte ........ 178

**Pechsalbe – Grundrezept** ........ 178

**Ölauszug – Grundrezept** ........ 179

**Mistelextrakt** ........ 179

**Arnikatinktur** ........ 180

**Fichtenhonig** ........ 180

**Johanniskrautöl (Rotöl)** ........ 181

**Sanddornsaft** ........ 182

**Tannenwipfelsirup** ........ 182

## Teezubereitungen ........ 183

**Apfeltee** ........ 183

**Birkenlaubtee** ........ 183

**Eichenrindentee** ........ 184

**Faulbaumrindentee** ........ 184

**Hagebuttentee** ........ 185

**Holunderblütentee** ........ 185

**Lindenblütentee** ........ 186

**Wacholdertee** ........ 186

**Walnussblättertee** ........ 187

**Weidenrindentee** ........ 187

## In der Küche ........ 188

**Hollerkoch** ........ 188

**Holunderblütensirup** ........ 189

# Service-Teil – Die sanfte Medizin der Bäume

In dem Buch finden Sie zahlreiche Vorschläge und Rezepte, wie Sie Bäume und andere Pflanzen in Ihrem Alltag verwenden können. Hier haben wir insbesondere die naturheilkundlichen Rezepte noch einmal zusammengestellt, auch werden einige Zubereitungen etwas konkreter beschrieben. Bitte vergessen Sie jedoch nicht, vor der Selbstbehandlung ärztlichen Rat einzuholen.

# ALLGEMEINE INFOS

## HEILPFLANZEN

Heilpflanzen sammeln

- Überwiegend im Frühjahr beziehungsweise Frühsommer, Wurzeln auch im Herbst
- Immer bei trockenem Wetter
- Im Verlauf des Vormittags, der Tau muss abgetrocknet sein
- An sauberen Stellen, also zum Beispiel nicht direkt an Straßen

Heilpflanzen trocknen

- Immer so luftig und rasch wie möglich, nicht in der direkten Sonne oder am Ofen
- In einem gut gelüfteten Zimmer, Dachboden oder Wintergarten
- Das Sammelgut luftig auf Tüchern oder sauberem, unbedrucktem Papier oder auf Holz ausbreiten oder in Büscheln aufhängen

Außerdem

- Die Heilpflanzen dürfen keinesfalls mit Metall in Berührung kommen, also Keramikscheren, Holzlöffel, Glasgefäße etc. verwenden

## BAUMHARZ

Harz sammeln

- Ist ein Baum verletzt, tritt Harz aus. Die Wunde heilt, das Harz wird wulstig und vertrocknet. Dieses Harz können Sie beim Waldspaziergang leicht finden und Sie können die Harzknollen einfach mit einem Messer ablösen. Achten Sie darauf, den Baum nicht erneut zu verletzen.
- Um frisches Harz zu gewinnen, müssen Sie die Bäume anbohren, das sollten Sie jedoch nicht auf eigene Faust tun.

Harz verarbeiten

- Um Verunreinigungen wie Rindenstücke, Flechten etc. zu entfernen, erhitzen Sie das Harz langsam im warmen Wasserbad, bis es flüssig geworden ist. Dem Harz dabei Öl zugeben, sonst verklumpt es. Danach durch ein feines Sieb geben.
- Harz ist nicht wasserlöslich, es löst sich jedoch in Öl auf. Verklebte Hände etc. reiben Sie daher zuerst mit Öl ein, bevor Sie sie waschen.
- Das alte Harz trägt die unmittelbare Information der Wundheilung in sich, daher bei der Herstellung von Pechsalbe immer einen Teil altes Harz mit verarbeiten.

# REZEPTE

## PECHSALBE – GRUNDREZEPT

*200 ml Olivenöl*
*40 g Lärchenharz*
*20 g Fichtenharz*
*40 g Bio-Bienenwachs*

### Zubereitung

Das Olivenöl erwärmen und das Baumharz dann im Öl schmelzen.
Rindenreste abseihen.
Das Bienenwachs zugeben und gut mischen.
Das Ganze in Gläser abfüllen und auskühlen lassen.

### Wirkung

- entzündungshemmend
- zusammenziehend
- antimikrobiell (gegen Bakterien, Viren und Pilze)

### Anwendung

- offene Wunden
- kleinere Hautirritationen
- kalte Füße
- Entzündungen (Gelenkentzündungen)

### TIPP

Für besondere Anwendungen wird die Pechsalbe mit einem Ölauszug (siehe unten) zubereitet, aus Johanniskraut, Schafgarbe, Ringelblume, Kamille, Rosenblättern etc. Wenn Sie Beinwell verwenden möchten, bitte beachten, dass Beinwell für innere Heilungen angewendet wird und auf keinen Fall auf offene Wunden angebracht werden darf.

### ACHTUNG!

Die Anwendung dieser Salbe sollte mit dem Hausarzt oder fachkundigen Personen abgestimmt werden.

## ÖLAUSZUG – GRUNDREZEPT

*Oliven- oder Mandelöl*

### Kräuter-Zubereitung

Die Kräuter in ein helles Glas füllen und mit Olivenöl oder Mandelöl übergießen. Die Kräuter müssen vollständig vom Öl bedeckt sein.

Das Glas an einen sonnigen und warmen Platz stellen (z.B. ans Fenster) und ca. 28 Tage lang stehen lassen (eine Mondphase). In dieser Zeit zweimal täglich umrühren oder schütteln.

Das Öl abseihen und in eine Flasche füllen.

### Wirkung

Je nach Heilpflanze

### Anwendung

- nur äußerlich
- direkt oder als Umschlag auf die Haut auftragen
- als Salbengrundlage

### INFO

Der Ölauszug kann bei der Zubereitung von Pechsalbe (siehe oben) verwendet werden.

## MISTELEXTRAKT

*mehrere Zweige frische Misteln*

*200 ml Olivenöl (oder gutes Fett)*

### Zubereitung

Die Mistelblätter von den Zweigen pflücken.

Die Blätter in warmes Olivenöl geben, das Öl ganz langsam erhitzen (es darf nicht gekocht werden) und in diesem warmen Öl ca. vier Wochen ausziehen lassen.

Durch ein Sieb gießen und in ein Glas abfüllen.

### Wirkung

- entzündungshemmende Anwendung
- als Salbe mehrmals täglich dünn auf der entsprechenden Stelle auftragen, z.B. hinter das Ohr bei Ohrenschmerzen, auf den Hals bei Halsschmerzen
- bei Blasenschmerzen

### TIPPS

Idealerweise wird die Mistel am Morgen vom Baum gebrochen und noch am gleichen Tag verarbeitet. Der Auszug kann auch als Grundlage für eine Mistelsalbe (siehe Pechsalbe) verwendet werden.

## ARNIKATINKTUR

*30 g Arnikablütenblätter (an einem sonnigen Tag pflücken)*
*200 ml Obstschnaps (50 bis 60-prozentig)*

### Zubereitung

Arnikablätter in ein Glas geben und mit dem Schnaps auffüllen.
An einen sonnigen und warmen Platz stellen (z.B. ans Fenster) und ca. 28 Tage lang stehen lassen (eine Mondphase). In dieser Zeit zweimal täglich umrühren oder schütteln.
Abseihen und in einer dunklen Flasche aufbewahren.

### Wirkung

- entzündungshemmend
- schmerzlindernd

### Anwendung

- nur äußerlich
- bei flachen Wunden, Schürfwunden
- zum Einreiben bei Nerven- und Gelenkschmerzen
- nur verdünnt anwenden, in einem Verhältnis von 1:5

### TIPP

Der Schnaps sollte eine Mischung aus 80%igem Kornschnaps und 40%igem reinem Apfelschnaps sein. Die beiden Sorten zu gleichen Teilen mischen.

## FICHTENHONIG

*400 junge Wipferl (Sprossen): 300–350 von der Fichte, 50–100 von der Tanne*
*1 l Wasser*
*2 kg Kristallzucker*
*1 unbehandelte Zitrone*

### Zubereitung

Die Wipferl im Wasser aufsetzen, zum Kochen bringen und etwa eine halbe Stunde lang kochen lassen. Dann abseihen und wieder in den Topf geben.
Den Zucker und die in Scheiben geschnittene Zitrone hinzufügen.
Alles so lange kochen (30 bis 60 Minuten), bis die Masse eine schöne Farbe bekommt und etwas dicklich wird.
Den Sirup leicht abkühlen lassen, in Gläser oder Flaschen abfüllen und verschließen.

### Wirkung

- schleimlösend, auswurffördernd

### Anwendung

- in einem Glas heißer Milch oder einer Tasse Tee
- bei rauem oder schmerzendem Hals
- bei festsitzendem Husten oder Bronchitis

## JOHANNISKRAUTÖL (ROTÖL)

*blühendes Johanniskraut*

### Olivenöl Zubereitung

Die Blüten von den Stängeln streifen.
Blüten in ein Schraubglas füllen, bis es zu 2/3 gefüllt ist. Öl darübergießen, bis alles vollständig bedeckt ist.
Das Glas an einen sonnigen und warmen Platz stellen (z.B. ans Fenster) und ca. 28 Tage lang stehen lassen (eine Mondphase). In dieser Zeit zweimal täglich umrühren oder schütteln. Es nimmt eine kräftige rote Farbe an.
Das Öl durch ein Sieb abgießen und in eine dunkle Flasche füllen.

### Wirkung

- antibakteriell
- entzündungshemmend
- schmerzlindernd

### Anwendung

- nur äußerlich!
- bei Wunden, insbesondere Verbrennungen
- bei entzündeter Haut
- bei Insektenstichen

ACHTUNG:
Behandelte Hautstellen sind mehrere Stunden sehr lichtempfindlich und müssen entsprechend geschützt werden.

## SANDDORNSAFT

*1 kg Sanddornfrüchte*
*500 ml Wasser*
*ca. 300 g Zucker oder Honig*

### Zubereitung

Sanddornfrüchte waschen, mit dem Wasser in einen Topf geben und erhitzen. Die Früchte ca. 5 Minuten einkochen lassen.

Alles durch ein feines Sieb passieren und den Saft mit Zucker bzw. Honig mischen. Noch mal kurz aufkochen lassen, dann in eine saubere Flasche füllen.

### Wirkung

- besonders hoher Gehalt an Vitamin C
- stabilisiert das Immunsystem, beugt Erkältungskrankheiten vor

### Anwendung

- bei Hauterkrankungen
- bei Durchfällen und Entzündungen des Darms
- bei Frühjahrsmüdigkeit
- bei Gicht
- bei Vitaminmangel

## TANNENWIPFELSIRUP

*200 g Tannensprossen*
*1 l Wasser*
*1 kg Zucker*

### Zubereitung

Die Tannensprossen waschen, mit dem Wasser in einen Topf geben und zugedeckt ca. 45 Minuten köcheln lassen. Den Topf vom Herd nehmen und die Sprossen darin ziehen lassen, bis der Sud abgekühlt ist (oder über Nacht).

Alles durch ein Tuch abseihen, dabei die Sprossen gut auspressen. Die Flüssigkeit in einem weiten Topf auffangen und mit dem Zucker zu einem Sirup einkochen lassen, das dauert 1–2 Stunden. Zwischendurch immer wieder umrühren.

Der Sirup hat die richtige Konsistenz, wenn er zähflüssig vom Löffel rinnt. Dann heiß in Schraubgläser abfüllen und erkalten lassen.

### Anwendung

- als Hustensaft

# TEEZUBEREITUNGEN

Bei der Zubereitung von Heilpflanzen als Tee unterscheidet man zwischen Aufguss, Abkochung und Kaltauszug. Beim Aufguss werden die Pflanzenteile mit heißem Wasser übergossen und nach ein paar Minuten abgeseiht. Bei der Abkochung werden die Pflanzenteile in kaltem Wasser zum Kochen gebracht und nach ein paar Minuten abgeseiht. Beim Kaltauszug ziehen die Pflanzenteile mehrere Stunden in kaltem Wasser.

## APFELTEE

*2 TL Apfelschalen* *250 ml Wasser*

### Zubereitung

Apfelschalen mit kochendem Wasser übergießen und 10 Minuten ziehen lassen. Anschließend abseihen und mit Zucker gesüßt trinken.

### Wirkung

- beruhigend

### Anwendung

- als Beruhigungstee
- bei Verdauungsbeschwerden

## BIRKENLAUBTEE

*2 geh. TL Birkenblätter* *250 ml Wasser*

### Zubereitung

Birkenblätter mit heißem Wasser übergießen, 10 Minuten ziehen lassen, abseihen. In kleinen Schlucken trinken.

### Wirkung

- harntreibend, entwässernd
- entgiftend

### Anwendung

- täglich 3 Tassen trinken
- bei Erkrankungen der Blase und Nieren
- bei Gicht, Rheuma oder Wassersucht

#### TIPP

Bei hartnäckigen Hauterkrankungen kann man Birkenaufguss sowohl trinken als auch für Waschungen und Bäder verwenden.

---

## EICHENRINDENTEE

*1–2 TL fein geschnittene Eichenrinde* *250 ml kaltes Wasser*

### Zubereitung

Eichenrinde mit kaltem Wasser übergießen, langsam zum Sieden bringen und 3–5 Minuten leicht kochen lassen. Danach abseihen und lauwarm anwenden.
Nicht mehr als 2 Tassen täglich trinken.

### Wirkung

- entzündungshemmend
- zusammenziehend
- stopfend

### Anwendung

- als Tee oder Umschlag heilend für die Haut
- Fußbäder oder Umschläge bei übermäßigem Schwitzen
- Sitzbäder bei Afterjucken und juckenden Hämorrhoiden
- als Tee bei akutem Durchfall und Entzündungen des Darms

#### TIPP

Für Bäder geben sie 2 EL Eichenrinde auf 1 Liter Wasser.

---

## FAULBAUMRINDENTEE

*1 TL fein geschnittene Faulbaumrinde* *250 ml kaltes Wasser*

### Zubereitung

Die Rinde mit kaltem Wasser übergießen und 12 Stunden ziehen lassen. Dann abseihen und vor dem Genuss mäßig erwärmen.

### Wirkung

- abführend durch den Wirkstoff Athranoid

### Anwendung

- bei Verstopfung

ACHTUNG

Während der Schwangerschaft darf der Tee nicht getrunken werden.

## HAGEBUTTENTEE

*1–2 TL Hagebutten* *250 ml Wasser*

### Zubereitung

Hagebutten mit kochendem Wasser übergießen, 5–8 Minuten ziehen lassen. Abseihen und in kleinen Schlucken trinken. Nach Wunsch süßen und heiß oder kalt genießen.

### Wirkung

- harntreibend
- abführend
- immunstärkend

### Anwendung

- täglich 2 bis 3 Tassen steigern die Abwehrkräfte
- bei Erkältungskrankheiten
- bei Entschlackungskuren

## HOLUNDERBLÜTENTEE

*1 TL Holunderblüten* *250 ml Wasser*

### Zubereitung

Holunderblüten mit heißem Wasser übergießen, 10 Minuten abgedeckt ziehen lassen, abseihen. Möglichst heiß trinken.

### Wirkung

- stärken das Herz-Kreislauf-System
- immunstärkend
- entwässernd
- schweißtreibend

### Anwendung

- zum Schwitzen bei beginnenden Erkältungen
- bei Erkältungskrankheiten und fieberhaften Erkrankungen
- bei Nieren-, beziehungsweise Blasenleiden

## LINDENBLÜTENTEE

*2 TL frische oder 1 TL getrocknete Lindenblüten*

*250 ml Wasser*

### Zubereitung

Blüten mit kochendem Wasser übergießen, 5–7 Minuten ziehen lassen, dann abseihen. Den Tee heiß in kleinen Schlucken trinken.

### Wirkung

- lindert Hustenreiz und Halsweh
- entzündungshemmend
- schmerzstillend
- krampflösend
- schweißtreibend
- entwässernd und entgiftend
- beruhigend

### Anwendung

- bei Erkältungen, grippalen Infekten, Katarrh oder Fieber
- als Badezusatz bei Nierenentzündungen
- als Badezusatz bei Unruhezuständen

### TIPP

Lindenblütenhonig wirkt antiseptisch und hilft bei fiebrigen Erkältungen, Nervosität oder Schlaflosigkeit.

## WACHOLDERTEE

*1 TL getrocknete Wacholderbeeren*

*250 ml Wasser*

### Zubereitung

Getrocknete, zerdrückte Wacholderbeeren mit kochendem Wasser übergießen. 5–10 Minuten zugedeckt ziehen lassen, abseihen.

3-mal täglich eine Tasse frischen, ungesüßten Tee trinken.

### Wirkung

- entschlackend
- antibakteriell
- harntreibend
- blutreinigend
- immunstärkend

### Anwendung

- bei Verdauungsbeschwerden und Blähungen
- bei Rheuma und Gicht

#### TIPP

Bei Husten geben Sie etwas Honig in den Tee.

#### ACHTUNG

Bitte nur in Maßen und nicht als Daueranwendung einnehmen

---

## WALNUSSBLÄTTERTEE

*1–2 TL Walnussblätter* *250 ml Wasser*

### Zubereitung

Walnussblätter mit kochendem Wasser übergießen und 10 Minuten ziehen lassen. Anschließend abseihen.
Täglich 1–3 Tassen in kleinen Schlucken trinken.

### Wirkung

- entzündungshemmend
- lindern Juckreiz

### Anwendung

- bei Verdauungsproblemen
- bei Entzündungen der Haut

## WEIDENRINDENTEE

*1 TL geschnittene Weidenrinde*
*250 ml Wasser*

### Zubereitung

Weidenrinde in kaltem Wasser langsam bis zum Siedepunkt erhitzen. Vom Herd nehmen, 10 Minuten ziehen lassen, dann abseihen.

### Über den Tag verteilt 2–3 Tassen trinken.Wirkung

- fiebersenkend
- schmerzlindernd
- entzündungshemmend

### Anwendung

- bei Rheuma und Gelenkschmerzen
- bci Erkältungen
- bei Kopfschmerzen

### Zubereitung

Weidenrinde kann auch als Kaltauszug zubereitet werden: 2 TL Weidenrinde in 350 ml kaltem Wasser ansetzen und die Mischung über Nacht (8–9 Stunden) ziehen lassen. Am nächsten Morgen abseihen und über den Tag verteilt trinken.

# IN DER KÜCHE

## HOLLERKOCH

*1 kg Holunderbeeren*
*250 g Zwetschgen*
*250 ml Wasser*
*250 g Rohrzucker*
*einige Gewürznelken*
*1 Stück Zimtrinde*
*Schale von einer unbehandelten Bio-Zitrone*
*1 Prise Salz*
*125 ml Sahne*
*etwas Mehl zum Andicken*
*etwas Rum oder Schnaps nach Belieben*

### Zubereitung

Holunderbeeren und Zwetschgen waschen.
Das Wasser mit dem Zucker aufkochen, Beeren, Obst und Gewürze langsam hinzugeben und kochen, bis die Holunderbeeren fast weich sind.

Sahne zugeben und etwas Mehl einrühren, damit wird das Ganze zum sogenannten Koch verdickt.
Am Ende nach Belieben mit einigen Tropfen Rum oder Marillenschnaps abschmecken.

## HOLUNDERBLÜTENSIRUP

*20 Holunderblütendolden*
*3 l Wasser*
*3–4 kg Kristallzucker*
*1 unbehandelte Zitrone*
*100 g Zitronensäure*

### Zubereitung

Die Blüten abbrausen und säubern.
Wasser mit Zucker aufkochen und abkühlen lassen. Blüten, die Zitrone in Scheiben und Zitronensäure beigeben.
Ein bis zwei Tage ziehen lassen, zwischendurch immer wieder umrühren.
Abseihen und den Sirup in Flaschen füllen. Kühl und dunkel lagern.
Zum Trinken mit Mineralwasser mischen.

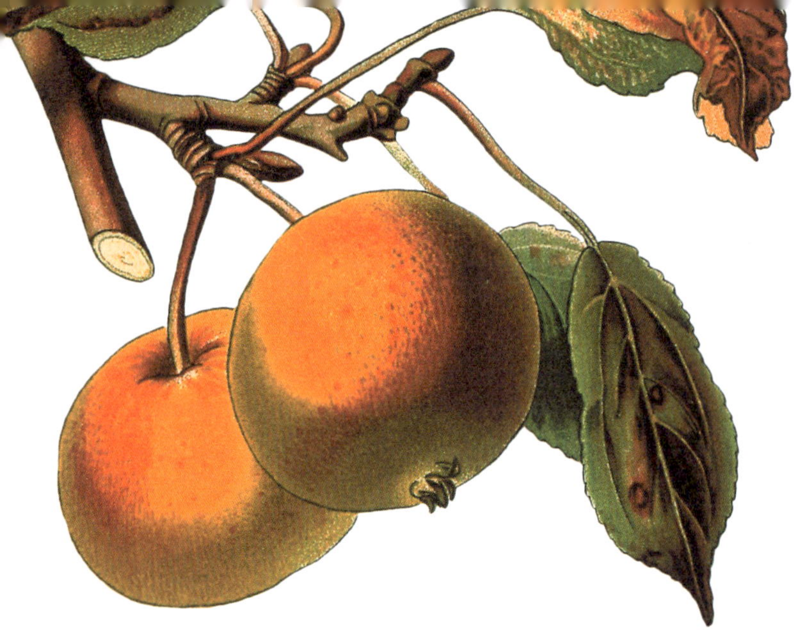

# INDEX


Ackerschachtelhalm 25
Ahorn 53-54, 62, 83, 101-103, 164, 170
Apfel 20-21, 23-24, 29, 69, 79-81, 129, 169, 183
Arnika 36, 38, 168, 180
Balsaminenpappel 24
Beinwell 16-17, 19
Berberitze 23, 24, 169
Bergahorn 62, 102-103
Bernstein 44-45, 47-48
Birke 25, 66, 78-79, 83, 163-164, 168-169, 183
Birne 69-71, 83
Blutwurz 23-24
Borkenkäfer 76-77, 83, 116
Buche 63, 68-69, 79, 84, 89-90, 92-93, 101, 103, 163
Eberesche 66, 159-160
Eibe 60-61, 119
Eiche 28, 43, 67-69, 79, 83-84, 98, 103, 105, 138, 167, 169, 171, 184
Erle 51-55, 62-63, 66-67, 84
Faulbaum 167, 184
Fichte 13, 19, 31, 34, 53-55, 63, 69, 76-77, 83-84, 86, 101, 103, 114-115, 118-119, 121, 133, 137-138, 141, 144, 164-165, 169, 171, 178, 180
Gewürznelken 157, 164, 168
Hagebutten 161, 185
Haselnuss 63, 158
Heckenrose 161
Holler, Holunder 22, 24, 63, 155, 160, 168-169, 185, 188, 189
Johanniskraut 32-34, 168, 181
Kiefer 20, 67, 84, 97-98, 103-105, 115-118, 137-138, 141, 165, 169
Kirsche 54, 59, 69, 161, 163
Lärche 13-14, 16, 18-19, 23-24, 26, 31, 33-34, 38, 63, 65-66, 73-75, 79, 98, 103, 105, 114-115, 119, 121,

137-138, 141, 169, 171, 178
Latschenkiefer 115-117, 165, 169
Linde 19, 69, 130, 162-163, 169, 186
Lorbeer 156
Maroni 159
Mistel 20-21, 23-24, 29, 105, 119, 169, 179
Muskatnuss 157-158
Myrrhe 165, 167
Olivenbaum 37
Ringelblume 34, 36
Rotbuche 92-93, 163
Pappel 21, 24, 84, 100-101, 103, 169
Pinienkerne 158
Sanddorn 161, 182
Sandelholz 166-167
Schafgarbe 34-35
Schlehdorn 161, 187
Schwarzer Pfeffer 156-157
Schwarzerle 66-67
Schwarzpappel 100-101
Stechpalme 25-26
Tanne 20, 54, 63, 69, 79, 87, 115, 137-138, 141, 144, 164, 169, 171, 182
Teebaum 167
Traubeneiche 68, 167
Ulme 63-64
Wacholder 186
Walnuss, Welschnuss 84-85, 146-147, 157, 159, 168, 187
Weide 46-47, 57-58, 63, 66, 84, 169, 188
Weihrauchbaum 48-49
Weißdorn 130, 169
Zirbe 11-12, 19, 26, 31, 53-54, 68-69, 97, 99, 114-115, 118-121, 127, 132-138, 141, 144, 152, 169-171
Zimtrinde 157, 168
Zypressen-Wolfsmilch 18-19, 24

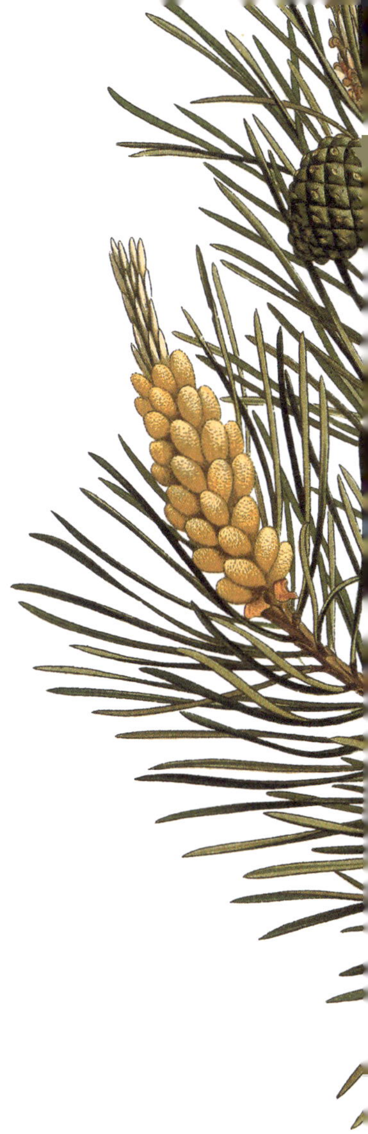

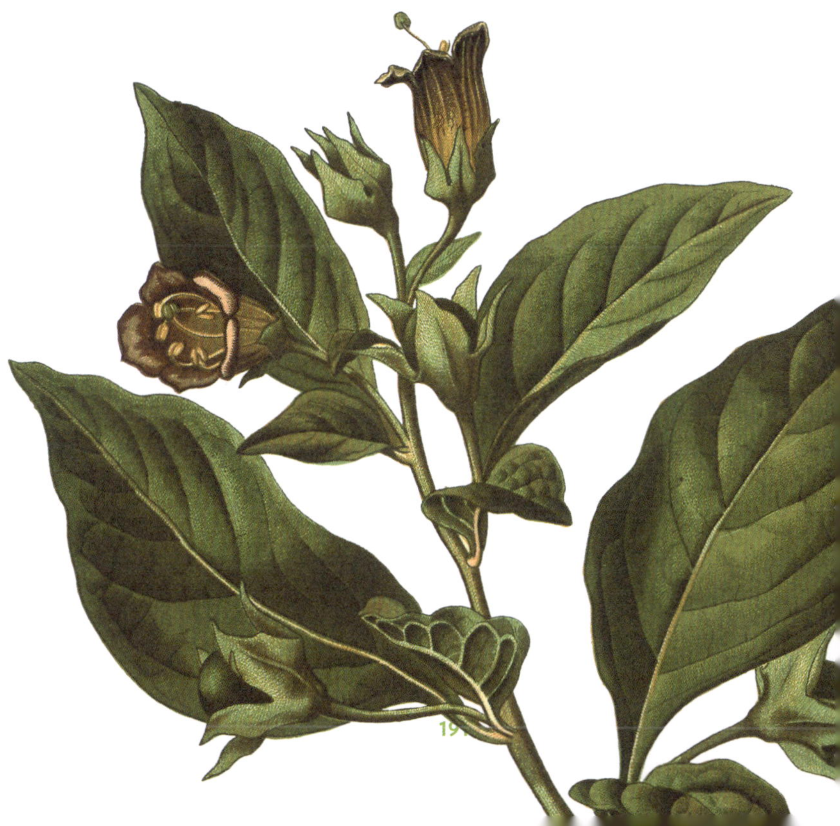

Bildnachweis:
© Architekt Kreiner: S. 143, Forsthofalm: S. 171, 172, Grüne Erde: S. 145, Mauritius Images: S. 2, 13, 21, 28, 39, 45, 46, 110, 117, 121, 132, 136, 138, 168, 173, Pictures Alliance: S. 122

MIX
Papier | Fördert gute Waldnutzung
FSC® C010328

Penguin Random House Verlagsgruppe FSC® N001967

7. Auflage
erweiterte Taschenbuchausgabe April 2018

Umschlaggestaltung: Uno Werbeagentur, München,
nach einem Design von Christian Schaarschmidt
SSt · Herstellung: cf
Satz: Satzwerk Huber, Germering
Druck und Bindung: Alföldi, Debrecen
Printed in Hungary
ISBN: 978-3-442-22227-8

www.goldmann-verlag.de